# RÜCKEN-
# BESCHWERDEN

Nigel Howard

Beratung Dr. Loïc Burn

# RÜCKEN-BESCHWERDEN

**Neue Antworten aus Schulmedizin und Naturheilkunde**

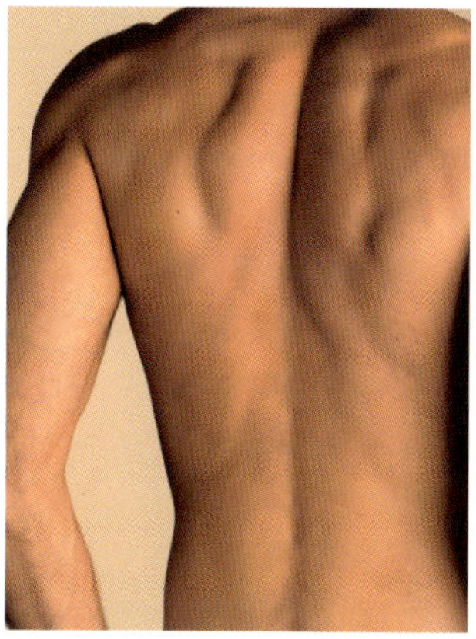

**Das Erfolgsprogramm mit den besten Anwendungen zur Selbstbehandlung**

südwest

ISBN: 3-517-06742-3



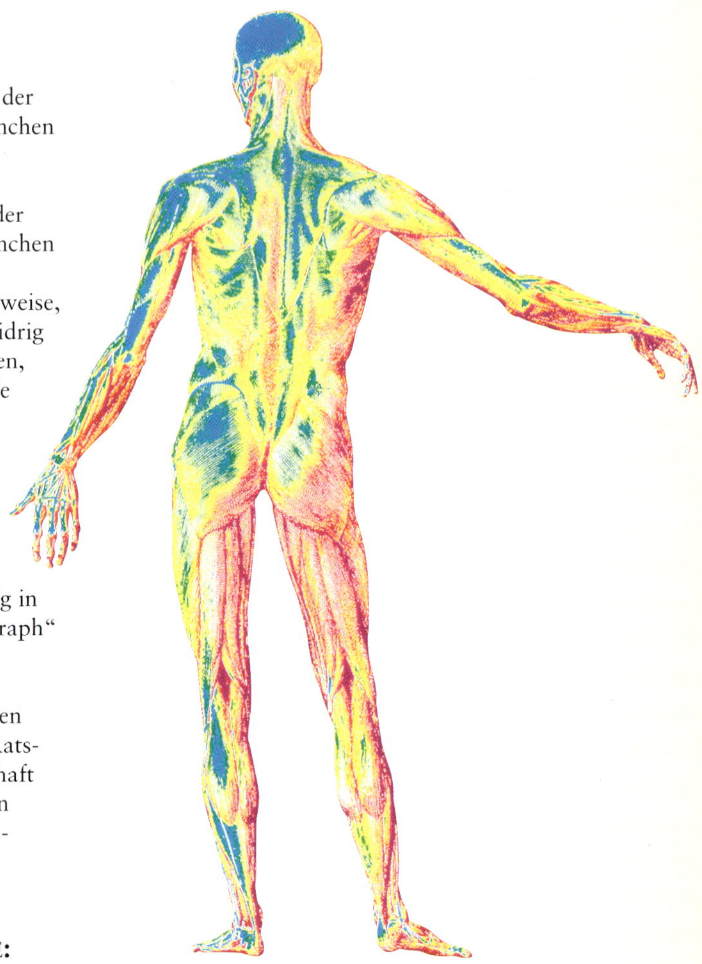

**Die Autoren**

Nigel Howard ist Wissenschaftsautor, Medizinjournalist und Mitglied der britischen „Guild of Health Writers" sowie der „Medical Journalists Association". Seine Arbeiten erscheinen regelmäßig in „The Independent", „The Guardian", „Daily Telegraph" und in der „Daily Mail".

Dr. Loïc Burn ist einer der bekanntesten Experten für Rückenschmerzen in Großbritannien. Er ist Ratsmitglied und Chefberater der britischen Gesellschaft für Rückenschmerzen „UK National Back Pain Association" und Vorsitzender des Regierungskomitees zur Erstversorgung bei Rheuma.

**Produktion der deutschen Ausgabe:**
Redaktionsbüro Kramer, Weißenfeld/München

**Lektorat:**
Rolf H. Kramer, Weißenfeld/München
Heike Kramer, Weißenfeld/München

**Übersetzung:**
Hans Freundl, Reichertshausen

**Satz und dtp:**
Anja Kramer, Weißenfeld/München

**Redaktion für diese Ausgabe:**
Herta Winkler

**Herstellung für diese Ausgabe:**
Elke Cramer

**Umschlaggestaltung:**
Atelier Versen, Bad Aibling

**Druck und Bindung:**
Midas Printing International Ltd.

Printed in China

121/132000199X817 2635 4453 6271

## Wichtig

Bitte beachten Sie: Wir haben uns um korrekte Informationen bemüht. Aber dieses Buch kann und darf natürlich nicht den Rat oder die Behandlung eines Arztes oder Therapeuten ersetzen. Autor und Verlag müssen jede Verantwortung für Schäden oder Verletzungen ablehnen, die direkt oder indirekt durch die Anwendung der in diesem Buch dargestellten Übungen entstehen könnten.

# Inhaltsverzeichnis

# Einführung

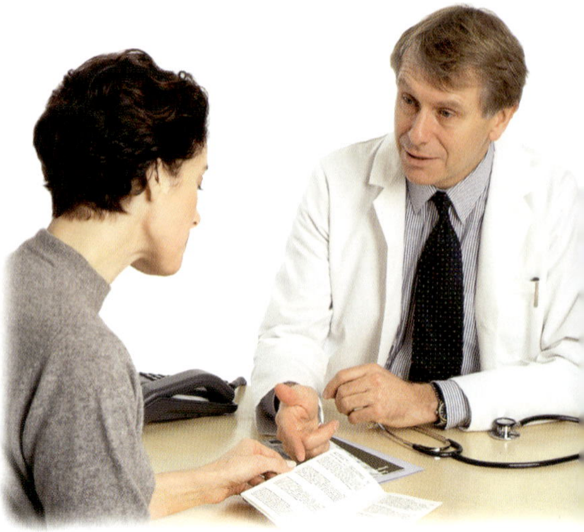

In den westlichen Industrieländern nehmen Rückenbeschwerden beunruhigend schnell zu. Die Ursachen für das vermehrte Auftreten ernsthafter Rückenprobleme sind nicht eindeutig zu ermitteln, viele Fachleute machen dafür jedoch unsere zunehmend sitzende Lebensweise verantwortlich. Sie weisen darauf hin, daß die Menschen in den meisten westlichen Ländern im Durchschnitt immer älter und immer übergewichtiger werden und sich weniger bewegen – wichtige Risikofaktoren für das Entstehen von Rückenbeschwerden.

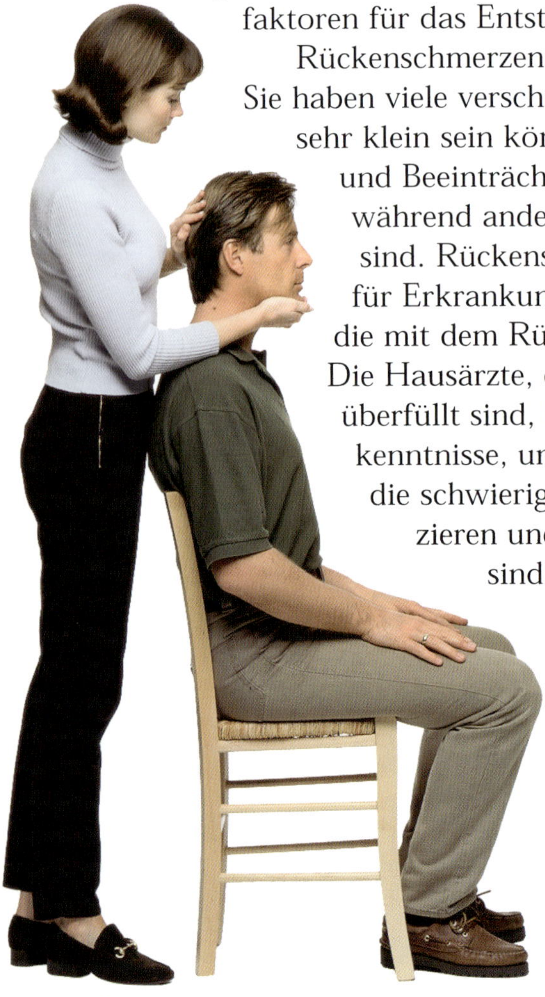

Rückenschmerzen sind ein Symptom, keine Krankheit. Sie haben viele verschiedene Ursachen, von denen manche sehr klein sein können im Verhältnis zu den Schmerzen und Beeinträchtigungen, die sie hervorrufen, während andere kompliziert und tief verwurzelt sind. Rückenschmerzen können auch ein Symptom für Erkrankungen oder körperliche Störungen sein, die mit dem Rücken überhaupt nichts zu tun haben. Die Hausärzte, deren Wartezimmer sowieso meist überfüllt sind, haben weder die Zeit noch die Fachkenntnisse, um sich mit Erkrankungen zu befassen, die schwierig und zeitaufwendig zu diagnostizieren und genauso schwierig zu behandeln sind. Immer mehr Menschen mit chronischen Beschwerden wie zum Beispiel Rückenschmerzen, Hautproblemen oder Allergien suchen daher in alternativen Behandlungsformen ihr Heil.

Die etablierte Medizin beginnt allmählich den Nutzen mancher alternativer Therapien, vor allem der Osteopathie, der Chiropraktik und der Akupunktur, zu erkennen.

Chiropraktik und Osteopathie (besonders in den USA) haben sich bei der Behandlung von Rückenbeschwerden mittlerweile als so erfolgreich erwiesen, daß man sie schon fast zu den „konventionellen“ Therapien zählt.

Dieses Buch möchte Sie mit Ihrem Rücken vertraut machen, Ihnen zeigen, wie er funktioniert, welche Beschwerden auftreten können und was man dagegen unternehmen kann. Daß den „alternativen“ Therapien mehr Raum eingeräumt wird als der Schulmedizin, soll kein Werturteil sein; es liegt allein daran, daß es mehr alternative Therapien gibt, die bei Rückenproblemen hilfreich sein können, als konventionelle. Immer häufiger wird auch die Bezeichnung „komplementäre Therapien oder komplementäre Medizin“ verwandt, die deutlich macht, daß die Naturheilverfahren als eine Ergänzung der Schulmedizin, nicht als eine Alternative zu ihr zu verstehen sind.

Meist klingen Anfälle von Rückenschmerzen nach ein paar Tagen von selbst wieder ab. Wenn aber die Beschwerden nicht nachlassen oder immer wiederkehren und weder Ihr Hausarzt noch der Facharzt in der Klinik helfen können, verzweifeln Sie nicht. Irgendwo gibt es auch für Sie die richtige Therapie oder die richtige Kombination von Therapien.

Komplementärmediziner haben die Zeit und die nötige Ausbildung, um über den traditionellen „wissenschaftlichen“ Ansatz von Ursache und Wirkung hinauszublicken; sie verfolgen einen ganzheitlichen Ansatz und betrachten Symptome im Zusammenhang mit Ihrer Umwelt, Ihrer Persönlichkeit und Ihrer emotionalen Verfassung. Gleiche Symptome werden daher oft auf eine ganz andere Weise behandelt. Die Traditionelle Chinesische Medizin kennt dafür die Regel: „Eine Krankheit, verschiedene Behandlungen. Verschiedene Krankheiten, eine Behandlung.“

Nigel Howard

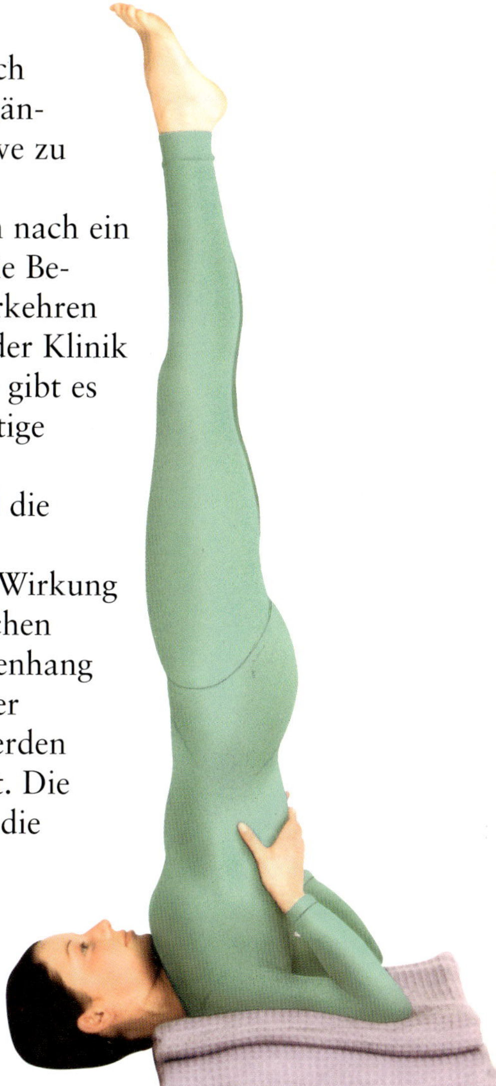

# Zum Gebrauch dieses Buches

Dieses Buch läßt sich vielfältig nutzen. Sie erfahren, wie Ihr Rücken funktioniert, welche Beschwerden auftreten können und welche Behandlungsmöglichkeiten es gibt. Jeder Abschnitt ist in sich abgeschlossen. Die Tabelle auf den Seiten 72–73 soll Ihnen einen schnellen Überblick geben über mögliche Ursachen Ihrer Symptome und hilfreiche Therapien dagegen.

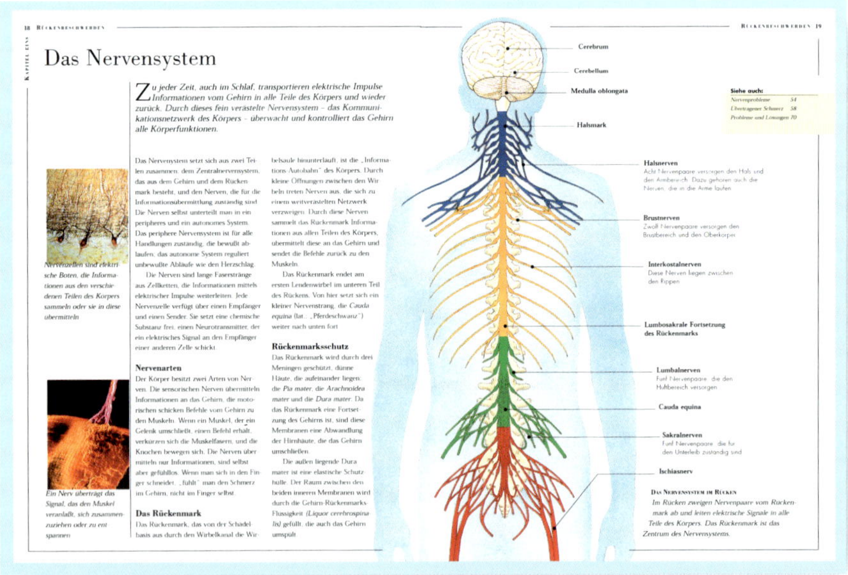


*1 Im 1. Kapitel wird beschrieben, wie Ihr Rücken funktioniert. Es behandelt die Knochen, Muskeln und Nerven, die drei Hauptsysteme, die für das Funktionieren Ihres Rückens ausschlaggebend sind. Erklärt werden ihr Aufbau, ihre Arbeitsweise und ihr Zusammenwirken.*

*2 Das 2. Kapitel befaßt sich mit dem Rücken im Alltagsleben. In den einzelnen Abschnitten erhalten Sie detaillierte Ratschläge zu Ihrer Haltung und wie Sie den Rücken beim Beugen, Heben oder Tragen vor Verletzungen schützen können. Behandelt werden auch die Themen Hausarbeit und Rücken, Wahl eines Bettes sowie Reisen und Fahren. Checklisten geben Hinweise zur richtigen Haltung.*

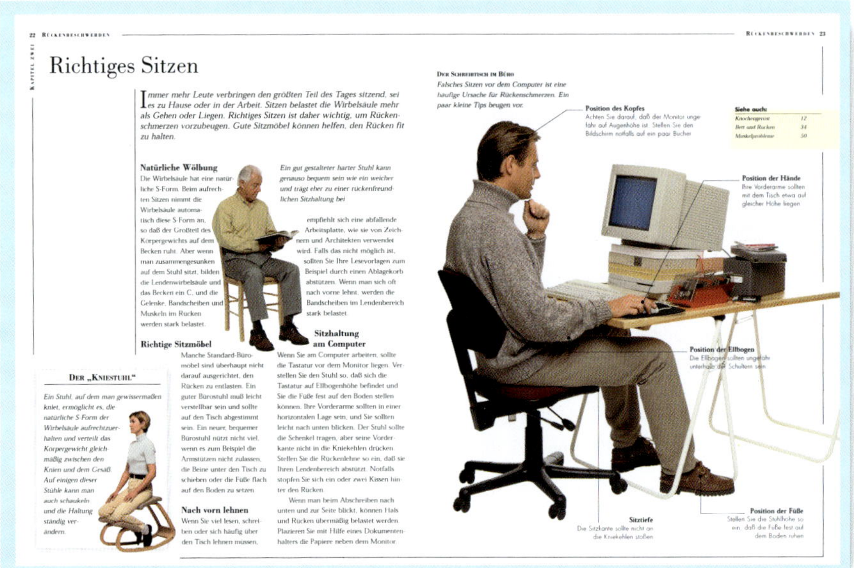

*3 Das 3. Kapitel behandelt die Störungen, die im Rücken auftreten können, und befaßt sich mit Knochen-, Muskel- und Nervenproblemen, übertragenem Schmerz und Sportverletzungen. Eine Liste zeigt Ihnen, welche Sportarten für Sie geeignet sind. Am Ende des Kapitels werden die Probleme, ihre Ursachen und Lösungen in einem Überblick zusammengefaßt.*

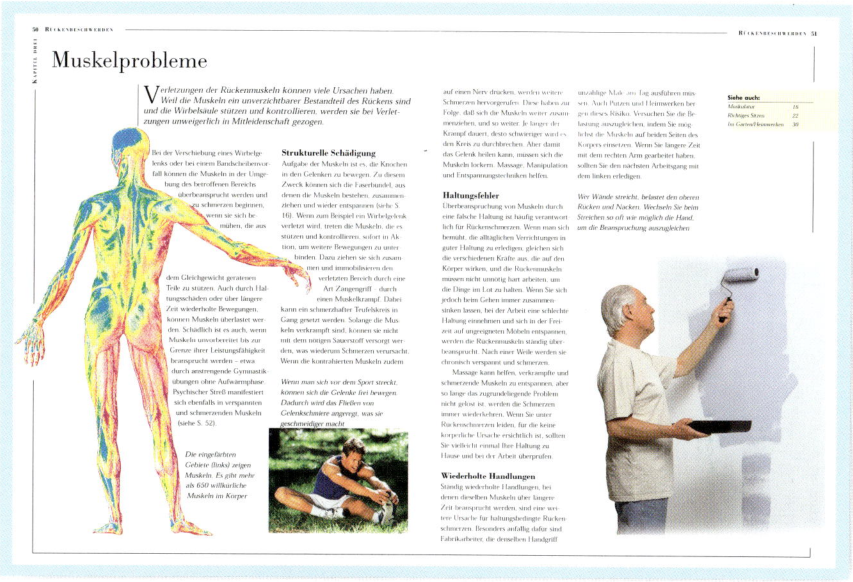

50 RÜCKENBESCHWERDEN — KAPITEL DREI

## Muskelprobleme

*Verletzungen der Rückenmuskeln können viele Ursachen haben. Weil die Muskeln ein unverzichtbarer Bestandteil des Rückens sind und die Wirbelsäule stützen und kontrollieren, werden sie bei Verletzungen unweigerlich in Mitleidenschaft gezogen.*

Bei der Verschiebung eines Wirbelgelenks oder bei einem Bandscheibenvorfall können die Muskeln in der Umgebung des betroffenen Bereichs überbeansprucht werden und zu schmerzen beginnen, wenn sie sich bemühen, die aus dem Gleichgewicht geratenen Teile zu stützen. Auch durch Haltungsschäden oder über längere Zeit wiederholte Bewegungen, können Muskeln überlastet werden. Schädlich ist es auch, wenn Muskeln unvorbereitet bis zur Grenze ihrer Leistungsfähigkeit beansprucht werden – etwa durch anstrengende Gymnastikübungen ohne Aufwärmphase. Psychischer Streß manifestiert sich ebenfalls in verspannten und schmerzenden Muskeln (siehe S. 52).

*Die eingefärbten Gebiete (links) zeigen Muskeln. Es gibt mehr als 650 willkürliche Muskeln im Körper*

### Strukturelle Schädigung

Aufgabe der Muskeln ist es, die Knochen in den Gelenken zu bewegen. Zu diesem Zweck können sich die Faserbündel, aus denen die Muskeln bestehen, zusammenziehen und wieder entspannen (siehe S. 16). Wenn zum Beispiel ein Wirbelgelenk verletzt wird, treten die Muskeln, die es stützen und kontrollieren, sofort in Aktion, um weitere Bewegungen zu unterbinden. Dazu ziehen sie sich zusammen und immobilisieren den verletzten Bereich durch eine Art Zangengriff – durch einen Muskelkrampf. Dabei kann ein schmerzhafter Teufelskreis in Gang gesetzt werden. Solange die Muskeln verkrampft sind, können sie nicht mit dem nötigen Sauerstoff versorgt werden, was wiederum Schmerzen verursacht. Wenn die kontrahierten Muskeln zudem auf einen Nerv drücken, werden weitere Schmerzen hervorgerufen. Diese haben zur Folge, daß sich die Muskeln weiter zusammenziehen, und so weiter. Je länger der Krampf dauert, desto schwieriger wird es, den Kreis zu durchbrechen. Aber damit das Gelenk heilen kann, müssen sich die Muskeln lockern. Massage, Manipulation und Entspannungstechniken helfen.

*Wenn man sich vor dem Sport streckt, können sich die Gelenke frei bewegen. Dadurch wird das Fließen von Gelenkschmiere angeregt, was sie geschmeidiger macht*

### Haltungsfehler

Überbeanspruchung von Muskeln durch eine falsche Haltung ist häufig verantwortlich für Rückenschmerzen. Wenn man sich bemüht, die alltäglichen Verrichtungen in guter Haltung zu erledigen, gleichen sich die verschiedenen Kräfte aus, die auf den Körper wirken, und die Rückenmuskeln müssen nicht unnötig hart arbeiten, um die Dinge im Lot zu halten. Wenn Sie sich jedoch beim Gehen immer zusammensinken lassen, bei der Arbeit eine schlechte Haltung einnehmen und sich in der Freizeit auf ungeeigneten Möbeln entspannen, werden die Rückenmuskeln ständig überbeansprucht. Nach einer Weile werden sie chronisch verspannt und schmerzen.

Massage kann helfen, verkrampfte und schmerzende Muskeln zu entspannen, aber so lange das zugrundeliegende Problem nicht gelöst ist, werden die Schmerzen immer wiederkehren. Wenn Sie unter Rückenschmerzen leiden, für die keine körperliche Ursache ersichtlich ist, sollten Sie vielleicht einmal Ihre Haltung zu Hause und bei der Arbeit überprüfen.

### Wiederholte Handlungen

Ständig wiederholte Handlungen, bei denen dieselben Muskeln über längere Zeit beansprucht werden, sind eine weitere Ursache für haltungsbedingte Rückenschmerzen. Besonders anfällig dafür sind Fabrikarbeiter, die denselben Handgriff unzählige Male am Tag ausführen müssen. Auch Putzen und Heimwerken bergen dieses Risiko. Versuchen Sie die Belastung auszugleichen, indem Sie möglichst die Muskeln auf beiden Seiten des Körpers einsetzen. Wenn Sie längere Zeit mit dem rechten Arm gearbeitet haben, sollten Sie den nächsten Arbeitsgang mit dem linken erledigen.

*Wer Wände streicht, belastet den oberen Rücken und Nacken. Wechseln Sie beim Streichen so oft wie möglich die Hand, um die Beanspruchung auszugleichen*

**Siehe auch:**

| | |
|---|---|
| Muskulatur | 16 |
| Richtiges Sitzen | 22 |
| Im Garten/Heimwerken | 30 |

RÜCKENBESCHWERDEN 51

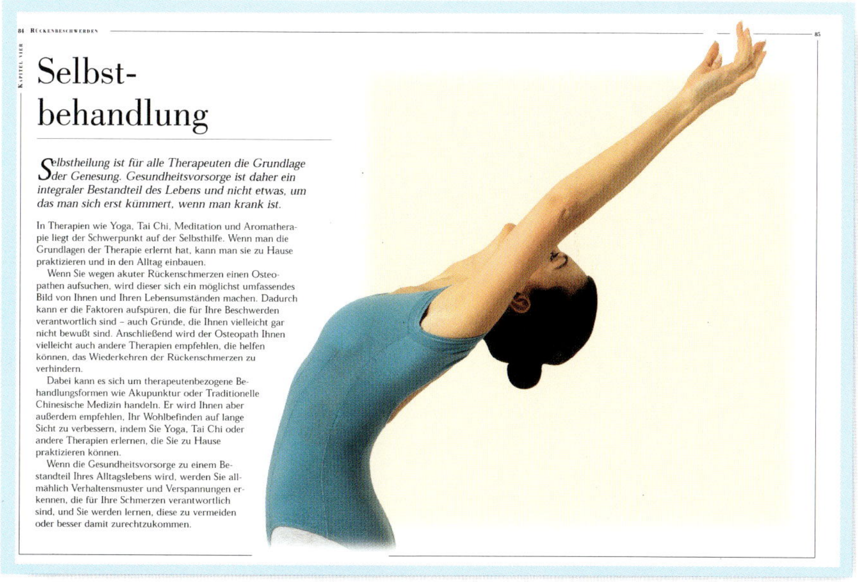

84 RÜCKENBESCHWERDEN — KAPITEL VIER

## Selbstbehandlung

*Selbstheilung ist für alle Therapeuten die Grundlage der Genesung. Gesundheitsvorsorge ist daher ein integraler Bestandteil des Lebens und nicht etwas, um das man sich erst kümmert, wenn man krank ist.*

In Therapien wie Yoga, Tai Chi, Meditation und Aromatherapie liegt der Schwerpunkt auf der Selbsthilfe. Wenn man die Grundlagen der Therapie erlernt hat, kann man sie zu Hause praktizieren und in den Alltag einbauen.

Wenn Sie wegen akuter Rückenschmerzen einen Osteopathen aufsuchen, wird dieser sich ein möglichst umfassendes Bild von Ihnen und Ihren Lebensumständen machen. Dadurch kann er die Faktoren aufspüren, die für Ihre Beschwerden verantwortlich sind – auch Gründe, die Ihnen vielleicht gar nicht bewußt sind. Anschließend wird der Osteopath Ihnen vielleicht auch andere Therapien empfehlen, die helfen können, das Wiederkehren der Rückenschmerzen zu verhindern.

Dabei kann es sich um therapeutenbezogene Behandlungsformen wie Akupunktur oder Traditionelle Chinesische Medizin handeln. Er wird Ihnen aber außerdem empfehlen, Ihr Wohlbefinden auf lange Sicht zu verbessern, indem Sie Yoga, Tai Chi oder andere Therapien erlernen, die Sie zu Hause praktizieren können.

Wenn die Gesundheitsvorsorge zu einem Bestandteil Ihres Alltagslebens wird, werden Sie allmählich Verhaltensmuster und Verspannungen erkennen, die für Ihre Schmerzen verantwortlich sind, und Sie werden lernen, diese zu vermeiden oder besser damit zurechtzukommen.

85

*4 Das 4. Kapitel stellt die verschiedenen Therapien vor. Es ist in vier Abschnitte unterteilt: Selbsthilfe, Selbstbehandlung mit komplementären Therapien, Behandlung durch Alternativ-Therapeuten und konventionelle Therapien. Ferner enthält es Hinweise zur Wahl der Therapie und Tips für die Suche nach dem richtigen Therapeuten.*

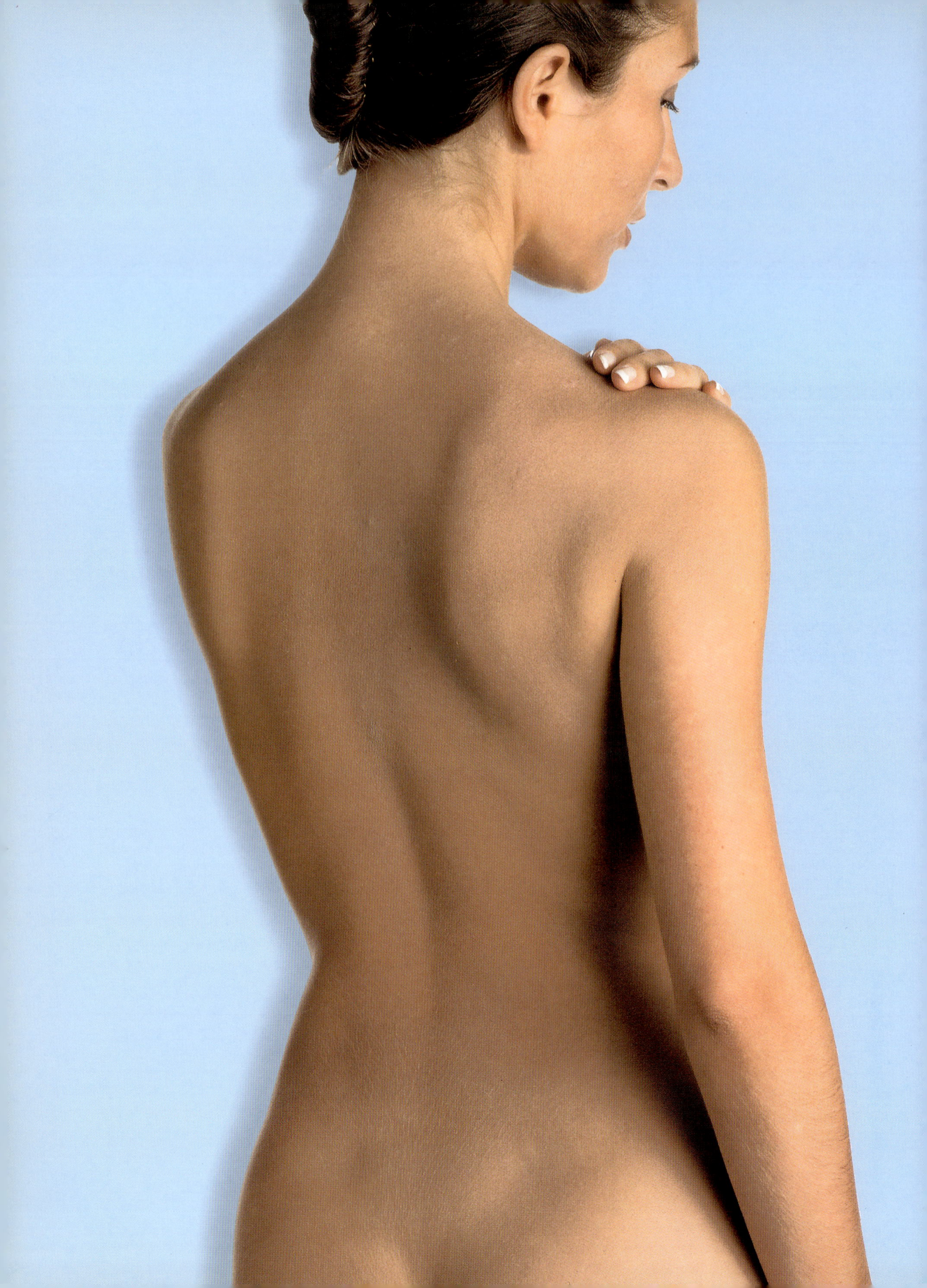

1

# WIE IHR RÜCKEN FUNKTIONIERT

*Der menschliche Rücken ist ein technisches Wunder. Er ermöglicht uns, aufrecht zu gehen, das Gleichgewicht zu halten, uns zu bücken, zu drehen, Dinge zu heben, zu springen und zu laufen. Aber für all diese Bewegungen müssen sehr viele Elemente reibungslos funktionieren. Die Wirbelsäule muß vielen Belastungen standhalten und daher kräftig und elastisch zugleich sein.*

*Damit der Rücken seine Funktion erfüllen kann, müssen drei verschiedene Systeme zusammenwirken: Knochen, Muskeln und Nerven. Wird eines dieser Systeme geschädigt, können Schmerzen und Steifheit die Folge sein.*

*Dieses Kapitel erforscht diese drei Systeme und ihr Zusammenspiel im Rückgrat, dem wichtigsten Teil des Bewegungsapparats.*

# Das Knochengerüst

*Das Skelett ist das Knochengerüst, das die weichen Teile unseres Körpers trägt und schützt. Der Schädel umschließt das Gehirn, der Brustkorb schützt die inneren Organe, das Becken birgt die Geschlechtsorgane und den Darm, die Wirbelsäule schützt das Rückenmark und ist die zentrale Stütze des Körpers.*

**Das Skelett**
*Die Wirbelsäule ist das zentrale Gerüst, das den Schädel, die Gliedmaßen und den Brustkorb trägt.*

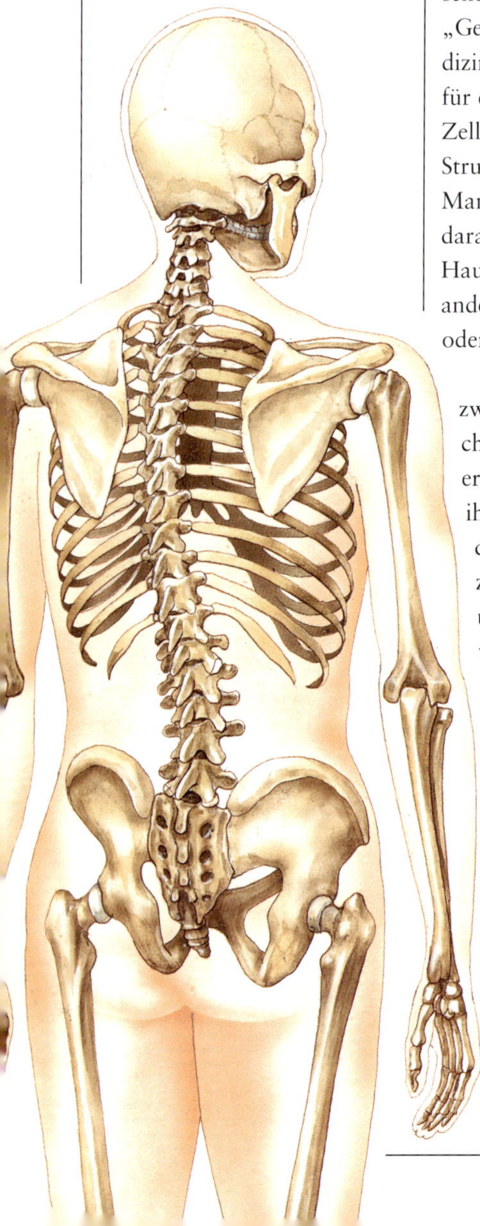

## Das Skelett

Knochen bestehen aus weichem Gewebe und einer harten mineralischen Grundsubstanz. „Gewebe" ist die medizinische Bezeichnung für eine Anhäufung von Zellen mit derselben Struktur und Funktion. Manche Zellen sind darauf spezialisiert, Haut zu produzieren, andere erzeugen Muskeln oder Knochen.

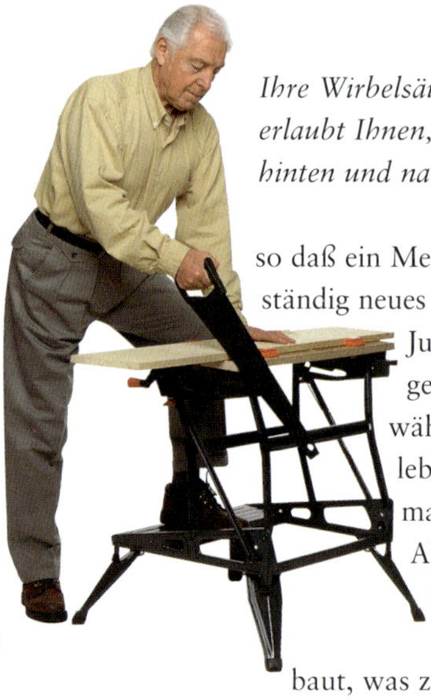

*Ihre Wirbelsäule ist sehr elastisch und erlaubt Ihnen, sich nach vorn, nach hinten und nach beiden Seiten zu beugen*

Das Skelett eines Neugeborenen ist zwar schon voll ausgebildet, die Knochen wachsen und kräftigen sich aber erst, wenn das Kind heranwächst, und ihre Festigkeit verändert sich im Lauf der Jahre. Kinderknochen bestehen zu zwei Dritteln aus weichem Gewebe und zu einem Drittel aus Mineralien, wodurch sie biegsam sind und nur schwer brechen.

Die Knochen eines 70jährigen dagegen bestehen zu zwei Dritteln aus Mineralien, sind also mürbe und leicht brechbar. Daher kann ein Sturz, der bei einem Kind nur einen Bluterguß hervorrufen würde, bei einem alten Menschen zu einem Hüft- oder Beinbruch führen.

## Bildung eines Knochens

Die Knochen werden im Leben mehrmals ab- und wieder aufgebaut, so daß ein Mensch alle 20 Jahre ein vollständig neues Skelett bekommt. In der Jugend wird mehr Knochengewebe auf- als abgebaut, während des Erwachsenenlebens bleibt die Knochenmasse weitgehend konstant. Aber im Alter absorbiert der Körper mehr Knochensubstanz, als er wieder aufbaut, was zu einer Knochenverdünnung führt, die man als Osteoporose bezeichnet. Dies kann Frakturen zur Folge haben.

## Eine gewölbte Konstruktion

Im allgemeinen stellt man sich die Wirbelsäule als gerade vor, aber das stimmt nicht. In Wirklichkeit besteht die Wirbelsäule aus vier leicht gekrümmten Abschnitten.

Sie beginnt oben mit den sieben Halswirbeln, die leicht nach vorn geneigt sind; dann folgen die zwölf Brustwirbel, an denen die Rippen befestigt sind und die sich nach hinten wölben, um für die Brust Platz zu schaffen; die fünf Lendenwirbel wölben sich wieder nach vorn und erzeugen dadurch den Hohlraum im Kreuz; das Kreuz- und das Steißbein wölben sich anschließend wieder nach hinten. Durch diese Konstruktion erhält die Wirbelsäule die nötige Elastizität.

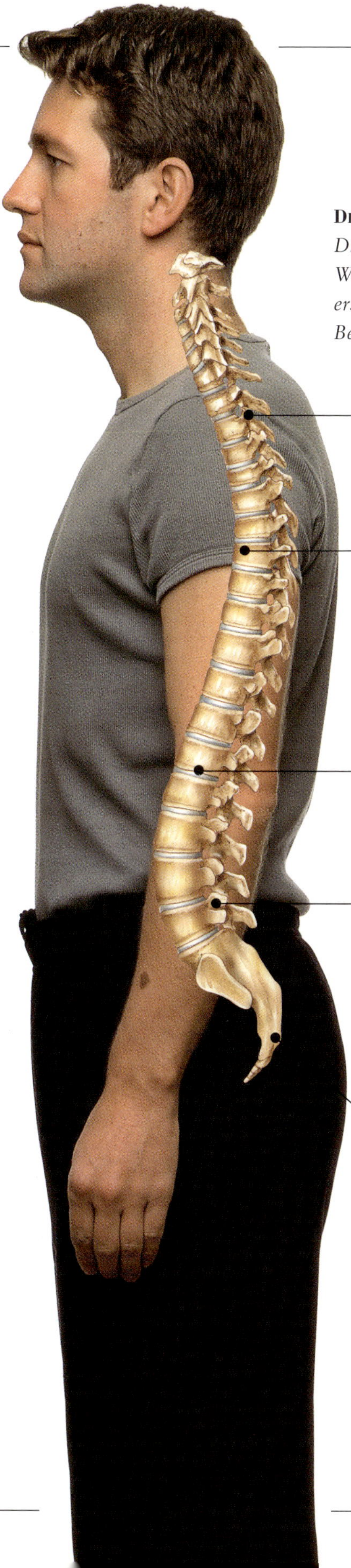

**DIE ANATOMIE DER WIRBELSÄULE**

*Die Wirbelsäule besteht aus den knöchernen Wirbeln, die übereinander angeordnet sind. Sie erstreckt sich vom Ende des Schädels bis zum Becken, das sie mit den Beinen verbindet.*

**Siehe auch:**

*Muskulatur* 16

*Skelettprobleme* 40

**Halswirbelsäule**
Sieben Wirbel; sie ermöglichen das Bewegen des Halses und des Kopfes

**Brustwirbelsäule**
Zwölf Wirbel; sie ermöglichen Drehbewegungen des Rumpfes. An den sogenannten Rippenfacetten sind die einzelnen Rippen befestigt

**Lendenwirbelsäule**
Fünf Wirbel; sie ermöglichen das Bücken und Drehbewegungen

**Kreuzbein**
Fünf miteinander verwachsene Wirbel; sie stützen das Rückgrat und stellen die Verbindung zum Becken her

**Steißbein**
Vier miteinander verwachsene Wirbel; sie sind Überreste der schwanzartigen Knochenstruktur unserer Vorfahren

## Steckbrief zur Wirbelsäule

- Die Wirbelsäule ist nicht nur gebogen, sie verjüngt sich auch. Die kleinsten Wirbel liegen am Schädelrand, die größten am Becken.
- Die Wirbelsäule hat eine durchschnittliche Länge von 70 cm bei Männern und 60 cm bei Frauen.
- Bei der Geburt besteht die Wirbelsäule aus 33 einzelnen Knochen, aber im Lauf der Jugendzeit wachsen die unteren vier zusammen und bilden das Steißbein, einen kleinen schwanzartigen Ausläufer.
- Die fünf Knochen oberhalb des Steißbeins, die Kreuzwirbel, verwachsen miteinander und bilden dann den hinteren Teil des Beckens, das Kreuzbein.

### BAUWEISE EINES TYPISCHEN WIRBELS

*Jeder Wirbel besteht aus einem festen Wirbelkörper und einem durch den Wirbelbogen gebildeten Loch, in dem das Rückenmark liegt. Dornfortsätze, die jenen des darüber- und darunterliegenden Wirbels entsprechen, dienen als Ansatzpunkte für die Muskeln und Bänder im Rücken.*

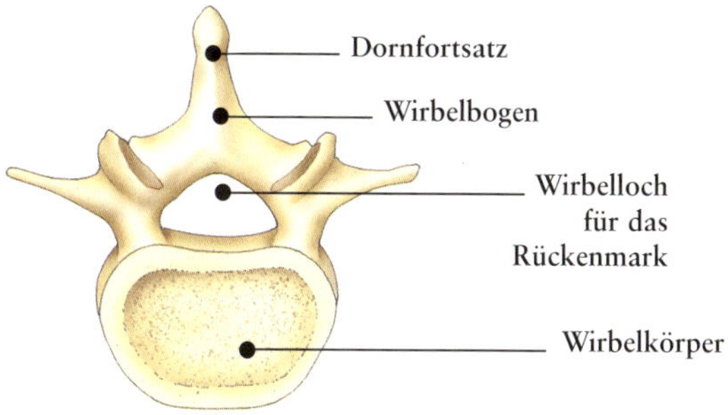

# Gelenke, Bänder und Bandscheiben

*Alle Wirbel sind ähnlich aufgebaut, aber in Größe und Form nicht identisch. Diese Tatsache bestimmt sowohl das Ausmaß ihrer Beweglichkeit, wenn sie zusammenwirken, als auch die Richtung, in die sie sich bewegen können.*

*Das Körpergewicht drückt auf die Wirbelsäule, auch schon beim einfachen Gehen. Übergewicht verstärkt zwangsläufig den Druck auf die Wirbelsäule*

Die unterschiedliche Form und Größe der Wirbel ermöglicht eine Vielzahl von Bewegungen. Die Brustwirbel können sich nach hinten, nach vorn und zur Seite bewegen, die Halswirbel ermöglichen das Drehen des Halses und des Kopfes, und die Lendenwirbel ermöglichen Bewegungen nach hinten, nach vorn und zur Seite.

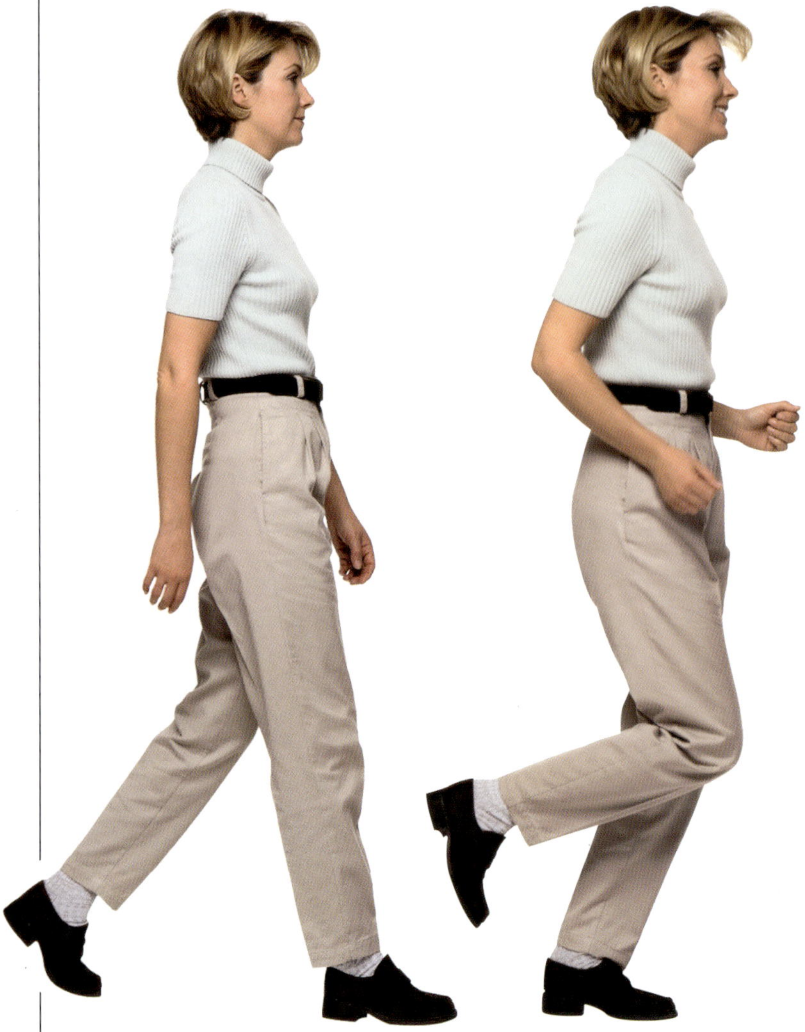

## Wirbelgelenke

Wo die Fortsätze der Wirbel aufeinandertreffen, befinden sich Wirbelgelenke. Wie bei allen Gelenken sind auch hier die Knochen mit einer Knorpelschicht überzogen, einem starken, elastischen Gewebe, das extrem glatt und gleitfähig ist. Das verhindert, daß die Knochen aneinander reiben. Die Knochen werden von einer festen, faserartigen Gelenkkapsel umschlossen. Eine Schicht an der Innenwand des Gelenks gibt eine ölige Flüssigkeit ab, die das Gelenk schmiert und es beweglich hält.

Insgesamt besitzt die Wirbelsäule 149 Gelenke. Einige verbinden die Wirbel miteinander, die übrigen stellen die Verbindung zwischen der Wirbelsäule und anderen Teilen des Skeletts her. Dazu gehören zum Beispiel das Gelenk zwischen dem ersten Halswirbel und der Schädelbasis sowie die Gelenke, die die Rippen mit den Fortsätzen im hinteren Teil der Brustwirbel verbinden, und die beiden Iliosakralfugen am unteren Ende der Wirbelsäule, wo das Kreuzbein in die Hüftknochen übergeht.

## Bänder

Überall im Körper werden die Gelenke durch Ligamente gestützt, kräftige Faserbänder, die Muskelsehnen ähneln. Die Bänder sind nicht elastisch, geben aber etwas nach. Von ihrer Länge hängt es ab,

*Laufen führt zu Erschütterungen der Wirbelsäule, die jedoch durch die Bandscheiben abgefedert werden*

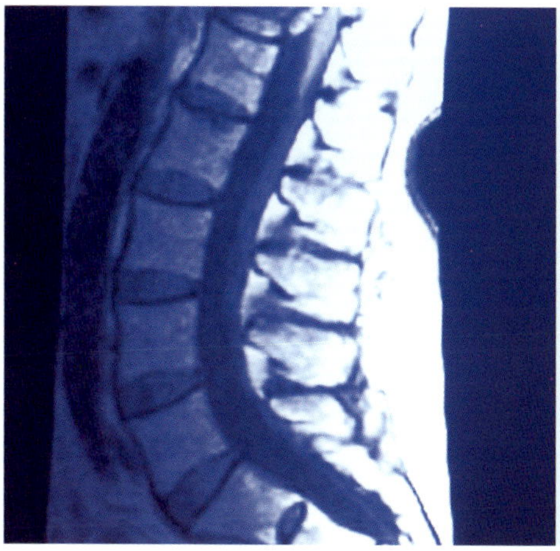

**BANDSCHEIBEN UND WIRBEL**

*Die Bandscheiben und Wirbel des unteren Rückens in einer eingefärbten Röntgenaufnahme. Jede Bandscheibe ist fest mit dem Wirbel über und unter ihr verbunden und wirkt sowohl als Gelenk wie auch als Stoßdämpfer. Dadurch hilft sie der Wirbelsäule, kräftig und flexibel zu bleiben.*

**Siehe auch:**


| | |
|---|---|
| *Knochengerüst* | *12* |
| *Skelettprobleme* | *40* |
| *Probleme und Lösungen* | *70* |


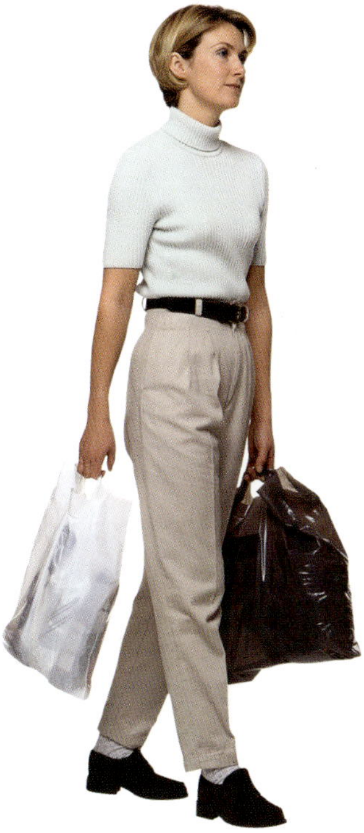

*Durch das Tragen schwerer Einkaufstaschen werden die Bandscheiben zusammengedrückt*

wie beweglich die betreffenden Gelenke sind. Im Rücken ziehen sich die wichtigsten Bänder über die gesamte Länge der Wirbelsäule – vorne, hinten und an den Seiten – und helfen dadurch, sie zu stabilisieren. In den Wirbelgelenken sind die Ligamente Teil der Gelenkkapsel, halten die Knochen fest zusammen und verhindern, daß sie verrutschen. Weitere Bänder verbinden die Wirbelknochen mit den Rippen- und Beckenknochen.

## Bandscheiben

Gegen die ständigen Stöße und Erschütterungen der Wirbelsäule besitzt sie ein eingebautes Stoßdämpfungssystem. Zwischen dem Hauptknochen eines Wirbels und seinem unteren und oberen Nachbarn liegt jeweils ein zähes, aber elastisches Polster – die Bandscheibe. In der Wirbelsäule eines Menschen gibt es 23 Bandscheiben. Im Inneren der kräftigen Faserhülle der Bandscheibe *(Anulus fibrosus)* befindet sich eine dicke, gallertartige Substanz, der *Nucleus polposus*, der Erschütterungen abfedert.

## Flüssigkeitsverlust

Während des Tages werden die Bandscheiben allmählich ein bißchen komprimiert – aus dem Nucleus polposus tritt etwas Flüssigkeit aus, die von dem Wirbel auf der anderen Seite absorbiert wird. Während der Nachtruhe holen sich die Bandscheiben diese Flüssigkeit wieder zurück. Das hat zur Folge, daß ein Mensch im Lauf des Tages durchschnittlich 2 cm kleiner wird und beim Aufstehen am Morgen wieder seine normale Körpergröße hat. Im Alter jedoch trocknen die Bandscheiben allmählich aus und werden dünner. Alte Menschen werden daher etwas kleiner.

**ZUSAMMENDRÜCKEN DER BANDSCHEIBE**

*Die Bandscheibe wird zusammengepreßt, wenn schwere Lasten getragen werden. Anschließend kehrt sie wieder in ihre normale Form zurück.*

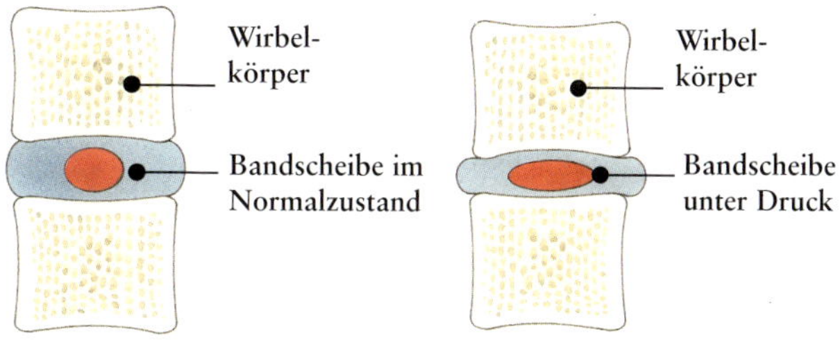

# Die Muskulatur

*Die Knochen stützen den Körper, die Muskeln ermöglichen ihm, sich zu bewegen. Muskeln sind Bündel aus langen, dünnen Fasern, die sich zusammenziehen (verkürzen) können, wenn sie über die Nerven einen entsprechenden Befehl erhalten.*

*Wenn man den Arm ausstreckt, um eine Tasse hochzuheben, kommen die willkürlichen Muskeln ins Spiel. Man muß zwar nicht jede einzelne Bewegung steuern, die damit verbunden ist, aber man könnte die Hand anhalten, wenn man es sich anders überlegt*

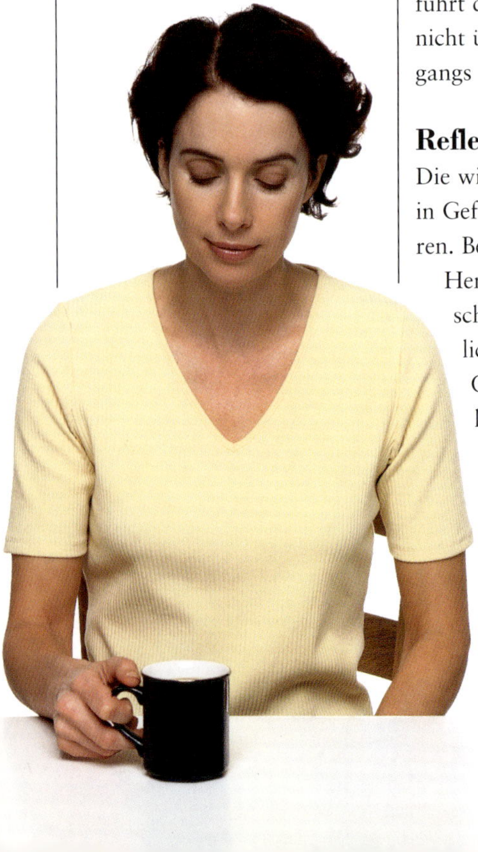

Es gibt zwei Hauptarten der Muskulatur: die willkürliche und die unwillkürliche. Unwillkürliche Muskeln arbeiten ohne Kontrolle durch das Bewußtsein, so zum Beispiel der Herzmuskel und jene Muskeln, die die Atmung ermöglichen. Dem Herzen muß nicht mitgeteilt werden, daß es schlagen soll, und den Lungen nicht, daß sie sich ausdehnen und zusammenziehen sollen, das geschieht automatisch.

Willkürliche Muskeln dagegen werden vom Gehirn gesteuert, obwohl man nicht über jede einzelne ihrer Bewegungen nachdenken muß. Will man zum Beispiel eine Tasse hochheben, streckt sich der Arm vor, die Hand umfaßt den Griff und führt die Tasse zum Mund. Man braucht nicht über die einzelnen Phasen des Vorgangs nachzudenken, man tut es einfach.

## Reflexhandlungen

Die willkürlichen Muskeln können auch in Gefahrensituationen reflexartig reagieren. Berührt man zum Beispiel eine heiße Herdplatte, reißt man die Hand schneller zurück, als man sich gedanklich damit befassen kann. Jedes Gelenk im Körper ist von willkürlichen Muskeln umgeben, die entweder direkt mit den Knochen verbunden sind oder mit zähen Faserbündeln, die man als Sehnen bezeichnet. Diese Muskeln wirken in der Regel paarweise zusammen, um den Knochen im Gelenk zu bewegen – einer zieht sich zusammen, während sich der andere entspannt.

## Muskeln im Rücken

Im Rücken liegen mehrere Muskelschichten, die sich in Größe und Funktion unterscheiden. Die tiefste Schicht besteht aus kurzen, dicken Muskeln, die sich von einem Wirbel zum nächsten erstrecken und manchmal auch mehrere Wirbel bedecken. Die Aufgabe dieser Muskeln besteht darin, die Knochen des Rückgrats in ihrer Position zu halten und die Körperhaltung zu kontrollieren.

Darüber liegt eine Schicht langer, streifenförmiger Muskeln, von denen die meisten mit der hinteren Seite des Beckens verbunden sind und die sich auffächern, während sie sich nach oben zum Kopf ziehen. Sie sind mit den Rippen und den Wirbeln verbunden. Vor allem diese Muskeln setzen wir ein, wenn wir uns bücken und wieder aufrichten.

Die größten Rückenmuskeln finden sich in der obersten Schicht. Sie erstrecken sich im oberen Teil des Rückens in dreieckförmigen Blättern über beide Seiten und verbinden die Wirbel mit den Schulterknochen. Im unteren Teil stellen sie die Verbindung zwischen den Wirbeln und den Hüften her.

## Die vorderen Muskeln

Die Bauchmuskeln helfen den Rückenmuskeln dabei, die Wirbelsäule zu tragen und zu bewegen. Sie ziehen den Brustkorb näher an das Becken heran und helfen der Wirbelsäule, sich zu beugen. Außerdem gleicht der Druck, den sie auf die Vorderseite des Körpers ausüben, den Zug von den Rückenmuskeln aus. Bauch- und

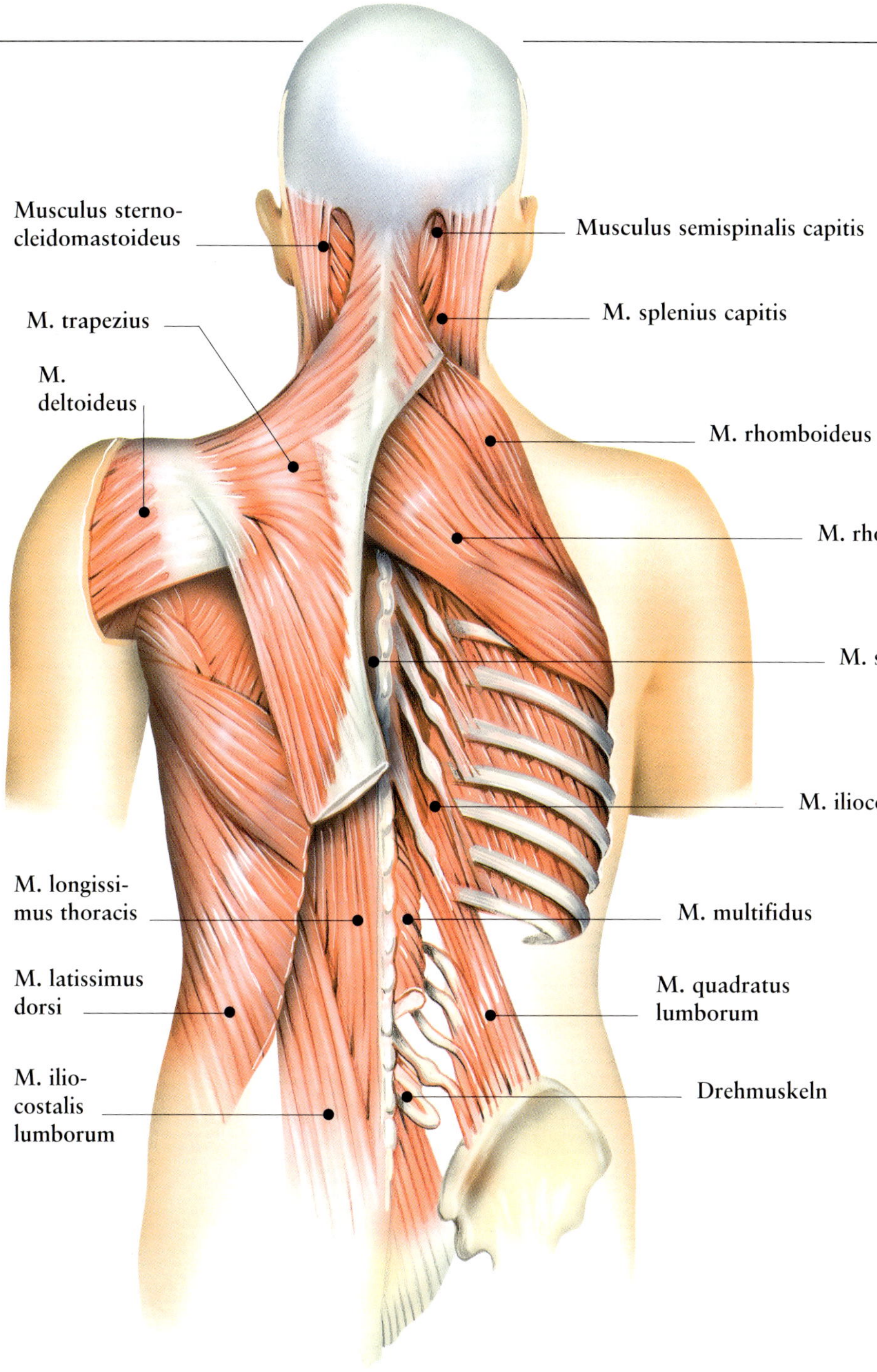


**Siehe auch:**

*Nervensystem* 18
*Heben und tragen* 32
*Muskelprobleme* 50

**RÜCKENMUSKELN**

*Die Rückenmuskulatur ist in Schichten angeordnet. Die oberste Schicht bilden die Oberflächenmuskeln, wie die trapez- (trapezius) und rautenförmigen (rhomboideus) Muskeln. Sie helfen beim Bücken und Sichwiederaufrichten. Die tieferen Muskeln wie der Spinalis thoracis fördern die Mobilität der einzelnen Abschnitte der Wirbelsäule und ermöglichen eine Vielzahl von Drehbewegungen.*

Rückenmuskeln arbeiten aber auch zusammen, um den Rumpf zu drehen oder nach vorne oder zur Seite zu beugen.

Auch beim Heben schwerer Lasten kommen die Bauchmuskeln ins Spiel. Beim Anheben werden sowohl Bauch- wie Rückenmuskeln hart. Dadurch erhöht sich der Druck im Bauchraum, der dann, wie ein aufgeblasener Ballon, in der Lage ist, Gewicht zu tragen. Dadurch wird die Wirbelsäule entlastet, und die Rückenmuskeln können den Körper wieder in eine aufrechte Position bringen.

# Das Nervensystem

*Zu jeder Zeit, auch im Schlaf, transportieren elektrische Impulse Informationen vom Gehirn in alle Teile des Körpers und wieder zurück. Durch dieses fein verästelte Nervensystem – das Kommunikationsnetzwerk des Körpers – überwacht und kontrolliert das Gehirn alle Körperfunktionen.*

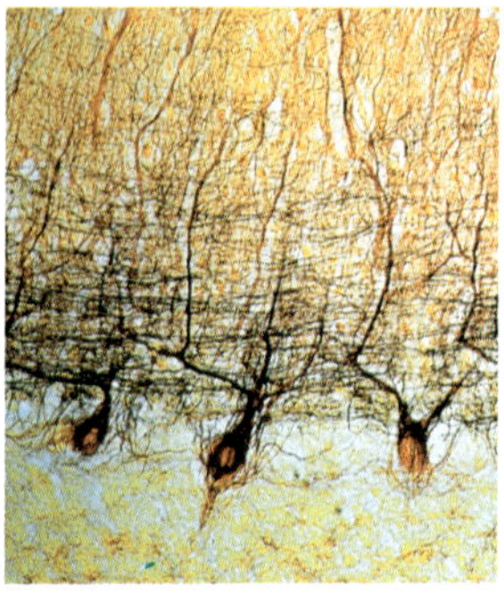

*Nervenzellen sind elektrische Boten, die Informationen aus den verschiedenen Teilen des Körpers sammeln oder sie in diese übermitteln*

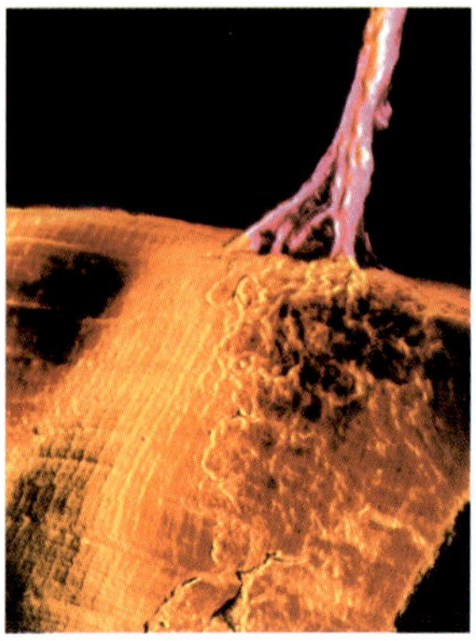

*Ein Nerv überträgt das Signal, das den Muskel veranlaßt, sich zusammenzuziehen oder zu entspannen*

Das Nervenystem setzt sich aus zwei Teilen zusammen: dem Zentralnervensystem, das aus dem Gehirn und dem Rückenmark besteht, und den Nerven, die für die Informationsübermittlung zuständig sind. Die Nerven selbst unterteilt man in ein peripheres und ein autonomes System. Das periphere Nervensystem ist für alle Handlungen zuständig, die bewußt ablaufen; das autonome System reguliert unbewußte Abläufe wie den Herzschlag.

Die Nerven sind lange Faserstränge aus Zellketten, die Informationen mittels elektrischer Impulse weiterleiten. Jede Nervenzelle verfügt über einen Empfänger und einen Sender. Sie setzt eine chemische Substanz frei, einen Neurotransmitter, der ein elektrisches Signal an den Empfänger einer anderen Zelle schickt.

## Nervenarten

Der Körper besitzt zwei Arten von Nerven. Die sensorischen Nerven übermitteln Informationen an das Gehirn, die motorischen schicken Befehle vom Gehirn zu den Muskeln. Wenn ein Muskel, der ein Gelenk umschließt, einen Befehl erhält, verkürzen sich die Muskelfasern, und die Knochen bewegen sich. Die Nerven übermitteln nur Informationen, sind selbst aber gefühllos. Wenn man sich in den Finger schneidet, „fühlt“ man den Schmerz im Gehirn, nicht im Finger selbst.

## Das Rückenmark

Das Rückenmark, das von der Schädelbasis aus durch den Wirbelkanal die Wirbelsäule hinunterläuft, ist die „Informations-Autobahn“ des Körpers. Durch kleine Öffnungen zwischen den Wirbeln treten Nerven aus, die sich zu einem weitverästelten Netzwerk verzweigen. Durch diese Nerven sammelt das Rückenmark Informationen aus allen Teilen des Körpers, übermittelt diese an das Gehirn und sendet die Befehle zurück zu den Muskeln.

Das Rückenmark endet am ersten Lendenwirbel im unteren Teil des Rückens. Von hier setzt sich ein kleiner Nervenstrang, die *Cauda equina* (lat.: „Pferdeschwanz“) weiter nach unten fort.

## Rückenmarksschutz

Das Rückenmark wird durch drei Meningen geschützt, dünne Häute, die aufeinander liegen: die *Pia mater*, die *Arachnoidea mater* und die *Dura mater*. Da das Rückenmark eine Fortsetzung des Gehirns ist, sind diese Membranen eine Abwandlung der Hirnhäute, die das Gehirn umschließen.

Die außen liegende Dura mater ist eine elastische Schutzhülle. Der Raum zwischen den beiden inneren Membranen wird durch die Gehirn-Rückenmarks-Flüssigkeit *(Liquor cerebrospinalis)* gefüllt, die auch das Gehirn umspült.

**Siehe auch:**
*Nervenprobleme* 54
*Übertragener Schmerz* 58
*Probleme und Lösungen* 70

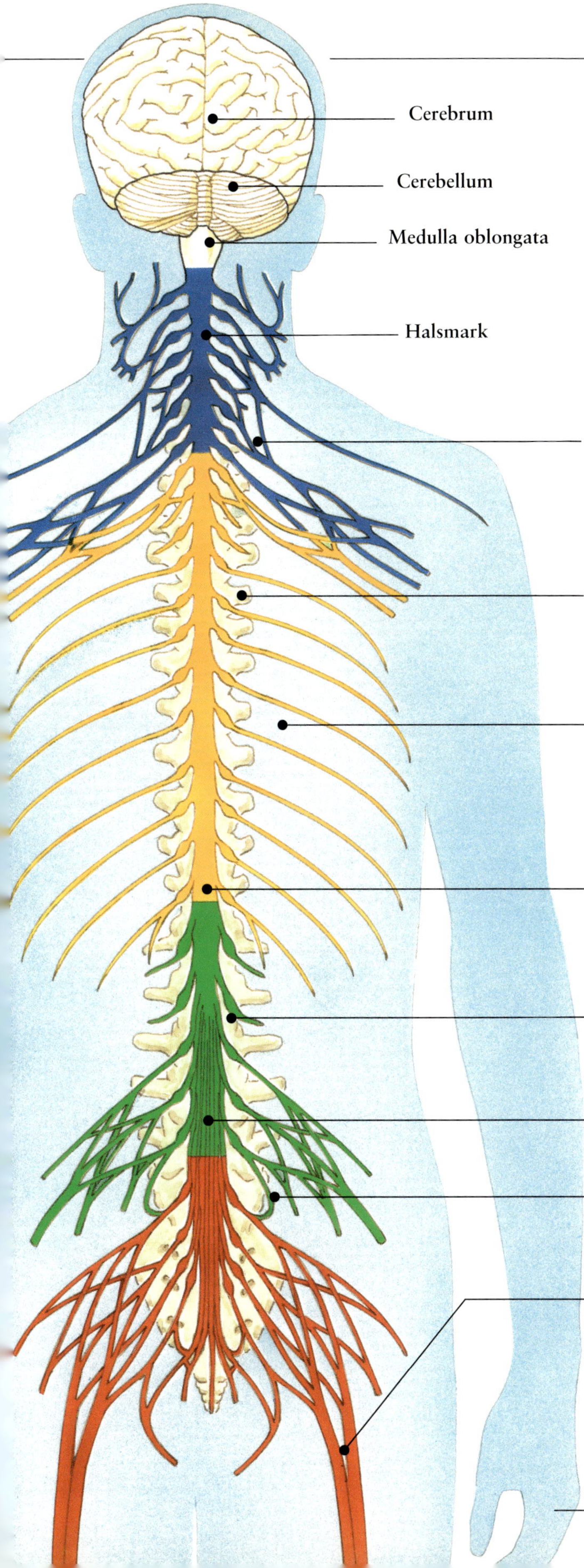


**DAS NERVENSYSTEM IM RÜCKEN**
*Im Rücken zweigen Nervenpaare vom Rückenmark ab und leiten elektrische Signale in alle Teile des Körpers. Das Rückenmark ist das Zentrum des Nervensystems.*

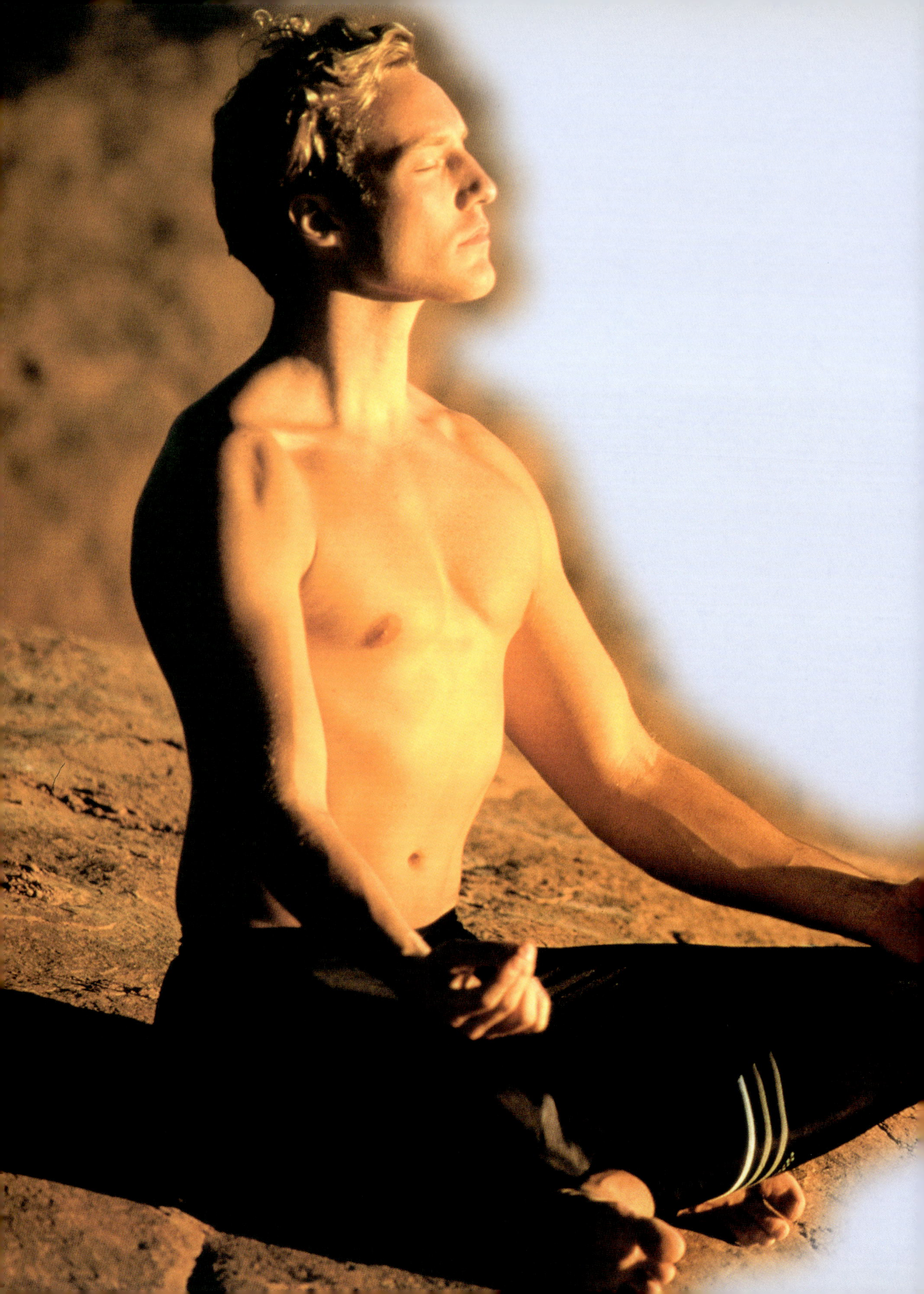

2

# RÜCKSICHT AUF DEN RÜCKEN

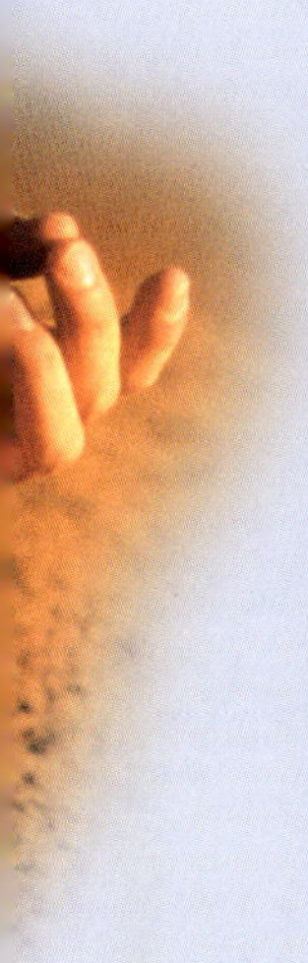

*Viele Menschen schädigen ihren Rücken bei Unfällen, beim Sport oder indem sie schwere Lasten falsch heben – häufig jedoch werden Rückenschmerzen auch durch die Art hervorgerufen, wie jemand sitzt, steht oder geht. Oft ist die Rede von „richtiger" oder „falscher" Haltung, aber es gibt keinen Beweis dafür, daß irgendeine besondere Position Rücken- oder Nackenschmerzen hervorruft. Es kommt immer auf die individuelle Situation an. Dieses Kapitel liefert allgemeine Hinweise, aber Sie sollen verschiedene Positionen ausprobieren und selbst herausfinden, welche Ihnen guttun und welche nicht. Die Mühe lohnt sich, denn diese Tests können sehr hilfreich und der Schlüssel zu einer schmerzfreien Zukunft sein.*

# Richtiges Sitzen

*Immer mehr Leute verbringen den größten Teil des Tages sitzend, sei es zu Hause oder in der Arbeit. Sitzen belastet die Wirbelsäule mehr als Gehen oder Liegen. Richtiges Sitzen ist daher wichtig, um Rückenschmerzen vorzubeugen. Gute Sitzmöbel können helfen, den Rücken fit zu halten.*

## Natürliche Wölbung

Die Wirbelsäule hat eine natürliche S-Form. Beim aufrechten Sitzen nimmt die Wirbelsäule automatisch diese S-Form an, so daß der Großteil des Körpergewichts auf dem Becken ruht. Aber wenn man zusammengesunken auf dem Stuhl sitzt, bilden die Lendenwirbelsäule und das Becken ein C, und die Gelenke, Bandscheiben und Muskeln im Rücken werden stark belastet.

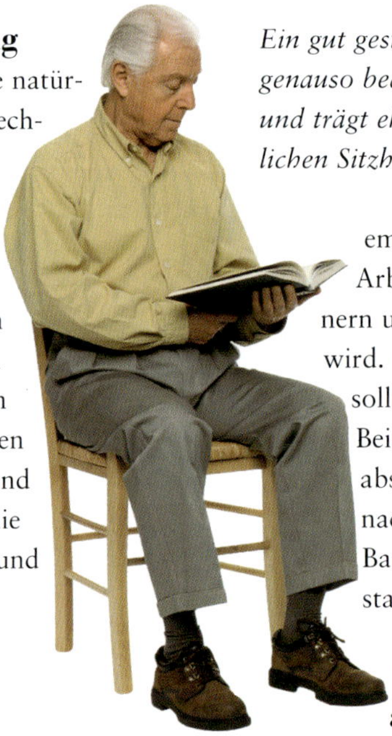

*Ein gut gestalteter harter Stuhl kann genauso bequem sein wie ein weicher und trägt eher zu einer rückenfreundlichen Sitzhaltung bei*

## Richtige Sitzmöbel

Manche Standard-Büromöbel sind überhaupt nicht darauf ausgerichtet, den Rücken zu entlasten. Ein guter Bürostuhl muß leicht verstellbar sein und sollte auf den Tisch abgestimmt sein. Ein neuer, bequemer Bürostuhl nützt nicht viel, wenn es zum Beispiel die Armstützen nicht zulassen, die Beine unter den Tisch zu schieben oder die Füße flach auf den Boden zu setzen.

## Nach vorn lehnen

Wenn Sie viel lesen, schreiben oder sich häufig über den Tisch lehnen müssen, empfiehlt sich eine abfallende Arbeitsplatte, wie sie von Zeichnern und Architekten verwendet wird. Falls das nicht möglich ist, sollten Sie Ihre Lesevorlagen zum Beispiel durch einen Ablagekorb abstützen. Wenn man sich oft nach vorne lehnt, werden die Bandscheiben im Lendenbereich stark belastet.

## Sitzhaltung am Computer

Wenn Sie am Computer arbeiten, sollte die Tastatur vor dem Monitor liegen. Verstellen Sie den Stuhl so, daß sich die Tastatur auf Ellbogenhöhe befindet und Sie die Füße fest auf den Boden stellen können. Ihre Vorderarme sollten in einer horizontalen Lage sein, und Sie sollten leicht nach unten blicken. Der Stuhl sollte die Schenkel tragen, aber seine Vorderkante nicht in die Kniekehlen drücken. Stellen Sie die Rückenlehne so ein, daß sie Ihren Lendenbereich abstützt. Notfalls stopfen Sie sich ein oder zwei Kissen hinter den Rücken.

Wenn man beim Abschreiben nach unten und zur Seite blickt, können Hals und Rücken übermäßig belastet werden. Plazieren Sie mit Hilfe eines Dokumentenhalters die Papiere neben dem Monitor.

### DER „KNIESTUHL“

*Ein Stuhl, auf dem man gewissermaßen kniet, ermöglicht es, die natürliche S-Form der Wirbelsäule aufrechtzuerhalten und verteilt das Körpergewicht gleichmäßig zwischen den Knien und dem Gesäß. Auf einigen dieser Stühle kann man auch schaukeln und die Haltung ständig verändern.*

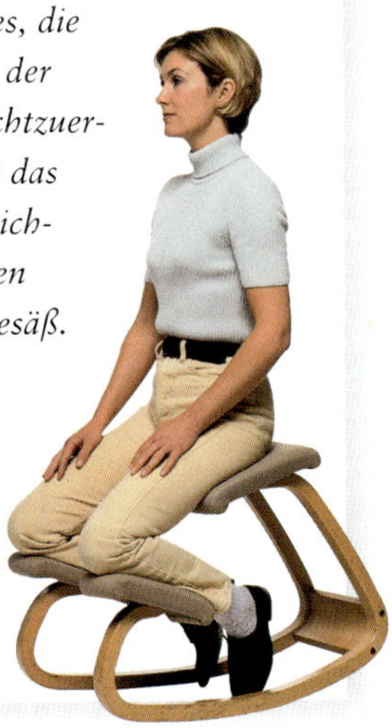

**DER SCHREIBTISCH IM BÜRO**

*Falsches Sitzen vor dem Computer ist eine häufige Ursache für Rückenschmerzen. Ein paar kleine Tips beugen vor.*

**Siehe auch:**

| | |
|---|---|
| *Knochengerüst* | 12 |
| *Bett und Rücken* | 34 |
| *Muskelprobleme* | 50 |

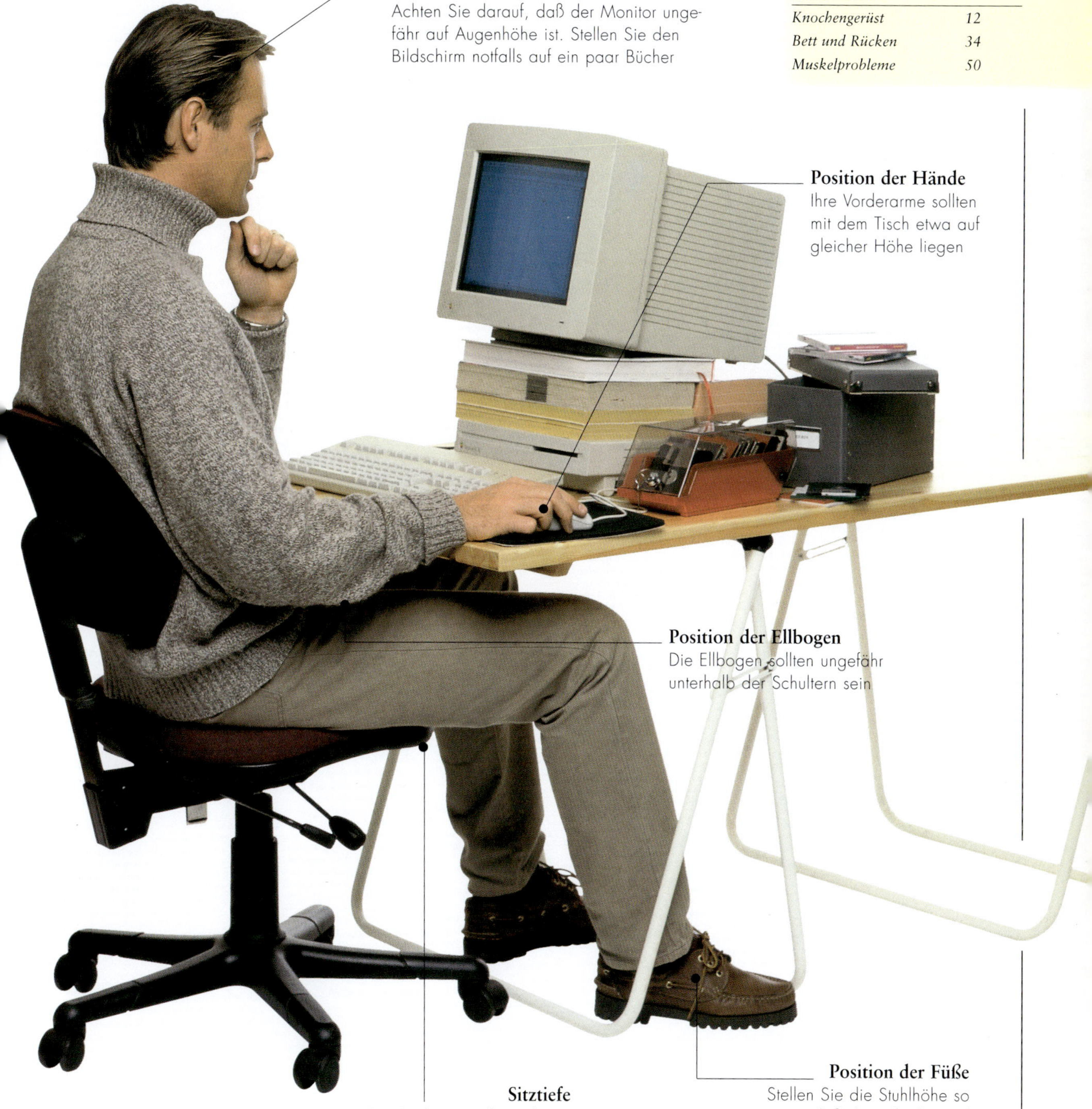

**Position des Kopfes**
Achten Sie darauf, daß der Monitor ungefähr auf Augenhöhe ist. Stellen Sie den Bildschirm notfalls auf ein paar Bücher

**Position der Hände**
Ihre Vorderarme sollten mit dem Tisch etwa auf gleicher Höhe liegen

**Position der Ellbogen**
Die Ellbogen sollten ungefähr unterhalb der Schultern sein

**Sitztiefe**
Die Sitzkante sollte nicht an die Kniekehlen stoßen

**Position der Füße**
Stellen Sie die Stuhlhöhe so ein, daß die Füße fest auf dem Boden ruhen

# Richtiges Sitzen

## Zu Hause

Die Ursachen für Rückenschmerzen entstehen häufig zu Hause, wenn man sich vom Streß des Tages erholt. Das Problem liegt darin, daß Sitzmöbel meist nach modischen Gesichtspunkten, aber nicht nach den Bedürfnissen des menschlichen Rückens gestaltet werden.

Sofas, Couchen, Stühle und Sessel können Rückenprobleme hervorrufen, wenn sie zu weich sind, der Sitz zu tief liegt oder die Rückenlehne zu kurz ist. Die natürliche Wölbung der Wirbelsäule erfordert eine Stütze im unteren Rückenbereich. In einem rückenfreundlichen Lehnstuhl kann man beim Sitzen den Rücken fest gegen die Lehne drücken und beide Füße bequem auf den Boden stellen. Die Rückenlehne sollte so gestaltet sein, daß sie in der Lendengegend eine Stütze bietet. Ist das nicht der Fall, stopfen Sie sich ein paar Kissen hinter den Rücken.

Wenn der Sitz zu tief ist, müssen Sie sich entweder nach vorn beugen, um die Füße auf den Boden zu stellen, oder die Füße in der Luft baumeln lassen, wenn Sie sich zurücklehnen. In beiden Fällen muß die Wirbelsäule eine Haltung einnehmen, die zu Beschwerden führen kann. Auch ein zu weicher oder zu tiefer Sitz führt zu einer Sitzhaltung, die eine zusätzliche Belastung der Wirbelsäule darstellt.

## Gefahren für den Nacken

Beim Lesen oder beim Fernsehen auf dem Sofa auf der Seite zu liegen und den Kopf auf der Armlehne ruhen zu lassen, kann ebenfalls zu Beschwerden führen. Die Armlehne drückt auf den Hals und kann Schmerzen im Halsbereich hervorrufen. Man sollte sich stets ein Kissen unter den Hals schieben und jede halbe Stunde das Sofaende wechseln, um den Druck auszugleichen.

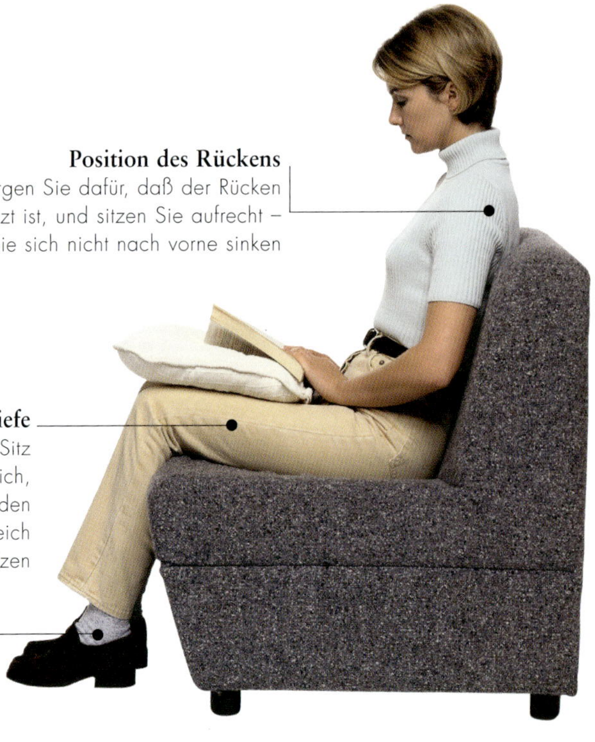

**Position des Rückens**
Sorgen Sie dafür, daß der Rücken abgestützt ist, und sitzen Sie aufrecht – lassen Sie sich nicht nach vorne sinken

**Sitztiefe**
Achten Sie darauf, daß der Sitz tief genug ist. Schieben Sie sich, falls nötig, ein Kissen hinter den Rücken, um den Lendenbereich abzustützen

**Position der Füße**
Stellen Sie die Füße gerade auf den Boden

**RICHTIGES SITZEN ZU HAUSE**
*Viele Hausmöbel sind nicht rückenfreundlich. Wenn Sie die Regeln richtigen Sitzens beachten, können Sie späteren Rückenproblemen vorbeugen.*

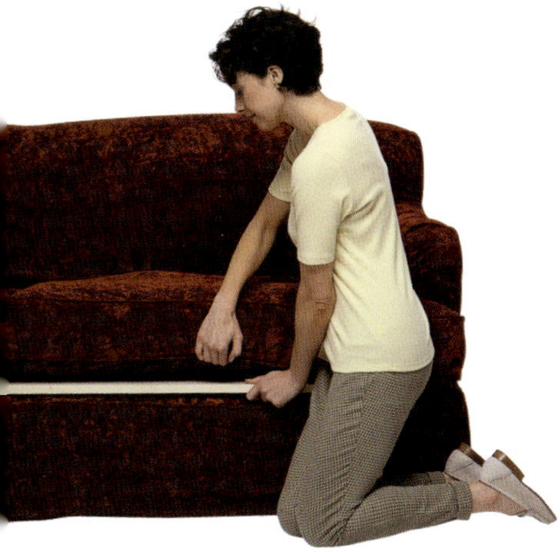

*Ein zu weicher Sitz wird fester, wenn Sie ein mit Schaumstoff gepolstertes Brett unterschieben. Der Sitz kommt dann auch etwas höher*

## Anpassen älterer Möbel

Es ist nicht nötig, daß Sie sich komplett neue Hausmöbel anschaffen. Durch ein paar einfache Maßnahmen können Sie sie verbessern. Ist der Sitz zu tief, schieben Sie sich ein paar Kissen hinter den Rücken. Ist er zu niedrig, können Sie am Möbelstück höhere Beine anbringen lassen. Wenn der Sitz zu weich ist, kann man mit Schaumstoff gepolsterte Holzbretter unter dem Sitz einbauen.

## Achten Sie auf Ihre Haltung

Auch die besten Sofas und Lehnstühle können Ihren Rücken nicht schützen, wenn Sie nicht auf ihre Sitzhaltung achten. Sitzen Sie aufrecht, sorgen Sie dafür, daß der Lendenbereich abgestützt ist, und stellen Sie die Füße auf den Boden.

Der menschliche Körper, vor allem der Rücken, ist nicht dafür geschaffen, lange in derselben Position zu verharren. Ändern Sie Ihre Haltung beim Lesen oder Fernsehen mehrmals. Stehen Sie jede halbe Stunde auf, und gehen Sie ein bißchen umher.

## Früh anfangen

Ein sorgsamer Umgang mit dem Rücken ist nicht nur für Erwachsene, sondern gerade auch für Kinder wichtig. Auch sie sollten ihre Körperhaltung öfter verändern, wenn sie länger sitzen. Auch ihre Sitzmöbel müssen angepaßt sein.

Oft aber müssen Kinder auf Stühlen sitzen, die für Erwachsene gemacht sind. Wenn ein Stuhl zu hoch ist, stützen Sie die Füße des Kindes mit einer Kiste oder einem Stapel Bücher ab. Auch Schreib- und Computertische sind häufig zu hoch für ein Kind. Die Folge sind eingezogene Schultern und überlastete Oberarme. In diesem Fall sollten Sie den Sitz höher stellen. Ist das nicht möglich, setzen Sie das Kind auf ein keilförmiges Kissen, damit die Tastatur auf Ellbogenhöhe liegt. Das dicke Ende des Keils muß hinten sein, so daß sich das Kind nach vorne neigt.

**Siehe auch:**


*Computer-Sitzhaltung* 22
*Im Auto* 26
*Muskelprobleme* 50


**KINDER UND COMPUTER**

*Wenn Sie schon Ihren Kindern beibringen, daß richtiges Sitzen am Computer wichtig ist, werden ihnen später viele Beschwerden und Probleme erspart bleiben.*

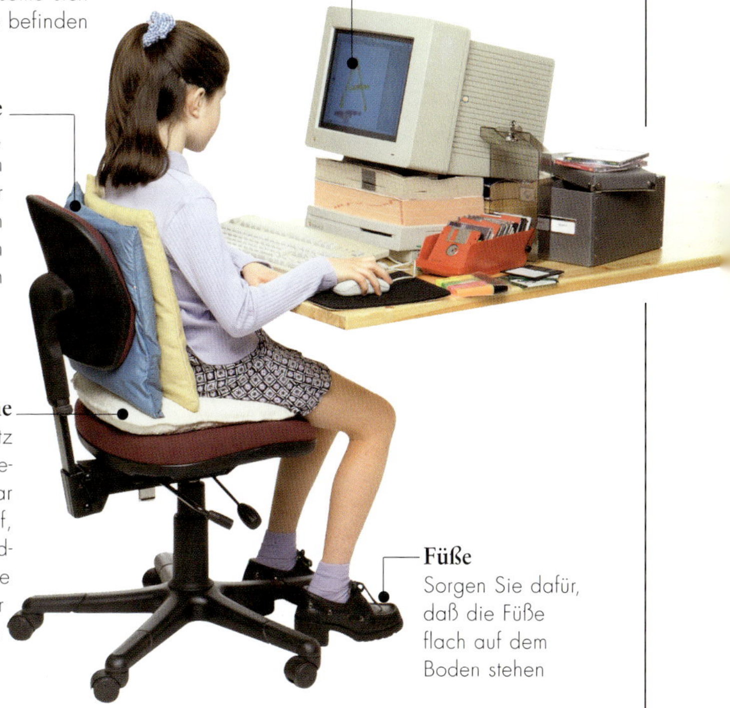

**Monitor**
Der Monitor sollte sich in Augenhöhe befinden
**Rückenlehne**
Befestigen Sie, falls nötig, ein Kissen an der Lehne, um den Lendenbereich abzustützen
**Sitzhöhe**
Wenn der Sitz zu niedrig ist, legen Sie ein paar Kissen darauf, damit das Mädchen die Arme nicht zu sehr anstrengen muß
**Füße**
Sorgen Sie dafür, daß die Füße flach auf dem Boden stehen

# Richtiges Sitzen

**SITZEN IM AUTO**
*Beim Autokauf sollte man nicht nur das Aussehen, sondern auch die folgenden Punkte berücksichtigen. Verwenden Sie, falls nötig, ein Kissen, um ihre Sitzhaltung zu verbessern.*

## Im Auto

Viele Leute verbringen eine Menge Zeit im Auto, zum Beispiel auf der Fahrt zur und von der Arbeit oder auf Urlaubsreisen. Bei Bus- und Taxifahrern spielt sich das gesamte Arbeitsleben hinter dem Steuer ab. Aber wie oft wird ein Auto gekauft, weil es bequem und rückenfreundlich ist? Für die meisten Autofahrer stehen die Leistung, der Spritverbrauch oder das Design bei der Entscheidung im Vordergrund. Busunternehmen wollen eine möglichst große Transportkapazität bei möglichst geringem Energieverbrauch.

Die allgemeinen Regeln für richtiges Sitzen gelten auch in bezug auf PKWs und Lieferwagen. Hier ist es sogar besonders wichtig, sie einzuhalten, denn beim Fahren kann man, anders als zu Hause oder im Büro, nur selten die Sitzposition ändern.

Der Sitz sollte fest sein und den Lendenbereich abstützen. Man sollte ihn so einstellen, daß man aufrecht sitzen kann und die Arme entspannt sind. Die Beine sollten genügend Platz haben, das Kupplungspedal sollte man durchtreten können, ohne das Bein strecken zu müssen. Wenn der Sitz nicht genügend Lendenstütze bietet, muß man ein Kissen zu Hilfe nehmen.

Die Kopfstütze sollte so eingestellt werden, daß sie den Kopf auffängt, wenn man plötzlich bremsen muß oder bei einem Unfall der Hals zuerst nach hinten und anschließend wieder nach vorn schnellen könnte, wodurch das Peitschenschlagphänomen oder Schleudertrauma entstehen kann.

## Überprüfen Sie Ihre Sitzhaltung

Versuchen Sie aufrecht zu sitzen, mit eingezogenem, statt vorgestrecktem Kinn. Umfassen Sie das Lenkrad nicht zu fest, ziehen Sie die Schultern nicht ein, und halten Sie den Kopf hoch. Nach ein paar Minuten am Steuer sacken die meisten Menschen unwillkürlich ein bißchen zusammen. Ob man noch richtig sitzt, kann man anhand des Rückspiegels überprüfen, den man zu Beginn der Fahrt eingestellt hat. Ein Zusammensinken erkennt man, wenn man den Eindruck hat, der Spiegel sei falsch eingestellt.

Auch im Auto sollten Sie, wie zu Hause und im Büro, Ihre Sitzhaltung so oft wie möglich verändern. Fahren Sie keine weiten Strecken, ohne ab und zu eine Pause einzulegen. Und wenn sie Berufskraftfahrer sind, bleiben Sie nicht im Auto sitzen, um Ihren Papierkram zu erledigen, sondern steigen Sie aus, und strecken Sie sich.

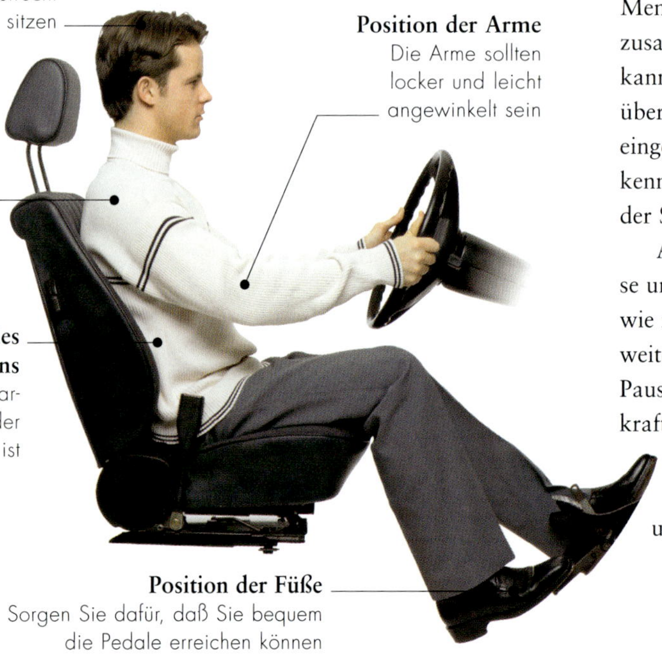

**Position des Kopfes**
Achten Sie darauf, daß Sie aufrecht sitzen

**Position der Schultern**
Ziehen Sie die Schultern nicht ein

**Position des Rückens**
Achten Sie darauf, daß der Rücken gerade ist

**Position der Arme**
Die Arme sollten locker und leicht angewinkelt sein

**Position der Füße**
Sorgen Sie dafür, daß Sie bequem die Pedale erreichen können

# Stehen und gehen

*Aufgrund ihrer gewundenen Form und der Abpufferung durch die Bandscheiben ist die Wirbelsäule stark, elastisch und federnd – ein sehr effektiver vertikaler Stoßdämpfer. Daher ist es wichtig, daß die Wirbelsäule möglichst immer in ihrer natürlichen Form bleibt. Man muß sich bemühen, richtig zu stehen und zu gehen.*

**Siehe auch:**
*Knochengerüst* 12
*Muskulatur* 16
*Alexander-Technik* 134

## Aufrecht stehen und gehen

- Versuchen Sie sich so gerade wie möglich zu halten. Bemühen Sie sich beim Stehen und Gehen, sich immer wieder aufzurichten. Hilfreich kann es sein, sich vorzustellen, man würde von einem Seil oder von Gasballonen hochgezogen, die am Kopf befestigt sind.
- Ziehen Sie den Bauch ein, halten Sie den Rücken gerade, und achten Sie darauf, daß die Schultern nicht einsinken. Genauso wichtig ist aber auch, es nicht zu übertreiben. Marschieren Sie nicht mit stocksteifem Oberkörper herum wie ein Soldat bei der Parade, denn auch dadurch können die Muskeln überbeansprucht werden und zu schmerzen beginnen.

## Abnehmen

- Wenn Sie übergewichtig sind, kann es helfen, ein paar Kilo abzunehmen. Übergewicht ist allgemein schlecht für die Gesundheit und belastet die Gelenke, vor allem jene in der Wirbelsäule.
- Zusätzliches Gewicht vor sich herzutragen, zum Beispiel in Form eines „Bierbauchs", verlagert den Körperschwerpunkt nach vorn. Dadurch wird das Rückgrat stärker belastet, was zu eingefallenen Schultern und einer übertriebenen Wölbung der Lendenwirbelsäule führt. Deshalb haben viele Frauen im Endstadium einer Schwangerschaft Rückenschmerzen.

## Schuhe und Taschen

- Schuhe sind häufig mitverantwortlich für Haltungsfehler und Rückenschmerzen. Am schlimmsten sind Stöckelschuhe, aber auch andere Schuhe mit hohen Absätzen können Probleme verursachen. Sie höhlen den unteren Teil des Rückens aus, bringen die Ausrichtung des Körpers durcheinander und führen zu übermäßiger Belastung der Beinmuskulatur.
- Gut gepolsterte, bequeme Wanderschuhe mit nicht mehr als 2,5 cm hohen Absätzen sind die rückenfreundlichste Fußbekleidung. Wenn Sie modischeres Schuhwerk bevorzugen, wählen Sie Schuhe mit höchstens 5 cm hohen Absätzen, und stehen Sie möglichst nicht zu lange.
- Auch schwere Schultertaschen, die längere Zeit auf derselben Seite oder mit dem Riemen um den Hals getragen werden, können Haltungsprobleme verschlimmern.
- Statt einer Schultertasche sollte man einen kleinen Rucksack verwenden oder die Last gleichmäßig auf zwei Taschen verteilen. Entscheidet man sich trotzdem für eine einzige Tasche, sollte man sie häufig von einer Schulter zur anderen wechseln.

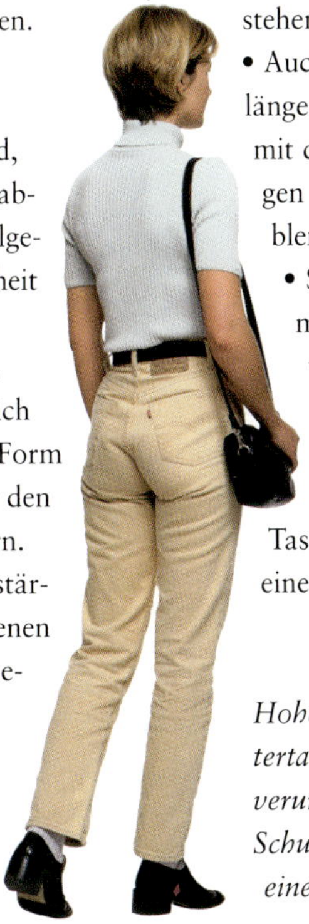

*Hohe Schuhe und eine schwere Schultertasche können Rückenschmerzen verursachen. Wählen Sie möglichst Schuhe mit niedrigen Absätzen und eine kleine, leichte Tasche*

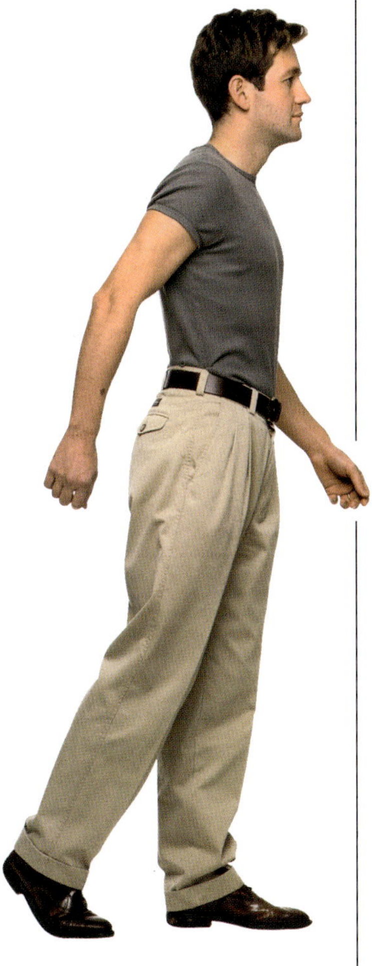

*Gehen Sie aufrecht, als würden Sie durch einen Faden hochgezogen, der oben an Ihrem Kopf befestigt ist*

# Alltagsroutine

*Auch der Alltag birgt viele Risiken für den Rücken. Verletzungen bei der Arbeit sind eine häufige Ursache für Rückenschmerzen. Aber auch zu Hause gibt es viele Situationen, die zu einer Rückenschädigung führen können.*

*Ein frei einstellbarer Rasierspiegel auf einem Regalbrett in passender Höhe erlaubt es, sich im Stehen zu rasieren und hilft dadurch Rückenschmerzen zu vermeiden*

Gegenstände richtig hochzuheben und zu tragen ist die wichtigste Vorbeugungsmaßnahme gegen Rückenprobleme. Es vermindert die Belastung der Wirbelsäule, wenn der Rücken so natürlich wie möglich gehalten wird. Die Knochen und Bandscheiben der Wirbelsäule können das Gewicht des Körpers besser tragen und den Druck ausgleichen, wenn die natürliche S-Form des Rückgrats aufrechterhalten wird.

Wenn Sie sich bücken, verlagert sich der Schwerpunkt des Körpers nach vorn. Dadurch verstärkt sich der Druck auf die Bandscheiben, was zur Folge hat, daß die Rückenmuskeln stärker angespannt werden müssen, damit der Körper nicht nach vorne fällt – Rückenschmerzen entstehen.

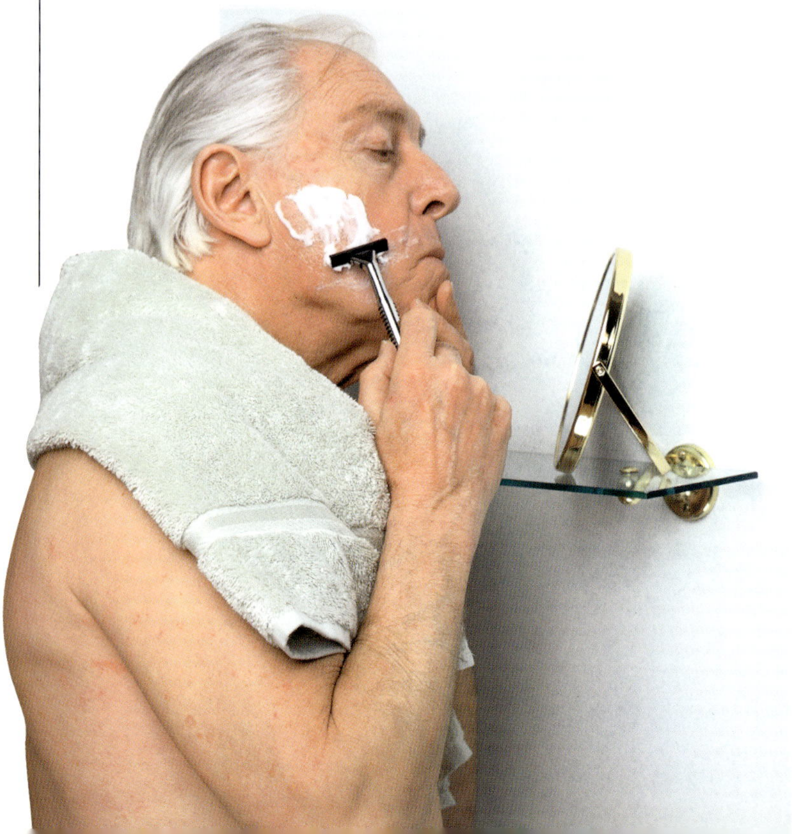

## Hausarbeit

Viele Routinearbeiten im Haushalt können den Rücken belasten. Aber mit ein bißchen Sorgfalt und Planung kann man sich das Arbeitsumfeld so einrichten, daß die Risiken vermindert werden. Auf der Seite gegenüber finden Sie einige Anregungen.

## Im Bad

Vermeiden Sie es, sich längere Zeit über das Waschbecken zu beugen, denn das kann den Rücken sehr belasten. Bei Männern kann das Rasieren zu Schmerzen im unteren Rückenbereich führen. Ein Spiegel an der Wand hinter dem Waschbecken zwingt den Mann, sich beim Rasieren nach vorn zu beugen. Außerdem sind viele Badezimmerspiegel relativ niedrig angebracht, damit auch kleinere Personen sie benutzen können. Das bedeutet für größere Menschen aber, daß sie sich hinunterbeugen und gleichzeitig nach vorn lehnen müssen.

Wenn Sie bereits unter Rückenproblemen leiden, kann Duschen weniger belastend sein als Baden. Das warme Badewasser mag zwar recht angenehm sein, aber das Aufstehen in der Badewanne kann schwierig werden. Wenn Sie sich die Haare waschen, knien Sie sich am besten neben das Bad, statt sich darüber zu beugen.

## HAUSARBEIT UND RÜCKEN

| | |
|---|---|
| BAD REINIGEN | Sich nach vorn über die Badewanne zu beugen, belastet den Rücken. Knien Sie sich neben das Bad, und benutzen Sie eine langstielige Bürste, um die hintere Seite der Wanne zu erreichen. |
| BETTEN MACHEN | Knien Sie sich hin oder beugen Sie die Knie, wobei Sie den Rücken gerade halten. Beugen Sie sich nicht über das Bett, um die Decke zu richten, sondern gehen Sie auf die andere Seite. Federbetten und Spannbettücher sind einfacher zu handhaben als Decken und Laken. |
| STAUBWISCHEN UND POLIEREN | Arbeiten Sie nur bis zur Schulterhöhe. Steigen Sie auf eine Leiter, um die höher gelegenen Stellen zu erreichen. Dadurch wird der obere Rücken nicht zu sehr belastet. |
| BÜGELN | Sorgen Sie dafür, daß das Bügelbrett hoch genug ist, damit Sie sich nicht hinunterbücken müssen. Wenn das Brett zu niedrig ist, stellen Sie es auf Holzblöcke oder Telefonbücher. |
| KÜCHENSCHRÄNKE | Verwahren Sie das am häufigsten benutzte Geschirr in Schränken, die Sie öffnen können, ohne sich bücken oder strecken zu müssen. Verstauen Sie schwerere Gegenstände, wie etwa Bratpfannen, auf Hüfthöhe, damit Sie sie nicht herunterheben müssen. Benutzen Sie eine Leiter. |
| ARBEITSPLATTEN | Sorgen Sie dafür, daß sie hoch genug sind, um sich nicht bücken zu müssen. Ideal sind 5–10 cm unter Ellbogenhöhe. Ist die Platte zu niedrig, stellen Sie sie auf Holzblöcke. Ist sie zu hoch, steigen Sie auf eine Kiste oder eine kleine Bibliotheksleiter. |
| KEHREN | Nehmen Sie einen Besen, um sich nicht bücken zu müssen. Beugen Sie sich nie hinunter, wenn Sie mit einer Schaufel und einem Handfeger arbeiten – kauern oder knien Sie sich nieder. |
| STAUBSAUGEN | Halten Sie den Griff dicht am Körper, und stehen Sie aufrecht. Setzen Sie auch die Beine und das Körpergewicht ein, um den Staubsauger hin und her zu bewegen. |
| FUSSBODEN WISCHEN | Verwenden Sie einen langstieligen Mob für die einfache Fußbodenwäsche. Bewegen Sie sich auf allen vieren über den Boden, wenn sie ihn schrubben. |
| WASCHMASCHINEN | Knien Sie sich nieder, wenn Sie die Waschmaschine be- und entladen. Stellen Sie einen Wäschekorb neben der Maschine auf einen Stuhl, bevor Sie die Wäsche hineinlegen. So müssen Sie den vollen Korb nicht so weit heben – nasse Wäsche ist ziemlich schwer. Spannen Sie die Wäscheleine auf einer bequemen Höhe auf, um sich nicht strecken oder auf eine Kiste steigen zu müssen. |
| GESCHIRRSPÜLEN | Wenn die Spüle zu niedrig ist und Sie sich bücken müssen, stellen Sie die Abwaschschüssel auf einen Untersatz oder eine umgedrehte Schüssel. |

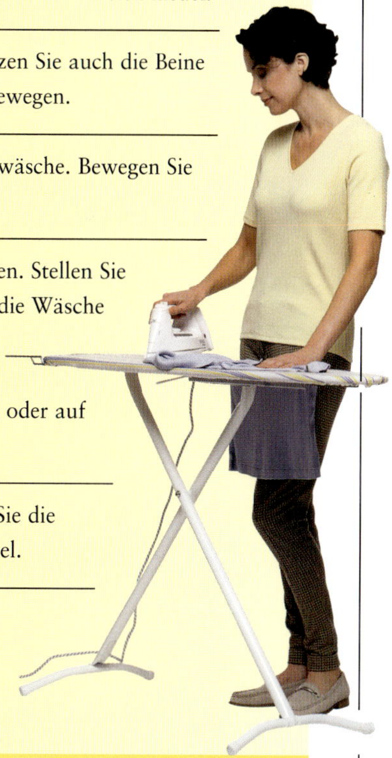

*Auch wenn das Bügelbrett die richtige Höhe hat, ist das Bügeln sehr anstrengend und belastend für den Rücken. Verändern Sie daher öfter Ihre Körperhaltung*

# Im Garten und beim Heimwerken

*Gartenarbeiten und Heimwerken sind beliebte Freizeitbeschäftigungen. Viele Leute suchen beim Unkrautjäten oder bei der Verschönerung ihres Heims Entspannung vom beruflichen Streß. Doch viele Menschen schädigen dabei ihren Rücken. Ein paar einfache Maßnahmen können den Rücken schützen.*

## Gartenarbeit

Schon ein kleiner Garten kann anstrengende körperliche Arbeit bedeuten – und das ist genau die Art von Aktivität, mit der untrainierte Rückenmuskeln überlastet werden. Am Wochenende mäht man Gras, gräbt die Erde um und trägt schwere Lasten. Am Montag früh fühlt man sich starr, und am Montag abend kann man sich kaum noch bewegen.

Um diese Probleme zu vermeiden, brauchen Sie jedoch nur drei Regeln zu befolgen: Halten Sie den Rücken so gerade wie möglich. Beschäftigen Sie sich nicht zu lange mit derselben Tätigkeit, sondern wechseln Sie ab.

Und nehmen Sie sich genügend Zeit – Hetze bringt nichts, wenn Sie am nächsten Tag nicht mehr aus dem Bett kommen.

### GARTENARBEIT UND RÜCKEN

| | |
|---|---|
| GRABEN | Fassen Sie den Spaten mit einer Hand am Griff, mit der anderen über dem Blatt. Halten Sie den Rücken gerade, setzen Sie einen Fuß auf den Spaten, und drücken Sie ihn durch Ihr Körpergewicht in den Boden. Setzen Sie beim Schaufeln die Knie ein, nicht den Rücken. |
| HARKEN, RECHEN | Verwenden Sie langstielige Geräte, um sich nicht bücken zu müssen. |
| MÄHEN | Halten Sie den Griff des Mähers nahe am Körper, und bewegen Sie ihn mehr durch Ihr Körpergewicht als durch Ihre Muskeln. Wenn viel Gartenabfälle anfallen, schichten Sie sie auf eine Plastikplane, und ziehen Sie sie zum Komposthaufen. |
| UNKRAUT JÄTEN | Knien Sie sich vor dem Beet auf eine Matte, statt sich aus dem Stehen hinunterzubeugen, und halten Sie immer den Rücken gerade. |
| SCHUBKARREN | Meiden Sie Schubkarren, deren Rad ganz vorne liegt – dadurch müssen Sie den Großteil des Gewichts bewältigen. Müssen Sie dennoch einen solchen verwenden, laden Sie nur kleine Mengen auf. Besser geeignet sind Schubkarren, wo sich das Rad mehr in der Mitte befindet. |

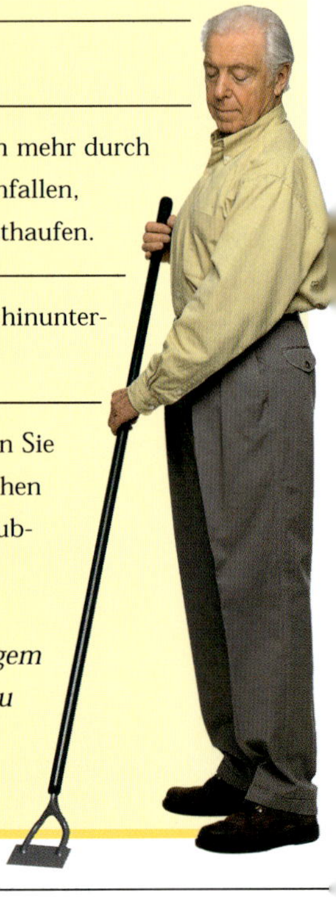

*Verwenden Sie nur Gartengeräte mit ausreichend langem Stiel, damit Sie aufrecht stehen können. Ist der Stiel zu lang, sägen Sie ein Stück ab. Auch falscher Umgang mit Gartengeräten kann den Rücken belasten*

## Heimwerken

Die Regeln für die Gartenarbeit gelten auch für das Heimwerken. Verwenden Sie immer nur das richtige Werkzeug, auch wenn das bedeutet, daß Sie es kaufen oder sich ausborgen müssen. Für Menschen mit Rückenbeschwerden ist eine gute Werkbank unverzichtbar. Stellen Sie die Platte so ein, daß Sie sich bei der Arbeit nicht vorbeugen müssen. Wie bei der Gartenarbeit ist es auch hier wichtig, sich Zeit zu nehmen. Weil solche Tätigkeiten häufig am Abend oder am Wochenende ausgeführt werden, ist die Versuchung groß, sich zu beeilen, um die Arbeit schnell hinter sich zu bringen. Aber keine Ausbesserung im Haus ist es wert, sich dafür Rückenbeschwerden einzuhandeln.

**Siehe auch:**

*Alltagsroutine* 28
*Heben und tragen* 32
*Probleme und Lösungen* 70

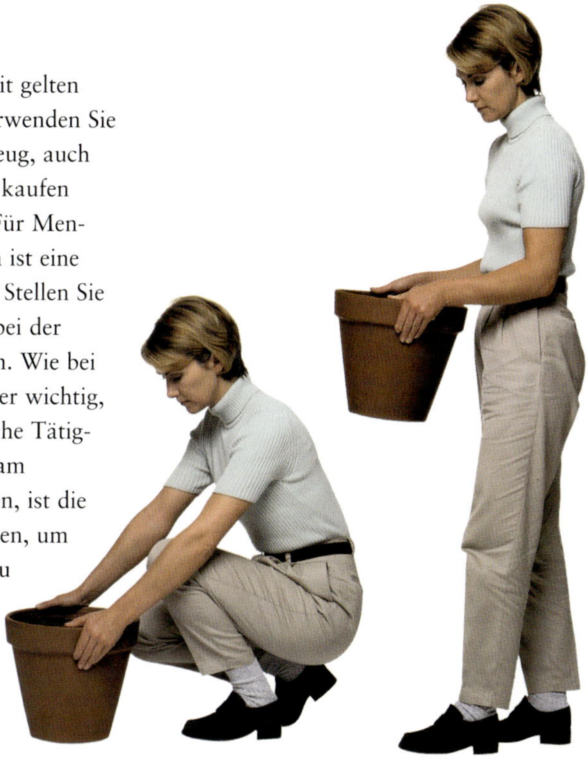

*Wenn Sie im Garten schwere Gegenstände hochheben müssen, gehen Sie in die Knie und halten Sie den Rücken gerade. Setzen Sie die Beine, nicht den Rücken ein, um den Gegenstand hochzuheben, und halten Sie ihn immer nahe am Körper*

### HEIMWERKEN UND RÜCKEN

| | |
|---|---|
| TEPPICHE | Beim Auslegen von Teppichen sollte man stets auf allen vieren oder auf den Knien arbeiten. Beugen Sie sich nicht hinunter, um den Teppich zu ziehen oder einzupassen. |
| BÖDEN | Auch beim Ausbessern oder Streichen von Böden sollte man auf allen vieren arbeiten oder knien und den Rücken gerade halten. |
| KÜCHENMÖBEL | Hohe Möbel: Lassen Sie sich helfen, um das Möbelstück hochzuheben und zu halten. Verwenden Sie eine stabile Leiter, keinen Küchenstuhl. Tragen Sie das Möbelstück mit sich die Leiter hinauf, anstatt sich von oben herabzubeugen und es hinaufzuheben. Stellen Sie die Leiter so nahe wie möglich an den für das Möbel vorgesehenen Platz. Niedrige Möbel: Setzen oder knien Sie sich nieder, statt sich von oben herabzubeugen. |
| STREICHEN | Arbeiten Sie immer nur in Reichweite der Arme, vermeiden Sie es, sich zu dehnen und zu strecken. Schieben Sie die Leiter immer ein Stück weiter. Versuchen Sie ab und zu die Hand zu wechseln, mit der Sie streichen. |

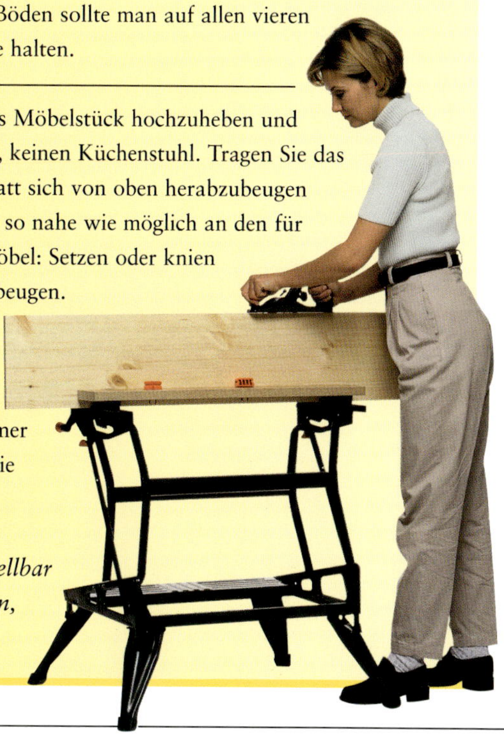

*Eine gute Werkbank, die höhenverstellbar ist, lohnt die Anschaffung – vor allem, wenn Sie viel heimwerken*

# Heben und tragen

*Wenn Sie sich nach vorn beugen, entsteht starker Druck auf die Bandscheiben in der Wirbelsäule, und Ihre Rückenmuskeln müssen gegen Körpergewicht und Schwerkraft ankämpfen. Um Sie wieder hochzuziehen, werden die Muskeln noch mehr beansprucht. Dieser Effekt verstärkt sich, wenn Sie auf diese Weise eine Last hochheben, Rückenverletzungen können die Folge sein.*

Lernen Sie, schwere Lasten richtig zu heben und zu tragen. Stellen Sie sich dicht neben die Last, die Füße zu beiden Seiten davon, einen Fuß leicht vorgestellt, und schauen Sie in die Richtung, in die Sie gehen möchten. Indem Sie den Rücken gerade halten, beugen Sie die Knie und gehen hinunter, bis Sie auf der Höhe der Last sind. Dann schieben Sie eine Hand unter den Gegenstand und legen die andere vorn darauf. Mit dem Körper nahe am Gegenstand beugen Sie sich leicht nach vorn, drücken dann die Knie durch und kommen langsam hoch, wobei Sie den Rücken gerade halten. Halten Sie dabei die Last immer dicht am Körper, denn etwas Schweres in den ausgestreckten Armen zu halten, belastet die Wirbelsäule enorm. Beim Absetzen verfahren Sie umgekehrt.

## Lange Gegenstände

Wenn Sie einen langen, schweren Gegenstand heben müssen, zum Beispiel eine

**SCHWERE GEGENSTÄNDE HEBEN**

*Falsches Heben ist eine Hauptursache für Rückenverletzungen. Aber wenn man beim Heben und Tragen schwerer Gegenstände einige einfache Regeln befolgt, lassen sich derartige Probleme vermeiden.*

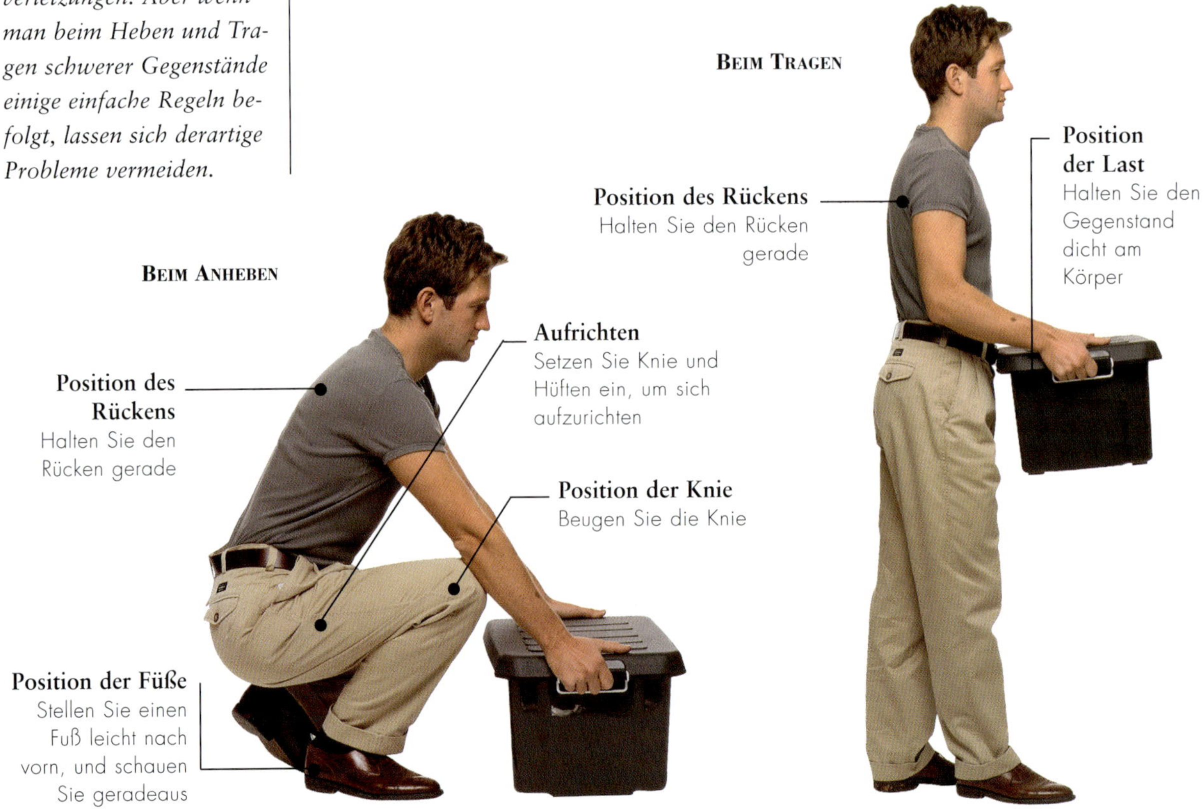

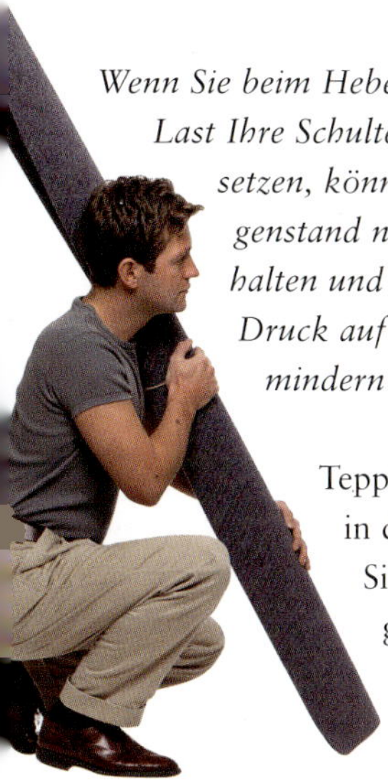

*Wenn Sie beim Heben einer schweren Last Ihre Schulter als Stütze einsetzen, können Sie den Gegenstand näher am Körper halten und dadurch den Druck auf den Rücken mindern*

Teppichrolle, gehen Sie in die Knie, halten Sie den Rücken gerade, und stellen Sie einen Fuß leicht nach vorn. Dann heben Sie das Ihnen am nächsten liegende Ende an, bis der Gegenstand in der Senkrechten ist, dann drücken Sie die Knie durch und stehen auf. Mit einer Hand stützen Sie den Gegenstand in der Mitte, mit der anderen fassen Sie ihn unten an. Beim Aufrichten immer den Rücken gerade halten und die Last dicht an den Körper drücken.

Das gilt auch, wenn Sie einen schweren Gegenstand tragen. Teilen Sie eine schwere Last in kleinere, handlichere Stücke, falls möglich. Besser, Sie gehen mehrmals, anstatt Ihren Rücken zu schädigen. Wenn Sie beim Einkaufen schwere Taschen tragen müssen, verteilen Sie das Gewicht gleichmäßig auf zwei Taschen.

Auch das Herausheben schwerer Gegenstände aus dem Kofferraum eines Autos, vor allem wenn dieser sehr tief ist, verursacht häufig Rückenbeschwerden. Teilen Sie die Last möglichst in kleinere Einheiten. Vermeiden Sie es, sich zu drehen, wenn Sie Gegenstände hochheben.

## Gefahren für Eltern

Auch das Herausheben von Kindern aus Wiege oder Kinderwagen kann Rückenprobleme hervorrufen. Besonders gefährdet sind junge Mütter, denn aufgrund der hormonellen Veränderungen während der Schwangerschaft sind die Bänder in Wirbelsäule und Becken weicher geworden und haben sich gedehnt, um den Kopf des Babys hindurchzulassen. Oft normalisieren sie sich erst ein halbes Jahr nach der Geburt wieder. Die Empfehlungen für das Heben schwerer Lasten gelten ebenso für das Hochheben von Kindern: Gehen Sie in die Knie, um Ihren Rücken zu schonen. Versuchen Sie nie ein Kind mit ausgestreckten Armen hochzuheben.

## Bewegen Sie sich richtig?

- Halten Sie stets den Rücken so gerade wie möglich.
- Sorgen Sie dafür, daß Arbeits-/Küchenplatten die richtige Höhe haben und Sie sich nicht vorbeugen müssen.
- Verstauen Sie in der Küche schwere Gegenstände in Hüfthöhe.
- Verwenden Sie langstielige Bürsten, Mops und Gartengeräte, um den Rücken nicht beugen zu müssen.
- Kauern oder knien Sie sich nieder, wenn Sie Staubwischen, das Bad reinigen oder die Betten machen.
- Beugen Sie sich beim Haarewaschen nicht über das Becken, sondern knien Sie sich daneben, oder waschen Sie die Haare unter der Dusche.
- Üben Sie ein und dieselbe Tätigkeit nicht zu lange aus. Wechseln Sie!
- Drücken Sie Gegenstände (oder Kinder), die Sie hochheben wollen, immer dicht an den Körper, halten Sie den Rücken gerade, und gehen Sie vor dem Anheben in die Knie.
- Teilen Sie schwere Lasten in kleinere, leichtere Einheiten.

**Siehe auch:**


*Alltagsroutine* 28
*Im Garten/Heimwerken* 30
*Probleme und Lösungen* 70


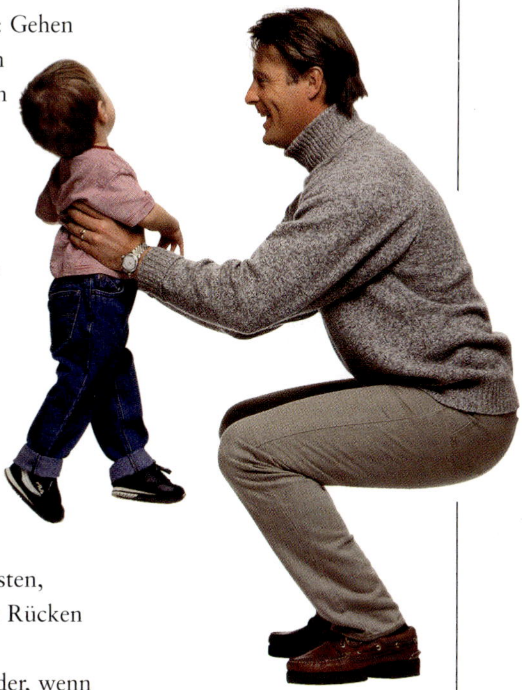

*Gewöhnen Sie Ihren Kindern ab, sich Ihnen „entgegenzuwerfen". Denn dabei geraten Sie in Versuchung, sie hochzureißen und sie an sich zu drücken, anstatt sie auf korrekte Weise durch Beugen der Knie hochzuheben*

# Bett und Rücken

*Der Mensch verbringt ein Drittel seines Lebens im Bett, aber für viele Leute besteht das Bett nur aus einer durchgelegenen Matratze auf einem morschen Gestell. Alte Betten können aber die Wirbelsäule schädigen und die Muskeln und Bänder belasten.*

Viele Menschen führen ihre Rückenprobleme nicht auf ihr Bett zurück, obwohl sie sich häufig wie „gerädert" fühlen, wenn sie am Morgen aufwachen. Ein gutes Bett kann Rückenprobleme nicht beheben, aber es kann verhindern, daß sie sich verschlimmern, und es kann die Schlafqualität steigern. Wenn Ihr Bett durchgelegen oder schief ist oder wenn Sie und Ihr Partner unabsichtlich aufeinander zurollen, sollten Sie den Kauf eines neuen Bettes ins Auge fassen oder zumindest das alte aufbessern. Wenn die Matratze durchgelegen oder zu weich ist und das Bett eine gefederte Basis besitzt, könnten Sie ein Brett dazwischen legen.

Das Bett darf auch nicht zu hart sein, denn das kann genauso unbequem sein wie eine zu weiche Liegestatt. Manche Hersteller etikettieren ihre ultra-harten Betten als „orthopädisch", aber diese Bezeichnung hat keine medizinische Bedeutung und bezieht sich auf keinen festgelegten Standard.

*Prüfen Sie ein Bett so lange wie möglich, bevor Sie sich zum Kauf entschließen. Sie müssen sich sicher sein, daß Sie das richtige gefunden haben. Probieren Sie verschiedene Schlafpositionen aus. Das richtige Bett ist einerseits fest, paßt sich andererseits aber auch Ihrem Körper an*

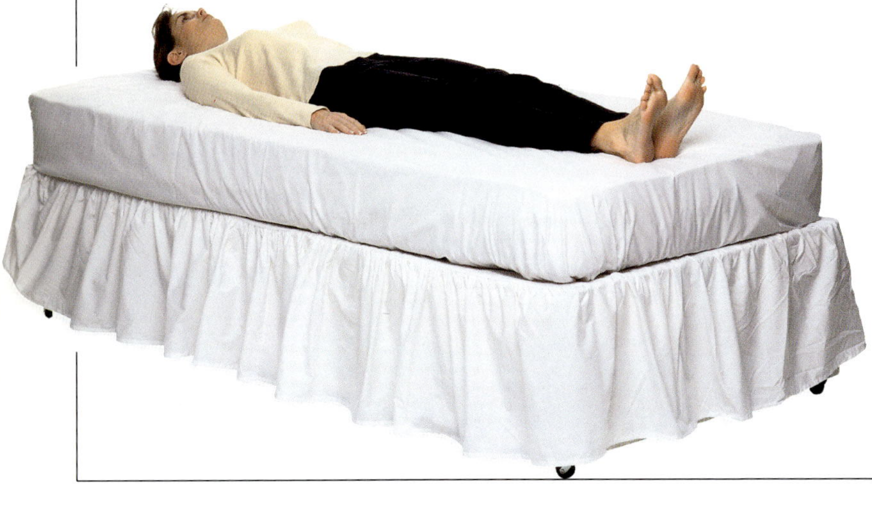

## Versuch und Irrtum

Das Hauptproblem beim Kauf eines neuen Bettes besteht darin, daß es individuell sehr verschieden ist, wieweit ein Bett Rückenbeschwerden lindert. Sie müssen verschiedene Betten ausprobieren, um das für Sie richtige zu finden. Kaufen Sie also ein Bett erst, wenn Sie sich überzeugt haben, daß es für Sie geeignet ist, manche Geschäfte räumen Bettkäufern eine Probephase ein.

## Die Suche nach einem Bett

Das ideale Bett sollte sowohl fest als auch bequem sein. Es sollte hart genug sein, um die Wirbelsäule zu stützen, aber auch weich genug, um sich den Konturen des Körpers anzuschmiegen und seine Rundungen und Kurven auszufüllen. Wenn Sie ein Bett aussuchen, ziehen Sie die Straßenkleidung und die Schuhe aus, und legen Sie sich eine Weile darauf. Nehmen Sie immer Ihren Schlafpartner mit, und prüfen Sie zusammen das Bett.

Wenn Sie und Ihr Schlafpartner sich in Größe und Gewicht stark unterscheiden, ist es vielleicht besser, Sie kaufen sich zwei verschiedene Matratzen, die miteinander verbunden werden können, oder vielleicht auch zwei getrennte Betten, die man dann zusammenschiebt.

## Ein höheres Bett

Vielen Menschen mit Rückenschmerzen fällt es leichter, sich auf ein höheres Bett zu legen oder von ihm aufzustehen. Viele Betten lassen sich erhöhen, indem man die Basiseinheit mit höheren Beinen versieht.

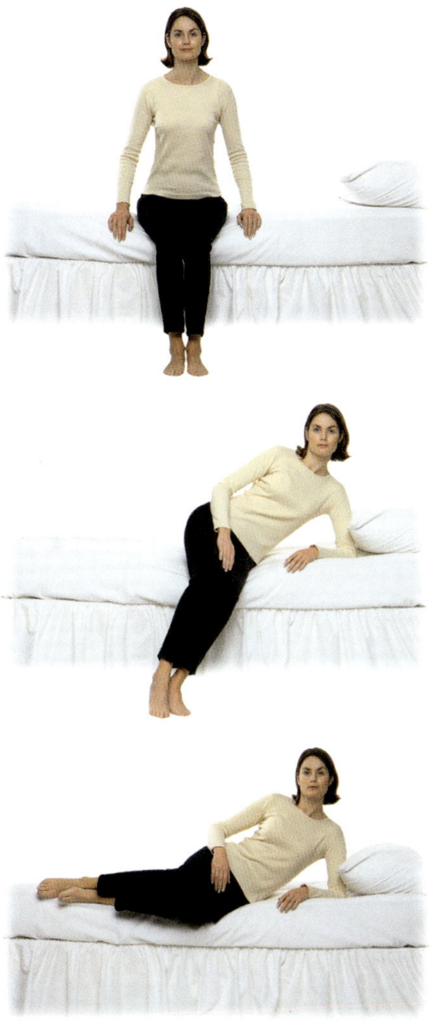

*Wenn Sie Rückenschmerzen haben und sich ins Bett legen wollen, setzen Sie sich auf die Kante, lassen Sie Ihren Körper auf einen Ellbogen gleiten, ziehen die Knie hoch und lassen sich auf den Rücken rollen*

## Kissen sind wichtig

Es ist wichtig, ein gutes, stützendes Kissen zu verwenden. Zwar wird nur der Kopf auf das Kissen gebettet, aber die Aufgabe eines Kissens besteht auch darin, den Hals zu stützen und mitzuhelfen, die Halswirbel in der richtigen Position zu halten. Auf zu vielen oder auf einem durchgelegenen Kissen zu schlafen, kann zu Beschwerden im Nackenbereich führen. Wenn Sie unter Nackenproblemen leiden, sollten Sie ein „Schmetterlings"-Kissen verwenden, das Ihren Kopf daran hindert, zur Seite zu fallen, wenn Sie auf dem Rücken schlafen. Auch das passende Kissen kann man nur durch Ausprobieren finden, aber die Mühe lohnt sich.

## Schmerzen lindern

Manche Menschen mit Rückenproblemen stellen fest, daß die Schmerzen zurückgehen und sie besser schlafen können, wenn sie ein oder mehrere Kissen unter den Rücken und ein Stück Schaumstoff unter die Knie legen. In dieser Position wird die Wirbelsäule daran gehindert, sich übermäßig zu wölben. Alternativ können Sie sich auch mit angezogenen Beinen auf die Seite legen und sich ein Kissen zwischen die Knie drücken. Diese Position kann vor allem bei Ischiasschmerzen hilfreich sein. Auch eine „Schlafrolle" aus einem zusammengerollten Handtuch kann man verwenden. Man legt sie um die Hüften, um für den unteren Rückenteil eine zusätzliche Stütze zu schaffen, während man auf dem Rücken im Bett liegt.

Leiden Sie unter Rückenschmerzen, sollten Sie schmerzhaftes Umdrehen im Bett vermeiden, indem Sie sich zuerst in die Embryonalhaltung begeben, bevor Sie sich langsam hinüberwälzen. Setzen Sie dabei das Gewicht Ihrer angezogenen Beine ein, um sich auf die andere Seite zu rollen.

*Ein weiches zusammengerolltes Handtuch, das um den Hals gelegt ist, kann die Halswirbel stützen und Schmerzen verhindern*

**Siehe auch:**



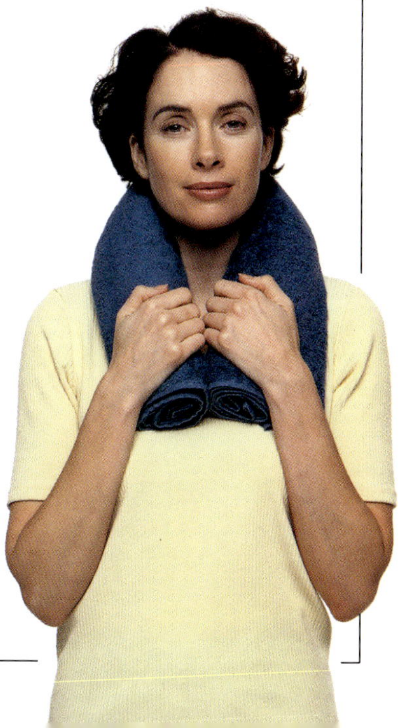

# Reisen und Rücken

*Immer mehr Menschen legen immer weitere Strecken zurück, sei es beruflich oder im Urlaub. Der Wechsel der Umgebung kann sehr aufregend sein, aber für Menschen mit Rückenbeschwerden kann das auch Probleme mit sich bringen.*

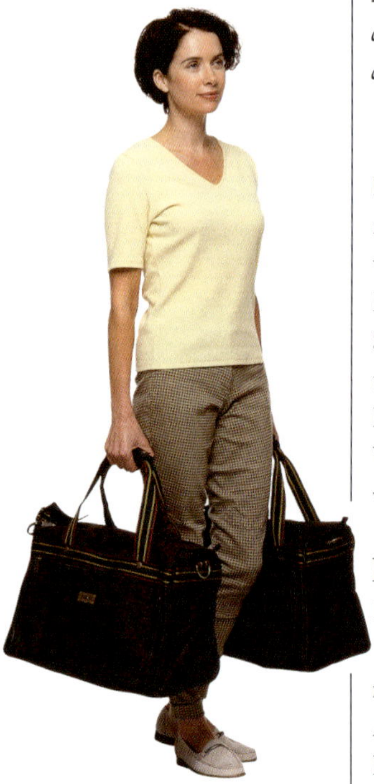

*Sich mit schwerem Gepäck abzuplagen und stundenlang auf schlechten Sitzen zu hocken kann den Rücken stark belasten. Besser ist es, mit zwei kleinen, ungefähr gleich schweren Koffern zu reisen*

Reisen hat zwangsläufig zur Folge, daß man die Kontrolle über seine Umgebung weitgehend verliert. Ein Reisender muß häufig schweres Gepäck über längere Strecken selbst tragen, viele Stunden in unbequemen Wartesälen zubringen und häufig in ungeeigneten Betten schlafen. Viele dieser Probleme lassen sich aber vermeiden.

## Packen

Die älteste, aber am häufigsten ignorierte Regel für das Reisen lautet: Packen Sie nicht zuviel ein! Kleidung und Accessoires für alle möglichen Gelegenheiten mitzunehmen, ist keine besonders gute Idee, wenn man nach einem 12-Stunden-Flug in tropischer Hitze steht und sein Gepäck allein schleppen muß.

Einen großen, schweren Koffer längere Zeit zu tragen, führt fast automatisch zu Rückenbeschwerden. Vermindern Sie die Belastung Ihrer Wirbelsäule, indem Sie das Gepäck auf zwei kleinere Koffer oder zwei Koffer und einen Rucksack verteilen. Wenn Sie nur einen Koffer mitnehmen können, wählen Sie einen mit stabilen Rädern, den Sie ziehen können. Sie können auch einen zusammenklappbaren Gepäck-Trolly mitnehmen, den Sie zusammen mit Ihren Koffern aufgeben können. Das sollte aber kein Grund sein, jetzt den Koffer bis zum Rand vollzupacken – Sie müssen ihn immer noch über bestimmte Strecken selbst tragen, zum Beispiel über Treppen. Der Koffer sollte auch nicht so groß sein, daß Sie die Arme hochziehen müssen, damit er nicht am Boden aufsetzt.

## Fliegen

Fliegen birgt viele Risiken für Menschen mit Rückenproblemen, angefangen schon am Flughafen. Die Sitze in Flughafen-Lounges haben meist nur niedrige Rückenlehnen und bieten, wenn überhaupt, nur eine geringe Stütze im Lendenbereich. Manchmal sind es einfach nur Plastiksitze, wie man sie auch an Bushaltestellen findet.

Wenn Sie lange warten müssen, können Sie sich ein zusammengerolltes Handtuch oder einen Pullover hinter den Rücken schieben. Stehen Sie ungefähr alle 20 Minuten auf, gehen Sie ein bißchen umher, und strecken Sie dabei Ihre Muskeln.

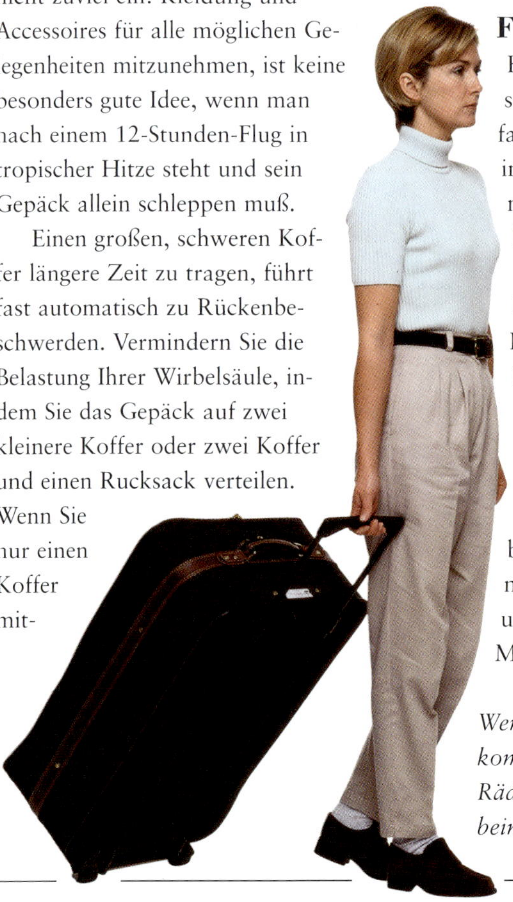

*Wenn zwei Taschen nicht in Frage kommen, nehmen Sie einen Koffer mit Rädern, aber achten Sie darauf, daß Sie beim Ziehen den Arm gerade halten*

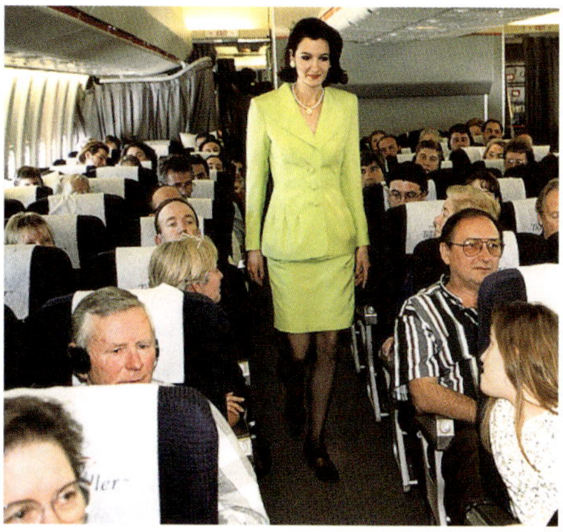

*Im Flugzeug haben die Sitzreihen oft nur wenig Abstand. Stehen Sie jede halbe Stunde kurz auf, um die Beine ein bißchen zu strecken*

Die Standardsitze in den Flugzeugen sind in der Regel nicht besonders bequem, und die Abstände zwischen den Sitzen sind recht klein, so daß man nicht viel Beinfreiheit hat. Ein Kissen hinter dem Lendenbereich wirkt zusätzlich als Stütze, und der aufblasbare Kragen, den es in vielen Reisebedarfsgeschäften gibt, stützt Ihren Nacken, wenn Sie schlafen wollen.

## Auto- und Zugfahrten

Auch in einem Auto mit bester Federung ist das Rückgrat ständig schwachen Erschütterungen ausgesetzt. Wenn Sie eine längere Autofahrt vor sich haben, planen Sie Zeit für mehrere Zwischenstops ein, damit Sie und Ihre Beifahrer sich ein bißchen die Beine vertreten können.

Wenn Sie mit dem Bus unterwegs sind, versuchen Sie bei jedem Halt kurz auszusteigen, um die Beine und den Rücken zu strecken. Auf einer Zugfahrt sollten Sie etwa jede halbe Stunde aufstehen und auf dem Gang auf und ab oder zum Speisewagen und zurück gehen.

## Im Hotel

Am Ende einer Fahrt wartet auf den müden und erschöpften Reisenden oft ein völlig ungeeignetes Bett. Meistens ist es zu weich. In diesem Fall könnten Sie das Hotelpersonal bitten, Ihnen ein Brett zu besorgen, das Sie dann unter die Matratze schieben. Für ein gutes Hotel sollte das kein Problem sein.

Wenn Sie unter Schmerzen im unteren Rückenbereich leiden und das Bett zu weich oder zu hart ist, versuchen Sie auf dem Rücken zu schlafen, wobei Sie sich zwei Kissen unter die Knie legen. Mit angezogenen Beinen auf der Seite und einem Kissen zwischen den Knien zu schlafen, ist eine weitere Möglichkeit. Notfalls können Sie auch jemanden bitten, die Matratze auf den Boden zu legen, damit Sie dort schlafen können. Am nächsten Morgen können Sie dann das Zimmer oder auch das Hotel wechseln.

Wenn Sie mit dem Auto fahren und deshalb mehr Gepäck transportieren können, bietet es sich an, ein zusammenklappbares Bettbrett mitzunehmen, das in Fachgeschäften erhältlich ist und eine weiche Matratze härter macht. Auf ein zu hartes Bett kann man eine Schaumstoffmatratze legen.

**Siehe auch:**
*Richtiges Sitzen* 22
*Stehen und gehen* 27
*Bett und Rücken* 34

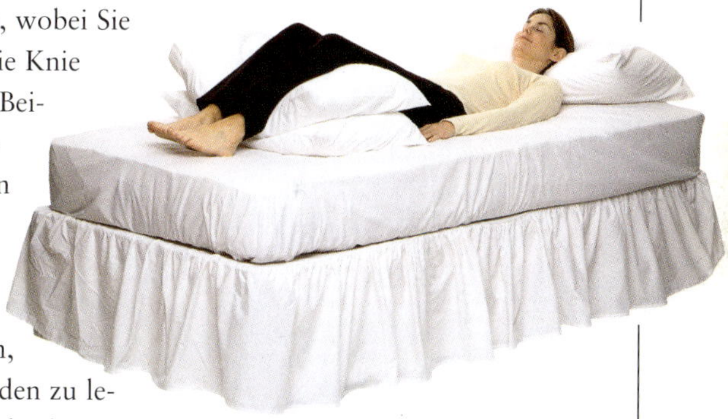

*Wenn Sie auf einer Reise Rückenschmerzen bekommen, können Ihnen Kissen unter den Knien (oben) oder zwischen den Beinen Erleichterung verschaffen*

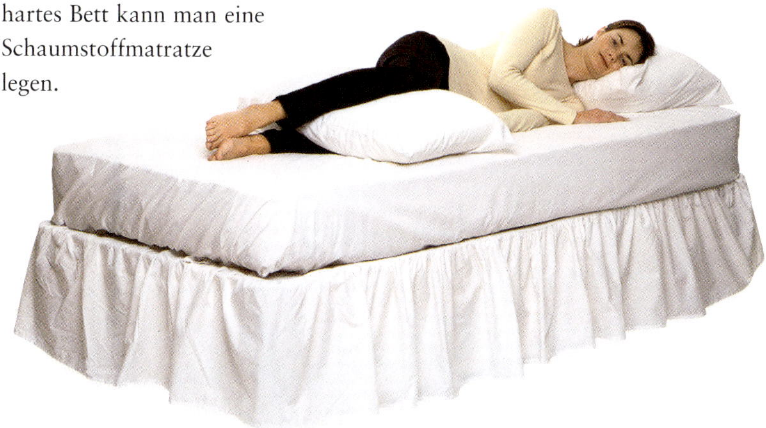

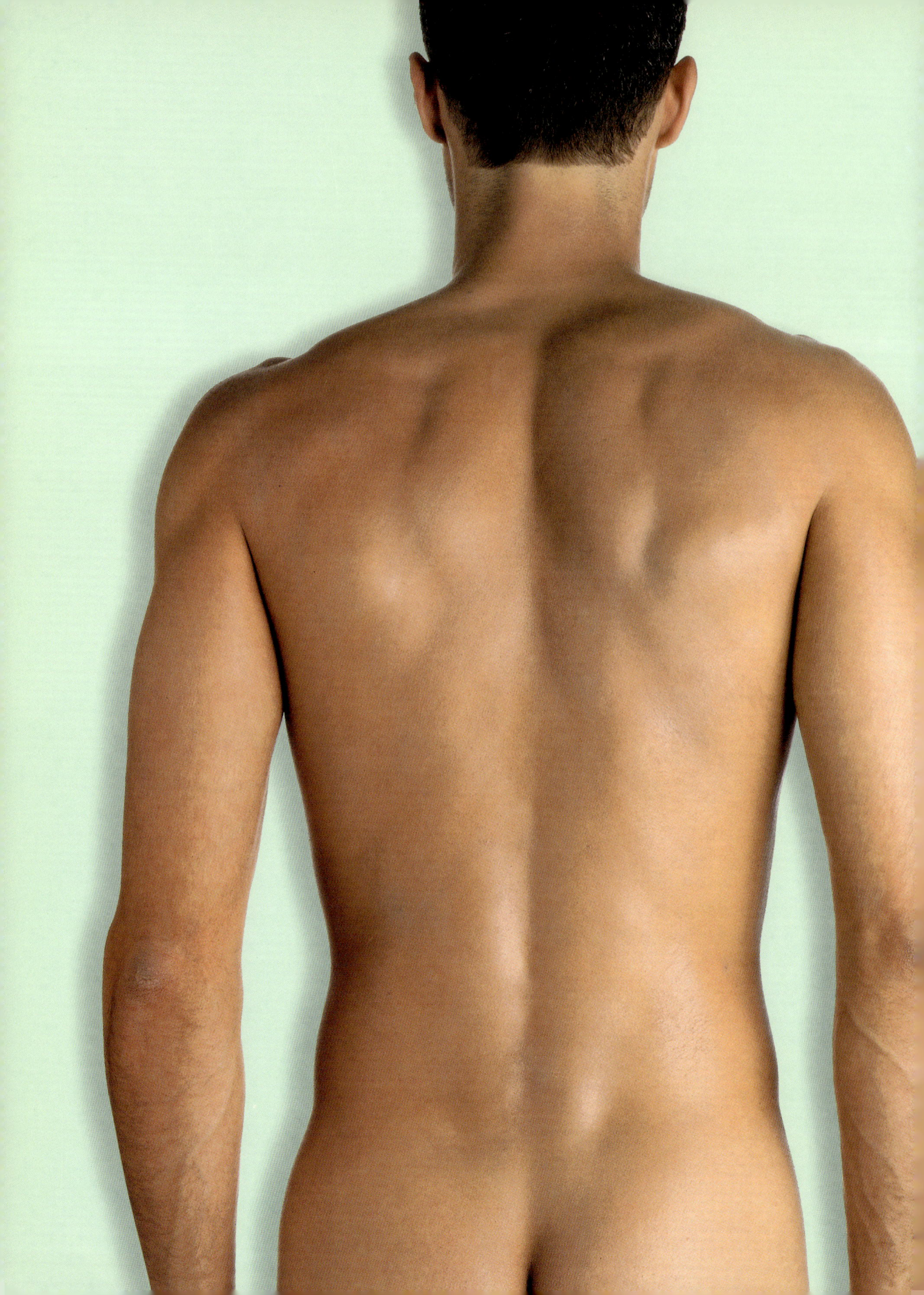

3

# RÜCKENPROBLEME ERKENNEN

*Der Rücken kann auf verschiedene Weise geschädigt werden: Knochen können durch einen heftigen Schlag brechen, etwa bei einem Autounfall oder einem Sturz, Muskeln können bei anstrengenden Übungen gezerrt werden oder reißen, andere Verletzungen können die Folge jahrelanger harter körperlicher Arbeit sein. Auch degenerative Erkrankungen, Knochenmißbildungen und der Alterungsprozeß können Schäden verursachen.*

*Rückenschmerzen können aber auch ein Symptom für andere Beschwerden sein. Lungen- oder Nierenerkrankungen, Virusinfektionen, aber auch Schwangerschaft und Menstruation können mehr oder weniger heftige Rückenschmerzen hervorrufen.*

# Skelettprobleme

*Skelettprobleme sind die Hauptursache für Rückenschmerzen. Wenn Sie, wie viele Menschen, nicht so fit sind, wie Sie sein könnten, kann es leicht zu Verletzungen kommen, weil Ihre Muskeln den Knochen nicht die nötige Unterstützung bieten können.*

*Ein „schiefer Hals" kann durch ein verlagertes Wirbelgelenk hervorgerufen werden*

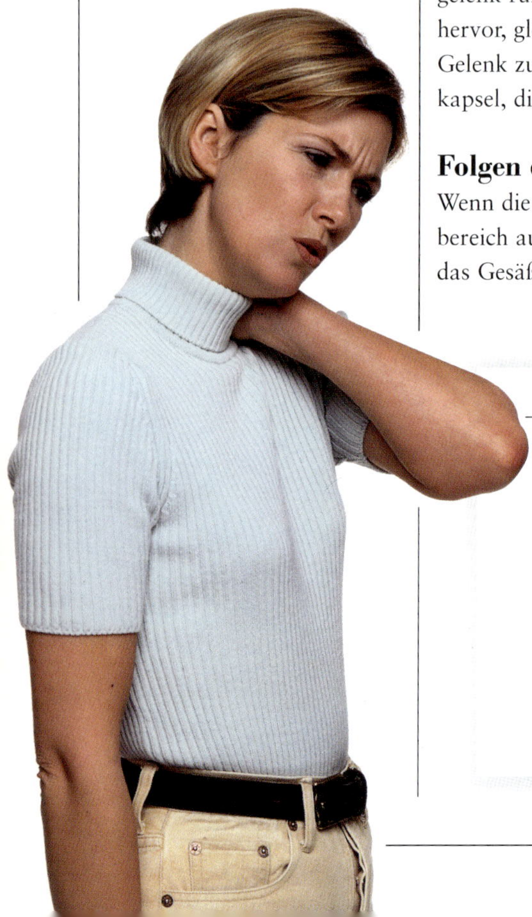

## Probleme der Wirbelgelenke

Verletzungen der Wirbelgelenke sind am häufigsten im unteren Rückenbereich und in der Nackenregion, wo die Gelenke größeren Belastungen ausgesetzt sind als anderswo. Sie treten vor allem in den mittleren und späteren Jahren auf, denn im Lauf der Zeit trocknen die Bandscheiben aus und werden dünner. Dadurch verkürzt sich die Wirbelsäule, und die Bänder, die die Wirbel zusammenhalten, erschlaffen. Starker Druck kann dazu führen, daß eines der Wirbelgelenke herausspringt. Ein verlagertes Wirbelgelenk ruft starke Rückenschmerzen hervor, gleichzeitig führen Blutungen im Gelenk zum Anschwellen der Gelenkkapsel, die dann auf einen Nerv drückt.

## Folgen der Verlagerung

Wenn die Verletzung im unteren Rückenbereich auftritt, strahlen die Schmerzen in das Gesäß, die Hüften und Oberschenkel aus. Ein verlagertes Wirbelgelenk im Nackenbereich ruft ebenfalls Schmerzen hervor und schränkt die Beweglichkeit ein. Das bezeichnet man häufig als „schiefen Hals". Im mittleren Bereich kommen diese Verletzungen seltener vor, können aber genauso schmerzhaft sein. Probleme mit den Wirbelgelenken lassen sich durch Ruhigstellung und Physiotherapie lindern. Nach dem Abklingen der akuten Schmerzen ist Gymnastik hilfreich. Manchmal trägt auch eine weiche Halskrause oder ein zusammengerolltes Handtuch um den Hals dazu bei, die Schmerzen zu lindern, so daß die Betroffenen besser schlafen können.

Viele Rückenbeschwerden entstehen in einer anderen Haupt-Problemzone, der Kreuzbein-Gegend, wo die Ausläufer der Wirbelsäule mit dem Becken verbunden sind. In diesem Bereich können sich die Gelenke durch einen plötzlichen Ruck verstauchen oder verlagern – wenn man

### VERLAGERUNG EINES WIRBELGELENKS

*Die kleinen Gelenke, die die Wirbel auf den Rückseiten verbinden, sind die verletzungsanfälligsten Teile der Wirbelsäule.*

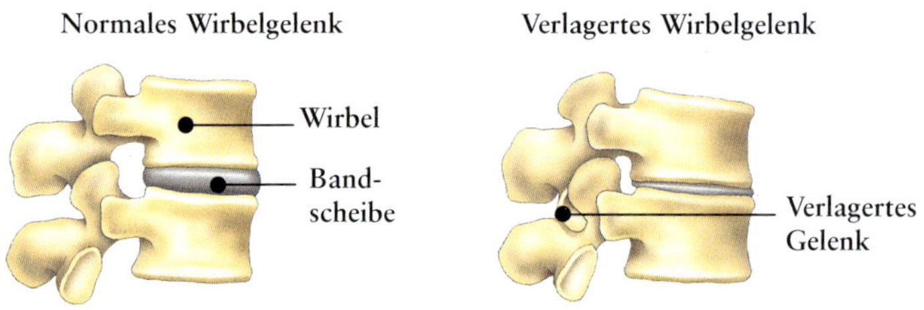

zum Beispiel eine Treppenstufe übersieht oder sich zu hart niedersetzt. Eine gewaltsame Drehbewegung kann zu ähnlichen Folgen führen.

## Probleme mit den Bändern

Auch die Bänder zwischen den Wirbeln können überdehnt, unter bestimmten Umständen sogar abgerissen werden. Das liegt in erster Linie daran, daß bei Erwachsenen die Bänder nicht mehr besonders elastisch sind. Gerissene oder überdehnte Bänder brauchen sehr lange, bis sie heilen – länger als gebrochene Knochen. Nach der Heilung beeinträchtigt Narbengewebe häufig die Beweglichkeit des Bandes auf der Oberfläche des Knochens. Das kann langwierige Entzündungen und Schmerzen zur Folge haben.

## Bandscheibenprobleme

Während die Wirbelgelenke die Wirbelsäule hinten zusammenhalten, werden die Wirbelkörper durch die Bandscheiben verbunden. Sie können unter Druck ihre Form verändern.

Doch auch Bandscheiben können geschädigt werden. Sie halten zwar viel senkrechten Druck aus, sind aber anfällig bei plötzlichen Drehbewegungen. Solche Bewegungen können beim Sport oder beim falschen Heben schwerer Gegenstände auftreten. Verletzungsgefahr besteht dabei vor allem, wenn der Oberkörper nach vorn gebeugt ist, denn in dieser Position können die Wirbelgelenke eine übermäßige Drehung nicht verhindern. Wenn die Wirbel über und unter einer Bandscheibe plötzlich gezwungen sind, sich in entgegengesetzte Richtungen zu drehen, kann der äußere Faserring der Bandscheibe *(Anulus)* zerspringen – wodurch sich der Kern der Bandscheibe nach außen schiebt. ▶

### ACHTUNG

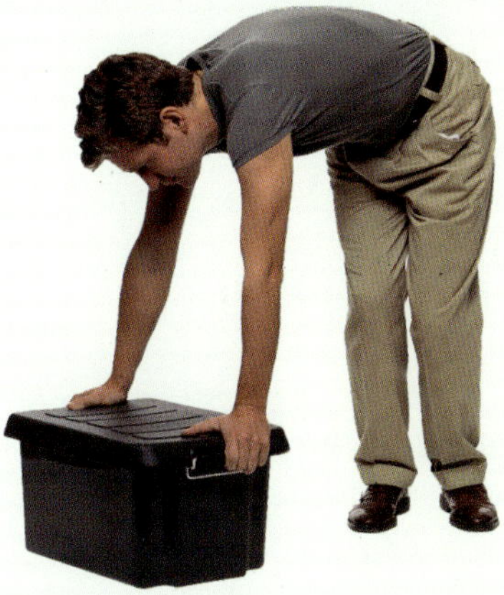

*Eine unglückliche Drehbewegung beim Hochheben dieser Kiste kann die Bandscheiben schädigen*

**Siehe auch:**


| | |
|---|---|
| *Knochengerüst* | 12 |
| *Bandscheiben* | 15 |
| *Heben und tragen* | 32 |


### SCHLEUDERTRAUMA

*Ein Schleudertrauma oder Peitschenhieb-Syndrom entsteht, wenn der Kopf gewaltsam herumgerissen wird. Häufig ist die Ursache ein Autounfall, bei dem der Kopf gewaltsam und unerwartet nach vorn oder nach hinten geschleudert wird. Da sich die Nackenmuskeln nicht darauf einstellen können, werden die Gelenke bis zum äußersten gedreht und nur noch durch die Bänder zusammengehalten. Diese werden schwer verstaucht oder reißen sogar, was zu Blutungen zwischen den Halswirbeln und den beschädigten Bändern führt. Die Symptome eines Peitschenhiebs – Schmerzen und ein steifer Hals – treten oft erst nach Stunden auf, und die Verletzung ist auf einem Röntgenbild meist nicht zu sehen.*

*Ein Schleudertrauma muß immer von einem Arzt behandelt werden. Die Behandlung umfaßt Ruhigstellung und Manipulation, zum Beispiel durch einen Chiropraktiker. Massage und Akupunktur können die Schmerzen lindern. Eine Halskrause (rechts) kann ebenfalls hilfreich sein.*

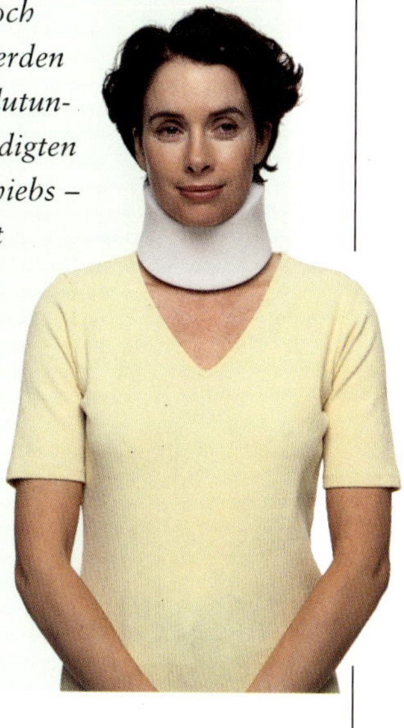

# Skelettprobleme

▶ Dieses Phänomen bezeichnen manche Leute als „verrutschte Bandscheibe“. Die Bezeichnung ist jedoch irreführend, denn eine Bandscheibe kann nicht verrutschen, weil ihr äußerer Faserring fest mit den Wirbeln über und unter ihr verbunden ist. Der Fachausdruck lautet „Bandscheibenvorfall“. Er tritt häufiger im unteren Rücken auf, aber auch jeder andere Teil der Wirbelsäule kann betroffen sein.

## Symptome eines Vorfalls

Bandscheiben werden nicht von Nervenenden versorgt, die Symptome hängen also davon ab, gegen welche Strukturen sie drückt. Wenn sie gegen benachbartes Gewebe und Bänder drückt, spürt man den akuten Schmerz an der Stelle der Verletzung, später breitet sich dumpfer Schmerz über ein größeres Gebiet aus. Die Schmerzen sind im allgemeinen auf eine Hälfte des Körpers beschränkt – abhängig davon, in welche Richtung die Bandscheibe drückt. Drückt sie auf eine Nervenwurzel, spürt man den Schmerz oft in den Körperteilen, die von diesem Nerv versorgt werden, zum Beispiel in einem Arm oder Bein (siehe dazu auch S. 58).

Bandscheibenprobleme treten häufiger bei jungen Menschen auf. In den mittleren Jahren beginnen die Bandscheiben, wie die meisten Körpergewebe, auszutrocknen – der Kern, der bei Verletzungen des Faserrings nach außen dringen könnte, wird kleiner. Bei einem Bandscheibenvorfall sollten Sie immer erst konventionelle medizinische Hilfe suchen. Die meisten Bandscheibenprobleme verschwinden von selbst, aber Osteopathie, Chiropraktik und Akupunktur können die Heilung beschleunigen.

## Knochenprobleme

Bei der Vorstellung eines Beinbruchs denkt man meist an ein traumatisches Erlebnis wie einen Autozusammenstoß

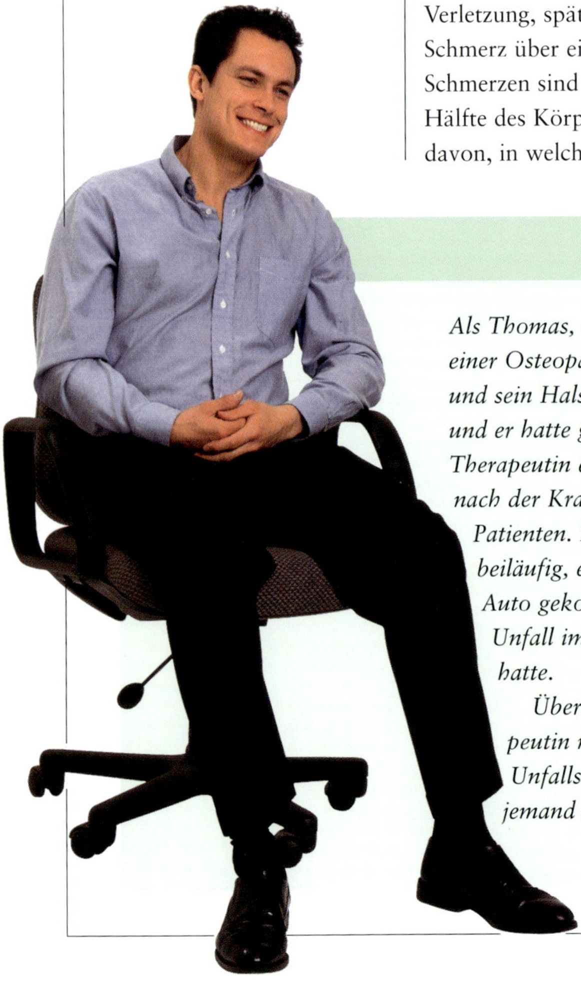

### FALLBEISPIEL

*Als Thomas, ein 36jähriger Lehrer, zu einer Osteopathin kam, waren sein Kopf und sein Hals nach einer Seite gebogen, und er hatte große Schmerzen. Die Therapeutin erkundigte sich eingehend nach der Krankengeschichte ihres neuen Patienten. Dabei erwähnte Thomas beiläufig, er sei mit seinem neuen Auto gekommen, das er nach einem Unfall im letzten Monat gekauft hatte.*

*Überrascht fragte die Therapeutin nach Einzelheiten des Unfalls. Thomas antwortete, jemand sei auf seinen Wagen aufgefahren, als er an der roten Ampel wartete. Das Auto habe Totalschaden gehabt, aber er sei zum Glück unverletzt geblieben. Die Therapeutin fragte, ob sein Halsproblem auch schon vor dem Unfall aufgetreten sei. Thomas sagte, es habe erst danach langsam angefangen. Weil er nicht verletzt worden war, habe er keinen Zusammenhang gesehen.*

*Die Osteopathin diagnostizierte ein chronisches Schleudertrauma. Nach mehreren Behandlungen verschwand die Halssteifigkeit. Seit einem Jahr hat er keine Nackenschmerzen mehr.*

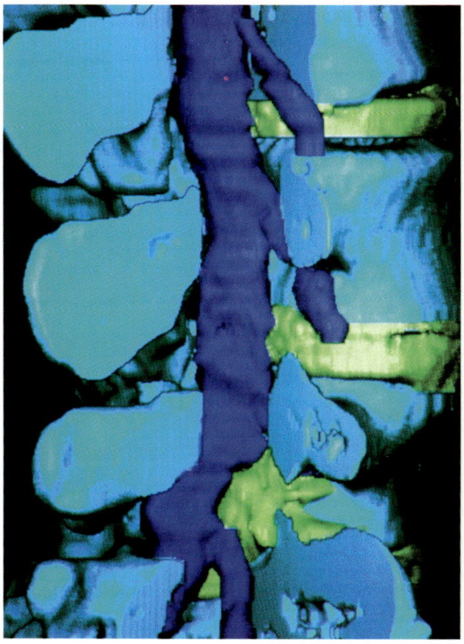

**BANDSCHEIBENVORFALL**

*Ein Bandscheibenvorfall kann schwere Rückenbeschwerden verursachen, wenn die hervorquellende Bandscheibe auf das Rückenmark drückt. In diesem Röntgenbild drückt die gelb eingefärbte Bandscheibe unten auf das Rückenmark des Patienten, das blau gefärbt ist.*

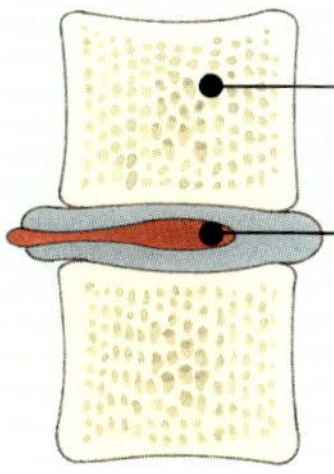


**Siehe auch:**



oder einen Sturz. Solche gewaltsamen, unerwarteten Ereignisse können zu schweren, oft lebensbedrohlichen Wirbelsäulenverletzungen führen, aber auch schon alltägliche Verrichtungen können Schaden verursachen. Die Knochen der Wirbelsäule können vielfältige Brüche erleiden, die manchmal so winzig sind, daß man sie nur auf Röntgenaufnahmen entdeckt.

## Kleinere Brüche

Zu den häufigeren Wirbelsäulenbrüchen gehört die Querfortsatzfraktur, bei der die Spitze eines Wirbelquerfortsatzes abreißt. Das kann geschehen, wenn eine Sehne, die mit dem Fortsatz verbunden ist, überdehnt wird und ein Stück des Knochens mitreißt. Solche Verletzungen werden durch gewaltsame Muskelbewegungen hervorgerufen – Sportler und Frauen sind am häufigsten betroffen. Eine Abrißfraktur ist mit starken Schmerzen verbunden und heilt am besten durch Ruhigstellung.

Eine weitere häufige Verletzung ist die Mikrofraktur. Das ist eine kleine, manchmal winzige Fraktur in den das Körpergewicht tragenden Wirbelknochen. Eine Mikrofraktur, die durch eine plötzliche, gewaltsame Verdrehung hervorgerufen wird, ist häufig die Folge einer Sportverletzung, kann aber auch auftreten, wenn man eine schwere Last falsch hebt. Ruhigstellung ist auch hier das beste Heilmittel.

**QUERFORTSATZFRAKTUR**

*Solche Abrißfrakturen entstehen, wenn ein Muskel – wie hier gezeigt – ein Stück eines Wirbelfortsatzes mitreißt.*

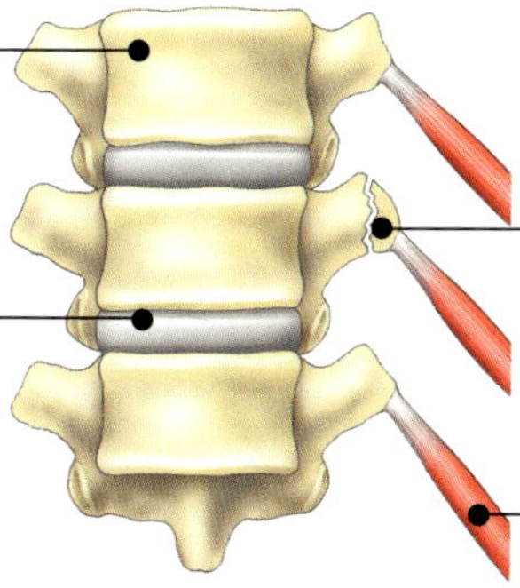

# Skelettprobleme

## Wirbelkörperkollaps

Diese schwere Wirbelsäulenverletzung kann bei einem heftigen Schlag hervorgerufen werden, den die Bandscheiben nicht abfedern können, etwa bei einer schlechten Landung nach einem Fallschirmsprung. Sie kann aber auch im Alter auftreten, wenn die Knochen aufgrund von Kalzium- und Mineralienverlust dünner und brüchiger werden. Ein Wirbelkörperkollaps ereignet sich meistens an der Vorderseite, so daß sich die Wirbelsäule nach vorn wölbt. Beim Betroffenen entwickelt sich in der Folge ein Buckel. Ruhigstellung und orale Einnahme von Kalzium, um die Knochen zu remineralisieren, sind die üblichen Behandlungsmethoden.

## Spondylolyse

Das ist die Bildung eines Spalts in den Gelenkbereichen zwischen den Wirbelbögen in der unteren Lendenwirbelsäule. Sie kann plötzlich auftreten, sich aber auch als Folge ständiger Erschütterungen entwickeln, zum Beispiel nach jahrelangem Langstreckenlaufen oder Gymnastik.

Manchmal wird eine Spondylolyse vererbt. Oft verursacht sie keine Symptome, und viele Betroffene spüren überhaupt nichts davon.

## Spondylolisthesis

Sie entwickelt sich oft aus einer Spondylolyse. Bei der Spondylolisthesis bricht der Wirbelbogen, und der Wirbel gleitet nach vorn über den darunterliegenden Wirbel. Dieses Phänomen kann auch an den Wirbelgelenken auftreten, weil diese sich im Lauf der Zeit abnutzen.

Wenn dieses Wirbelgleiten, wie man die Spondylolisthesis auch nennt, nur schwach ausgeprägt ist, verursacht es keine Symptome, wenn der Wirbel jedoch auf einen Nerv drückt, können starke Schmerzen auftreten, die mit einem Kribbeln oder Taubheitsgefühl in den Beinen verbunden sind. Anders als die übrigen Frakturen der Wirbelsäule heilt eine Spondylolisthesis nicht von selbst, sondern muß chirurgisch behandelt werden.

## Skoliose

Diese häufig vorkommende seitliche Krümmung der Wirbelsäule kann durch eine strukturelle Anomalie oder durch eine Rückenverletzung wie zum Beispiel einen Bandscheibenvorfall entstehen.

Häufig kommt es zu einer Skoliose, wenn ein Bein kürzer ist als das andere, was einen Beckenschiefstand zur Folge hat. Diese Anomalie läßt sich durch das Tragen von Schuhwerk mit unterschiedlich hohen Absätzen einigermaßen ausgleichen. Die unnatürliche Krümmung führt jedoch dazu, daß die Wirbelsäule Belastungen weniger gut verkraften kann und verletzungsanfälliger wird. Im Lauf der Zeit zeigen die Wirbel ungleichmäßige Verschleißerscheinungen, können die

### WIRBELKÖRPERKOLLAPS

*Bei einem Wirbelkörperkollaps bricht der Wirbelkörper oder Teile davon an mehreren Stellen, wodurch sich die Wirbelsäule nach vorn wölbt. Diese schwere Verletzung kann heftige Schmerzen hervorrufen, wenn ein Knochensplitter auf einen Nerv drückt.*

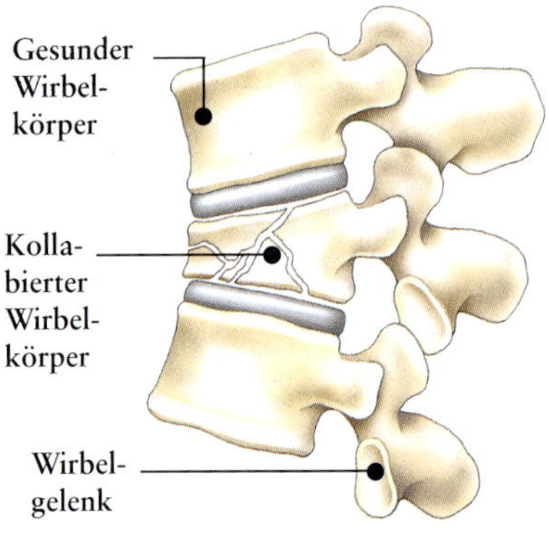

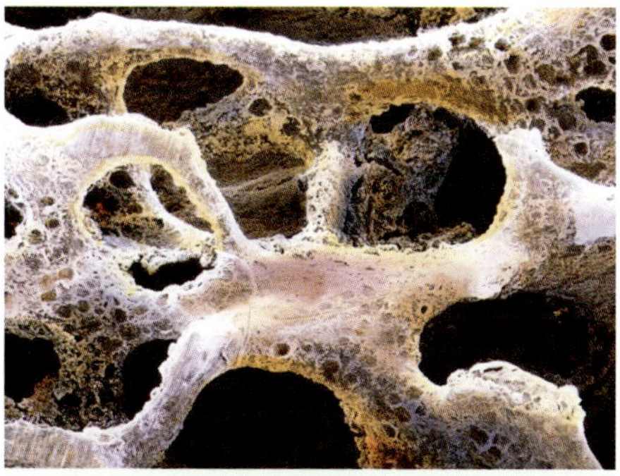

**OSTEOPOROSE**

*Osteoporose ist eine altersbedingte Erkrankung, bei der die Knochen brüchiger werden. Auf diesem Bild sieht man, daß die Knochen ihre Festigkeit verloren haben und porös geworden sind.*

Gelenke belasten und Schmerzen verursachen.

Eine Skoliose, die sich schon in der Kindheit entwickelt, kann ein ernstes Problem sein. Hier verengen sich die Wirbel an einer Seite, so daß sich die Wirbelsäule nach dieser Seite krümmt und sich etwas dreht. Betroffene Kinder müssen oft ein Korsett tragen, um eine weitere Deformierung zu verhindern. In schweren Fällen kann eine Operation nötig werden.

Menschen, die unter Rückenproblemen leiden, etwa einem Bandscheibenvorfall, nehmen oft, um Schmerzen zu vermeiden, eine Haltung ein, die die Wirbelsäule zwingt, sich zur Seite zu krümmen. Diese Form der Skoliose verschwindet meist wieder, wenn die Verletzung verheilt ist. Hilfreich sind Physiotherapie, Chiropraktik und Ausgleichsgymnastik.

## Altersbedingte Knochenprobleme

Mit zunehmendem Alter treten verstärkt altersbedingte Rückenprobleme auf. Regelmäßige Gymnastik und Vorsichtsmaßnahmen können jedoch Probleme vermeiden helfen.

## Osteoporose

Bei dieser Erkrankung verringert sich in allen Knochen des Körpers, nicht nur in jenen in der Wirbelsäule, der Kalzium- und Mineralienanteil, wodurch sie dünner werden und leichter brechen.

Osteoporose kann zwar auch bei jüngeren Leuten auftreten, ist aber hauptsächlich eine Alterskrankheit. Vor allem Frauen sind davon betroffen, denn die Entmineralisierung der Knochen beschleunigt sich nach den Wechseljahren. Regelmäßige körperliche Betätigung wie Spazierengehen, Laufen oder Aerobic und eine gesunde, ausgewogene und kalzium- und Vitamin-D-reiche Ernährung sind wichtig zur Vorbeugung. Untersuchungen haben gezeigt, daß Menschen, die sich bis ins Alter sportlich betätigen, seltener von Osteoporose betroffen sind. Behandelt wird die Krankheit meist durch Einnahme von Kalziumpräparaten und durch eine Hormonersatztherapie.

## Osteophytose

Osteophyten sind Ablagerungen des Knochen-Baustoffs Kalzium, die an den Wirbeln Auswüchse bilden, die recht schmerzhaft sein können. Es handelt sich um eine Form der Osteoarthritis (oder auch Osteoarthrose), einer degenerativen Gelenkerkrankung. ▶

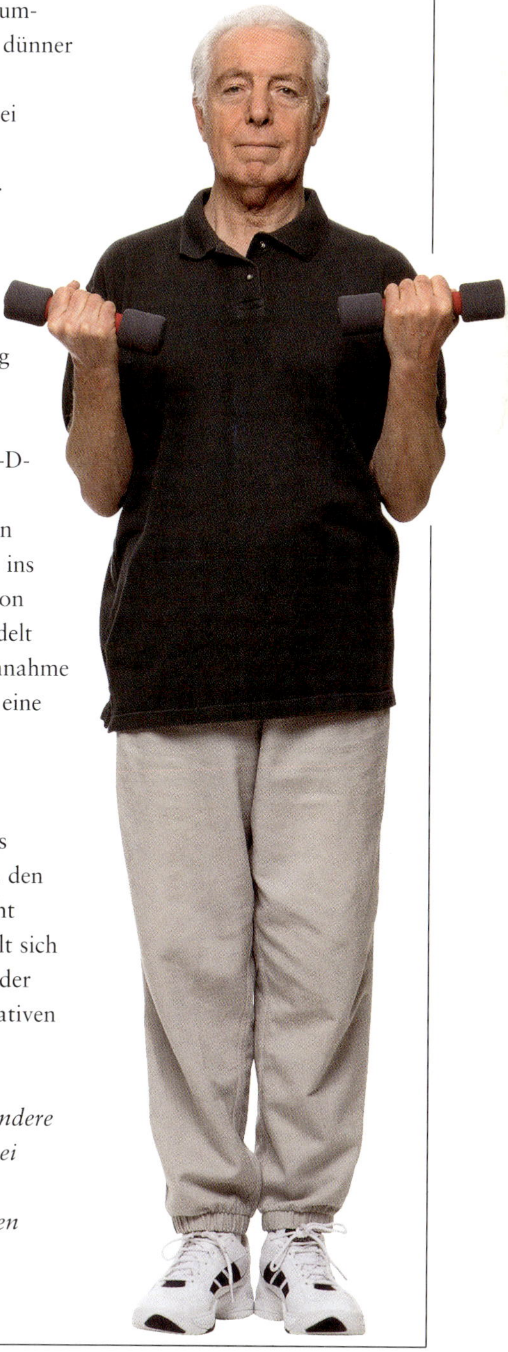

*Regelmäßiges Gewichtheben und andere körperliche Betätigungen können bei älteren Menschen den Verlust der Knochendichte aufhalten und wirken auch vorbeugend gegen andere Rückenbeschwerden*

**Siehe auch:**

| | |
|---|---|
| *Knochengerüst* | 12 |
| *Gelenke und Bänder* | 14 |
| *Übungen* | 68 |

# Skelettprobleme

▶ Osteophyten verursachen manchmal keinerlei Symptome. Wächst allerdings ein Osteophyt in die Öffnung hinein, durch die ein Nerv die Wirbelsäule verläßt, oder in den Wirbelkanal selbst, dann können heftige Schmerzen auftreten.

## Spinalstenose

Das ist eine Verengung des Kanals, in dem das Rückenmark verläuft. Sie kann akut durch einen Bandscheibenvorfall ausgelöst werden, aber auch allmählich durch Osteoarthritis oder Osteophyten entstehen. Sie tritt häufiger auf bei Menschen mit einem natürlich verengten Wirbelkanal und bei jenen, die unter einer Wirbelverlagerung leiden.

Die Verengung erzeugt Druck auf das Rückenmark und die Nervenwurzeln. Eine Spinalstenose kommt vor allem im Lendenbereich vor. Ihre Symptome sind Schmerzen, Kribbeln und ein Taubheitsgefühl in den Beinen, das sich bei aufrechtem Stehen und Gehen verschlimmert und beim Sitzen, Kauern oder Nach-vorn-Beugen nachläßt. Das liegt daran, daß sich der Wirbelkanal bei diesen Körperhaltungen weitet. Bei Übergewicht kann Abnehmen zu einer Besserung führen. In schweren Fällen ist jedoch eine Operation nötig, um den Druck auf das Rückgrat zu vermindern (siehe auch S. 162).

Wenn Sie Schmerzen im Rücken und in den Beinen verspüren, die von Schwäche- oder Taubheitsgefühl oder einem plötzlichen Harn- oder Stuhldrang begleitet sind, suchen Sie sofort einen Arzt auf!

### OSTEOPHYTOSE

*Die knöchernen Auswüchse (Osteophyten) bleiben oft ohne Symptome, aber wenn ein Nerv eingeklemmt wird, rufen sie heftige Schmerzen hervor und können zu einer Lähmung führen.*

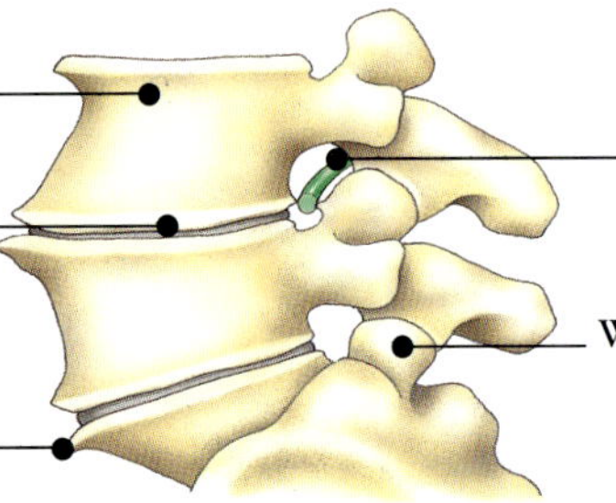


## PROBLEME DURCH KRANKHEITEN

Andere Rückenbeschwerden werden durch Krankheiten hervorgerufen, vor allem durch Arthritis, die im weiteren Verlauf zu Verletzungen führen können.

## Ankylosierende Spondylitis

Diese relativ seltene Erkrankung, die man auch als „Bechterew-Krankheit" bezeichnet, ist eine Form von Arthritis, bei der Gelenke in der Wirbelsäule allmählich versteifen. Sie kommt vor allem bei jungen Männern vor und tritt in manchen Familien gehäuft auf. Üblicherweise beginnt sie in den Kreuzbeingelenken und breitet sich langsam nach oben aus, kann aber auch nach unten in die Hüften, selten sogar bis in die Knie und die Knöchel wandern. In schweren Fällen verriegelt sich der Rücken dauerhaft in gebeugter Haltung.

Zur Behandlung werden schmerzstillende und entzündungshemmende Medikamente eingesetzt, auch Gymnastik und Schwimmen kann helfen, die Gelenke beweglich zu halten. Yoga-Übungen erhalten die allgemeine Beweglichkeit, und Yoga-Atemübungen im besonderen helfen den Brustkorb zu öffnen. Auch Massage und chiropraktische Behandlung sind hilfreich.

## Rheumatoide Arthritis

Dies ist eine der häufigsten entzündlichen Gelenkerkrankungen; sie befällt die Gelenke normalerweise symmetrisch, also beide Hüften oder beide Handgelenke. Sie beginnt im allgemeinen in den kleinen Gelenken der Hände und Füße und schreitet allmählich zu größeren Gelenken wie den Hüften und den Schultern fort. Erst in einem späteren Stadium kann sie auch die Wirbelsäule befallen. Dabei kann es zu einer partiellen oder vollständigen Dislokation eines Halswirbels kommen. Diese Komplikation macht eine manipulative Behandlung des Halses – zum Beispiel durch einen Chiropraktiker – sehr gefährlich, denn sie könnte zu einer plötzlichen Einschnürung des Rückenmarks führen. Man sollte dem Therapeuten daher ausführlich die Krankengeschichte darlegen.

## Paget-Syndrom

Bei dieser seltenen Erkrankung verdicken und deformieren sich die Knochen. Sie kann alle Knochen im Körper befallen, nicht nur die Wirbelsäule. Wenn durch die Verformung Nerven eingeklemmt werden, kommt es zu Schmerzen. Viele Betroffene merken aber gar nicht, daß sie an dieser Krankheit leiden, dann muß sie auch nicht behandelt werden.

**Siehe auch:**

*Knochengerüst* 12
*Gelenke und Bänder* 14
*Nervenprobleme* 54

## FALLBEISPIEL

*Renate, eine Beamtin von Anfang vierzig, mußte umziehen. Um Geld zu sparen, erledigte sie den Umzug selbst. Als sie am nächsten Tag in ihrer neuen Wohnung aufwachte, konnte sie sich kaum mehr bewegen.*

*Da Sonntag war, verbrachte sie den ganzen Vormittag im Bett und legte sich eine Wärmflasche unter den Rücken, weil sie hoffte, dadurch die Schmerzen lindern zu können. Aber sie ließen nicht nach. Am Abend konnte sie nur noch mühsam umherhumpeln und mußte einen Stuhl als provisorische Gehhilfe verwenden. Am nächsten Morgen schleppte sie sich zum Arzt. Er verordnete ihr Ruhe, verschrieb ihr ein starkes Schmerzmittel und sagte ihr, sie solle in einer Woche wiederkommen, wenn es nicht besser geworden sei.*

*Renate rief eine Freundin an, die sich vor einigen Monaten von einem Osteopathen behandeln lassen hatte, und ließ sich dann von diesem Therapeuten für den nächsten Tag einen Termin geben. Er untersuchte sie und diagnostizierte ein verlagertes Wirbelgelenk in der Lendenwirbelsäule. Er vermutete, Renate habe sich diese Verletzung beim Heben der schweren Möbel zugezogen. Durch vorsichtige Manipulationen versuchte der Therapeut das Gelenk wieder einzurenken.*

*Schon nach dieser ersten Behandlung spürte Renate, daß die Schmerzen nachließen, wenngleich der Rücken noch immer recht steif war. Nach zwei weiteren Behandlungen war sie einige Wochen später wieder völlig schmerzfrei. Beim letzten Besuch zeigte ihr der Therapeut Übungen, um künftigen Rückenproblemen vorzubeugen.*

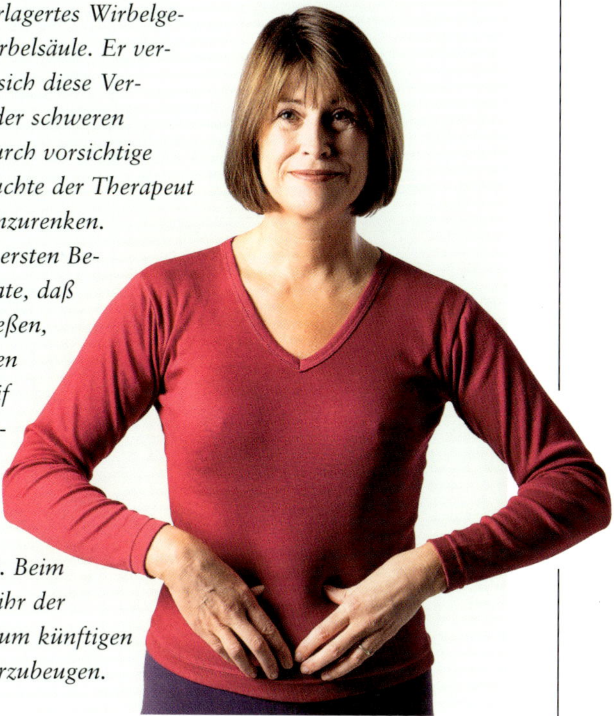

# Skelettprobleme

| PROBLEM | BESCHREIBUNG |
|---|---|
| ANKYLOSIERENDE SPONDYLITIS | Auch „Bechterew-Krankheit" genannt; eine Form von Arthritis, bei der die Gelenke in der Wirbelsäule allmählich steif werden. In schweren Fällen ist der Rücken dauerhaft gebeugt. |
| QUERFORTSATZFRAKTUR | Eine Fraktur, bei der die Spitze eines Querfortsatzes, eines knöchernen Auswuchses im hinteren Wirbelbereich, abgerissen wird – häufig bei anstrengenden sportlichen Aktivitäten. |
| WIRBELKOLLAPS | Der Zusammenbruch eines Wirbels. Kann bei einem heftigen Schlag passieren, etwa bei einer unglücklichen Landung beim Fallschirmspringen, kann aber auch eine Folge von Knochenschwund (Osteoporose) sein. |
| BANDSCHEIBENVORFALL | Häufig unkorrekt als „verrutschte Bandscheibe" bezeichnet. Durch eine Schädigung des äußeren Faserrings dringt der Kern der Bandscheibe nach außen. Verursacht nur Symptome, wenn die Bandscheibe auf Nerven oder das Rückenmark drückt. |
| WIRBELGELENKPROBLEME | Bei unglücklichen Drehungen, vor allem wenn man sich nach vorn bückt, kann ein Wirbelgelenk überdehnt oder leicht verlagert werden; bei alten Menschen oft auch eine Folge schlaffer Bänder im Rückgrat. Kann die Ursache für „schiefen Hals" sein oder, wenn es im unteren Rückenbereich auftritt, für Lumbago (Hexenschuß). |
| FRAKTUREN | Es gibt ernsthafte, lebensbedrohliche Frakturen, vor allem wenn das Rückenmark beschädigt wird, aber auch eher harmlose, die keine Symptome verursachen. |
| GELENKPROBLEME | Am häufigsten bereiten die Wirbelgelenke (siehe oben) und die Iliosakralfuge Schwierigkeiten. |
| LUMBAGO | Hexenschuß. Der Begriff bezeichnet Schmerzen im unteren Rückenbereich. Lumbago ist keine Diagnose, nur die Beschreibung eines Symptoms. |
| MIKROFRAKTUREN | Winzige Frakturen, die in jedem Gelenk der Wirbelsäule auftreten können, das Gewicht trägt. Können schon durch falsches Heben verursacht werden. |
| OSTEOPOROSE | Eine Erkrankung, bei der die Knochen – nicht nur in der Wirbelsäule – dünn und porös werden. Eine Alterskrankheit, die vor allem bei Frauen nach den Wechseljahren auftritt. Sie kann zu Wirbelkollaps führen. |

| PROBLEM | BESCHREIBUNG |
|---|---|
| PAGET-SYNDROM | Eine seltene Krankheit, bei der die Knochen dicker werden und sich verformen. Sie kann alle Knochen des Körpers befallen. |
| RHEUMATOIDE ARTHRITIS | Eine weit verbreitete entzündliche Gelenkserkrankung, die erst viele Jahre nach der Diagnostizierung die Wirbelsäule angreift. |
| ILIOSAKRALFUGEN-PROBLEME | Das Iliosakralgelenk verbindet das untere Ende der Wirbelsäule mit dem Becken. Es kann durch einen plötzlichen Ruck oder eine gewaltsame Verdrehung verschoben werden. Als besonders gefährdet gelten werdende Mütter und Frauen, die gerade entbunden haben. |
| SKOLIOSE | Seitliche Krümmung der Wirbelsäule. Sie kann nach Rückenverletzungen wie einem Bandscheibenvorfall vorübergehend auftreten, aber auch angeboren sein. |
| SPINALSTENOSE | Eine Verengung des Wirbelkanals, in dem das Rückenmark liegt. Kann durch einen Bandscheibenvorfall, Gelenksveränderungen in Folge von Osteoporose oder Osteophyten verursacht werden. Wenn Druck auf das Rückenmark ausgeübt wird, muß operiert werden. |
| SPONDYLOLYSE | Fraktur eines Wirbelbogens im Lendenwirbelbereich. Sie kann plötzlich auftreten nach fortgesetzten Erschütterungen der Wirbelsäule, etwa nach jahrelangem Joggen. Verursacht keine Symptome. |
| SCHLEUDERTRAUMA | Durch gewaltsame Kopfbewegungen, zum Beispiel bei einem Auffahrunfall, können die Bänder, die die Halswirbel stützen, überdehnt werden oder reißen. Die Schmerzen und die Halssteifigkeit treten manchmal erst Stunden nach dem Unfall auf. |
| SCHIEFER HALS | Schmerzen und eingeschränkte Beweglichkeit des Halses, die durch Probleme mit einem Wirbelgelenk oder einer Bandscheibe hervorgerufen werden können. |

**ACHTUNG: Die Informationen und Empfehlungen in diesem Buch sollen ärztliche Hilfe nicht ersetzen. Wenn Sie aus irgendeinem Grund in ärztlicher Behandlung sind, fragen Sie erst Ihren Arzt, bevor Sie einen der Ratschläge aus diesem Buch befolgen.**

# Muskelprobleme

*Verletzungen der Rückenmuskeln können viele Ursachen haben. Weil die Muskeln ein unverzichtbarer Bestandteil des Rückens sind und die Wirbelsäule stützen und kontrollieren, werden sie bei Verletzungen unweigerlich in Mitleidenschaft gezogen.*

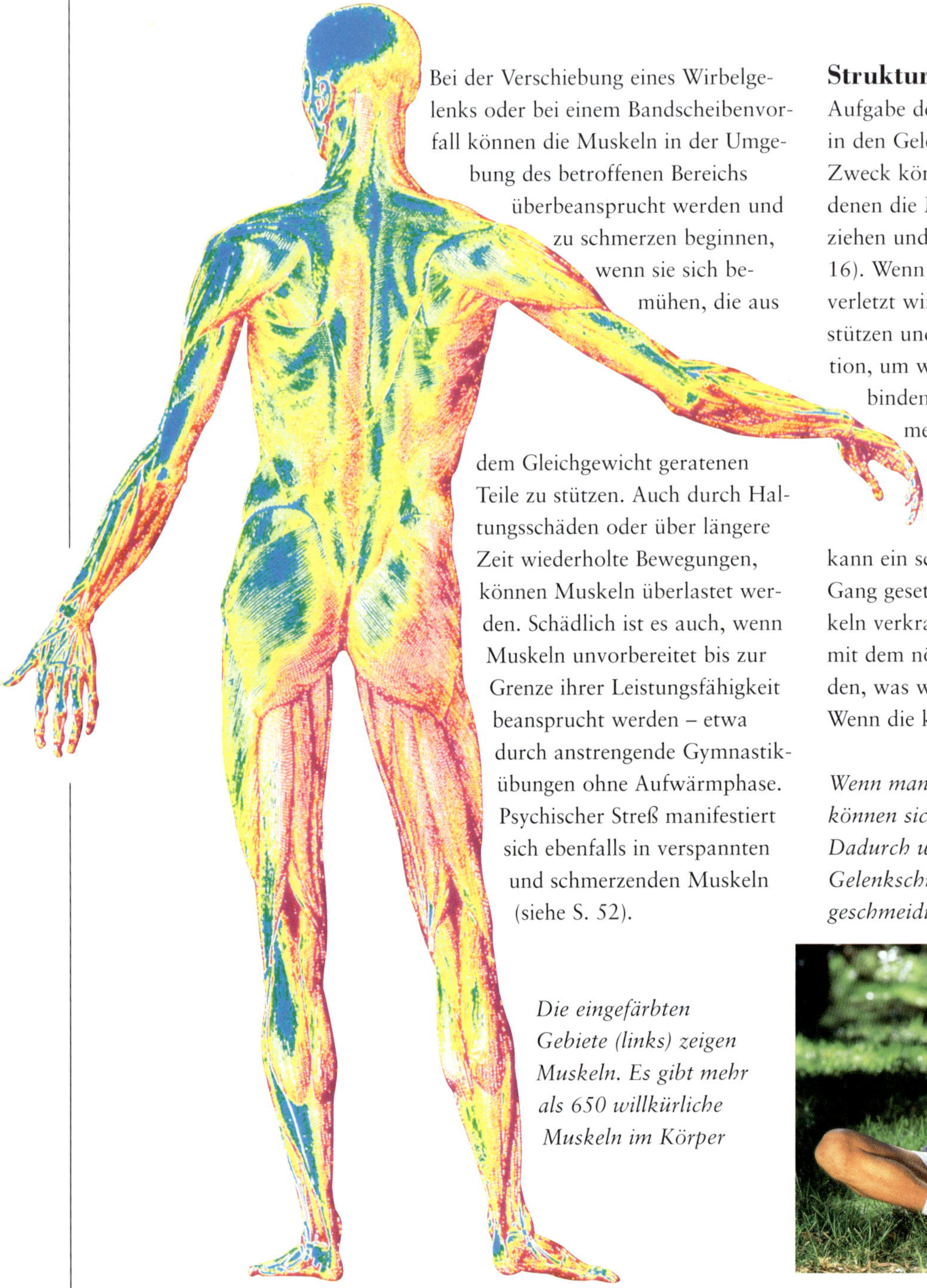

Bei der Verschiebung eines Wirbelgelenks oder bei einem Bandscheibenvorfall können die Muskeln in der Umgebung des betroffenen Bereichs überbeansprucht werden und zu schmerzen beginnen, wenn sie sich bemühen, die aus dem Gleichgewicht geratenen Teile zu stützen. Auch durch Haltungsschäden oder über längere Zeit wiederholte Bewegungen, können Muskeln überlastet werden. Schädlich ist es auch, wenn Muskeln unvorbereitet bis zur Grenze ihrer Leistungsfähigkeit beansprucht werden – etwa durch anstrengende Gymnastikübungen ohne Aufwärmphase. Psychischer Streß manifestiert sich ebenfalls in verspannten und schmerzenden Muskeln (siehe S. 52).

*Die eingefärbten Gebiete (links) zeigen Muskeln. Es gibt mehr als 650 willkürliche Muskeln im Körper*

## Strukturelle Schädigung

Aufgabe der Muskeln ist es, die Knochen in den Gelenken zu bewegen. Zu diesem Zweck können sich die Faserbündel, aus denen die Muskeln bestehen, zusammenziehen und wieder entspannen (siehe S. 16). Wenn zum Beispiel ein Wirbelgelenk verletzt wird, treten die Muskeln, die es stützen und kontrollieren, sofort in Aktion, um weitere Bewegungen zu unterbinden. Dazu ziehen sie sich zusammen und immobilisieren den verletzten Bereich durch eine Art Zangengriff – durch einen Muskelkrampf. Dabei kann ein schmerzhafter Teufelskreis in Gang gesetzt werden. Solange die Muskeln verkrampft sind, können sie nicht mit dem nötigen Sauerstoff versorgt werden, was wiederum Schmerzen verursacht. Wenn die kontrahierten Muskeln zudem

*Wenn man sich vor dem Sport streckt, können sich die Gelenke frei bewegen. Dadurch wird das Fließen von Gelenkschmiere angeregt, was sie geschmeidiger macht*

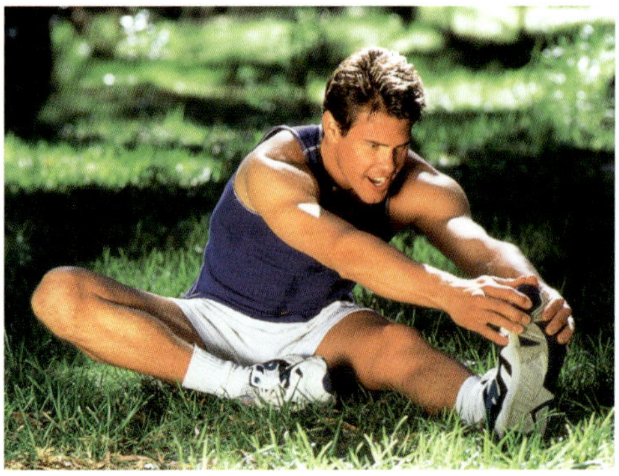

auf einen Nerv drücken, werden weitere Schmerzen hervorgerufen. Diese haben zur Folge, daß sich die Muskeln weiter zusammenziehen, und so weiter. Je länger der Krampf dauert, desto schwieriger wird es, den Kreis zu durchbrechen. Aber damit das Gelenk heilen kann, müssen sich die Muskeln lockern. Massage, Manipulation und Entspannungstechniken helfen.

## Haltungsfehler

Überbeanspruchung von Muskeln durch eine falsche Haltung ist häufig verantwortlich für Rückenschmerzen. Wenn man sich bemüht, die alltäglichen Verrichtungen in guter Haltung zu erledigen, gleichen sich die verschiedenen Kräfte aus, die auf den Körper wirken, und die Rückenmuskeln müssen nicht unnötig hart arbeiten, um die Dinge im Lot zu halten. Wenn Sie sich jedoch beim Gehen immer zusammensinken lassen, bei der Arbeit eine schlechte Haltung einnehmen und sich in der Freizeit auf ungeeigneten Möbeln entspannen, werden die Rückenmuskeln ständig überbeansprucht. Nach einer Weile werden sie chronisch verspannt und schmerzen.

Massage kann helfen, verkrampfte und schmerzende Muskeln zu entspannen, aber so lange das zugrundeliegende Problem nicht gelöst ist, werden die Schmerzen immer wiederkehren. Wenn Sie unter Rückenschmerzen leiden, für die keine körperliche Ursache ersichtlich ist, sollten Sie vielleicht einmal Ihre Haltung zu Hause und bei der Arbeit überprüfen.

## Wiederholte Handlungen

Ständig wiederholte Handlungen, bei denen dieselben Muskeln über längere Zeit beansprucht werden, sind eine weitere Ursache für haltungsbedingte Rückenschmerzen. Besonders anfällig dafür sind Fabrikarbeiter, die denselben Handgriff unzählige Male am Tag ausführen müssen. Auch Putzen und Heimwerken bergen dieses Risiko. Versuchen Sie die Belastung auszugleichen, indem Sie möglichst die Muskeln auf beiden Seiten des Körpers einsetzen. Wenn Sie längere Zeit mit dem rechten Arm gearbeitet haben, sollten Sie den nächsten Arbeitsgang mit dem linken erledigen.

*Wer Wände streicht, belastet den oberen Rücken und Nacken. Wechseln Sie beim Streichen so oft wie möglich die Hand, um die Beanspruchung auszugleichen*

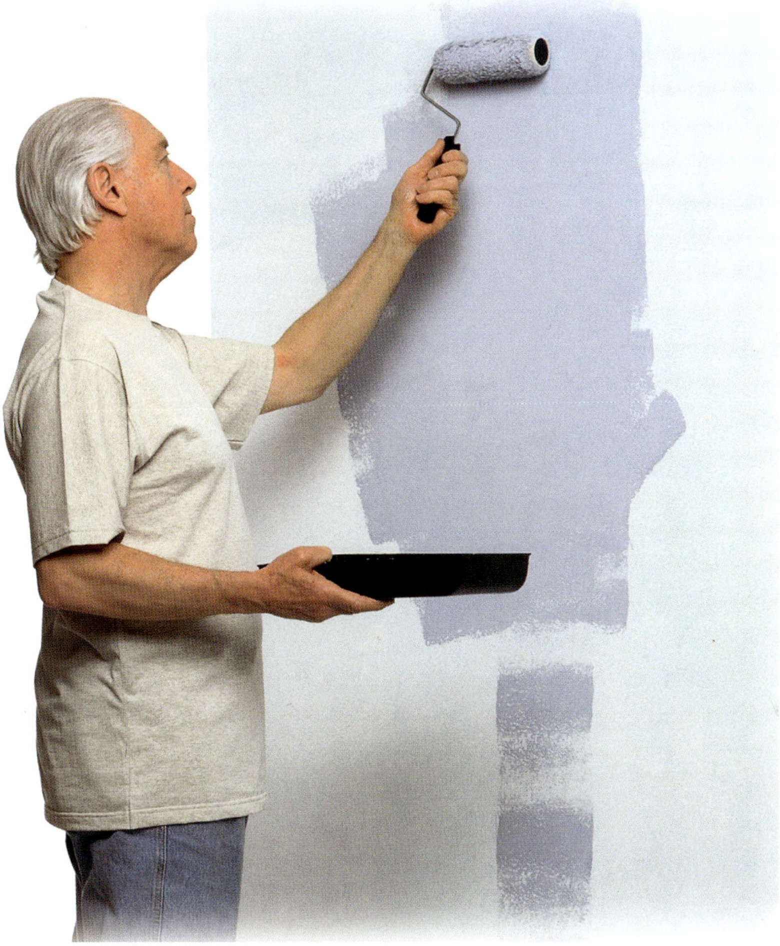

**Siehe auch:**
*Muskulatur* 16
*Richtiges Sitzen* 22
*Im Garten/Heimwerken* 30

# Muskelprobleme

Richtiges Aufwärmen vor dem Sport kann Muskelverletzungen vorbeugen, sie aber nicht völlig verhindern. Berufssportler müssen täglich mit dem Risiko von Verletzungen leben, die durch Zerrungen oder eine plötzliche unglückliche Drehung hervorgerufen werden können

### MUSKELSCHMERZEN, ESSEN UND TRINKEN

*Bei Muskelschmerzen hilft es manchmal, wenn man weniger Tee und Kaffee trinkt oder ganz auf diese Getränke verzichtet. Tee ebenso wie Kaffee stimulieren das Nervensystem. Das kann dazu führen, daß sich die Muskeln zusammenziehen oder verspannen.*

*Es gibt auch immer mehr Belege dafür, daß Muskelschmerzen eine Folge von Nahrungsmittelallergien sein können. Dann sollte man die auslösenden Substanzen meiden.*

*Es gibt mehrere Methoden, einen Allergietest durchzuführen; am häufigsten wird die Eliminations- oder Ausschlußdiät angewendet. Dabei befolgt man in der Regel zwei Wochen lang eine Diät, bei der die häufigsten allergieauslösenden Substanzen ausgeschlossen sind. Dann werden sie nach und nach wieder beigemischt, so daß man feststellen kann, auf welche eine Abwehrreaktion erfolgt. Einen solchen Test dürfen Sie jedoch nur unter Anleitung eines Arztes oder eines Ernährungsberaters durchführen, damit sichergestellt ist, daß Sie auch in dieser Zeit mit allen wichtigen Nährstoffen versorgt werden.*

## Muskelverletzung

Obwohl wir Muskel- und Rückenschmerzen gemeinhin überlasteten oder „überdehnten“ Muskeln zuschreiben, werden nur selten Muskeln allein verletzt. Das passiert nur bei sportlichen Aktivitäten ohne Aufwärmen und beim Heben schwerer Gegenstände.

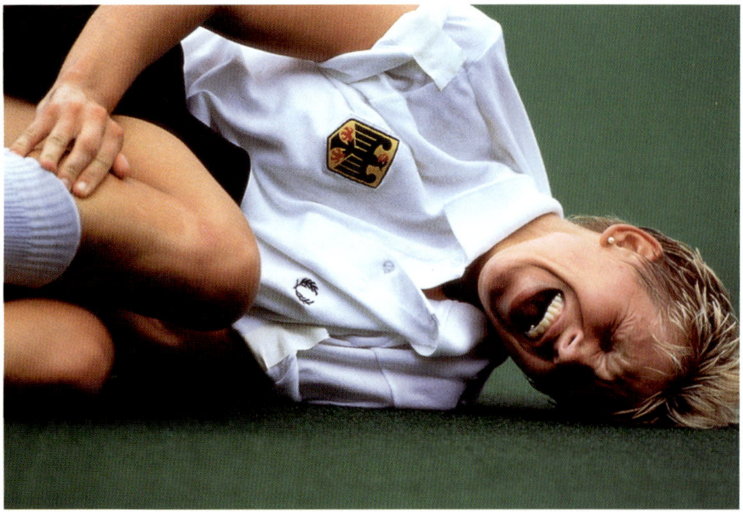

Beim Sport werden die Muskeln bis zur Grenze ihrer Leistungsfähigkeit belastet, aber um das Verletzungsrisiko auszuschließen, muß man sie zuvor aufwärmen und danach abkühlen lassen.

Auch das Heben schwerer Gegenstände bei falscher Körperhaltung kann eine Überbeanspruchung der Rückenmuskeln zur Folge haben (siehe S. 32). Überbeanspruchte Muskeln können stark schmerzen, erholen sich aber wieder, wenn man sie eine Weile in Ruhe läßt. Anschließend können Physiotherapie oder Chiropraktik helfen, sie wieder zu strecken und eine Verhärtung zu verhindern.

## Psychischer Streß

Manchmal haben Muskelschmerzen in Hals und Rücken psychologische Ursachen. Trotzdem sind die Schmerzen genauso real, nicht „eingebildet“. Die Schmerzen sind wirklich vorhanden und werden durch wirkliche Muskelverspannungen hervorgerufen. Diese sind jedoch durch unser Fühlen und Denken, nicht durch physische Beschädigungen bedingt.

Wenn wir wütend, enttäuscht oder erschrocken sind, setzt der Körper chemische Stoffe frei, die für eine Anspannung unserer Muskeln sorgen. Das sind die sogenannten „Fliehen-oder-Kämpfen"-Hormone. Ohne sie hätten unsere Vorfahren nicht überleben können.

Heute funktioniert unser Körper noch immer so, wir empfinden noch immer Wut und Angst, aber die Anspannung unserer Muskeln wird nicht durch Kämpfe mit unseren Nachbarn oder durch die Flucht vor einem Raubtier gelöst. Statt dessen richten wir unsere Empfindungen nach innen, und so sitzen wir verspannt und wütend im Büro oder im Auto, ohne unserem Ärger Luft machen zu können.

## Alles in sich hineinfressen

Wenn man diese aufgestauten Emotionen nicht herauslassen kann, werden die Muskeln chronisch verspannt und beginnen zu schmerzen. Dieser Streß wirkt sich unterschiedlich aus, manche Menschen bekommen Nackenschmerzen, anderen tun die Schultern oder die Arme weh.

Diese psychischen Zusammenhänge können eine Erklärung dafür sein, daß manche Menschen jahrelang dieselbe körperlich belastende Arbeit verrichten können, ohne Muskelschmerzen zu bekommen, während andere dadurch frühzeitig geschädigt werden. Menschen, deren Muskeln aufgrund familiärer oder beruflicher Probleme bereits verspannt sind, können physische Belastungen weniger gut verkraften.

**Siehe auch:**


| | |
|---|---|
| *Muskulatur* | *16* |
| *Übertragener Schmerz* | *58* |
| *Übungen* | *68* |


## FALLBEISPIEL

*Marion, 28, arbeitete seit einem Jahr bei einer Zeitschrift als Redakteurin, als sie unter Schmerzen in den Armen und Schultern zu leiden begann. Ihr Job erforderte es, oft stundenlang vor dem Computer zu sitzen und Artikel zu bearbeiten, die von den freien Mitarbeitern geliefert worden waren.*

*Obwohl Marion daraufhin mehr auf ihre Haltung achtete und häufigere „Bildschirmpausen" einlegte, verschlimmerten sich die Schmerzen allmählich. Als sie immer öfter die Arbeit unterbrechen mußte, wandte sie sich verzweifelt an ihren Hausarzt. Er untersuchte sie, konnte aber keine physischen Ursachen finden und schlug ihr vor, sie an einen Psychotherapeuten zu überweisen. Marion hatte nichts zu verlieren und stimmte zu.*

*Im Laufe mehrerer Sitzungen wurde klar, daß Marion unter ihrer schwierigen familiären Situation litt. Sie hatte begriffen, daß sie nichts tun konnte, um die Probleme zu lösen, und sie hatte sich verstandesmäßig damit abgefunden. Im Unterbewußtsein jedoch war sie weiterhin unzufrieden und enttäuscht, und das hatte zu ihrer Muskelverspannung geführt.*

*Nachdem sie das Problem erkannt hatte, konnte Marion auch etwas dagegen unternehmen. Sie konnte zwar die Situation nicht verändern, konnte aber lernen, mit dem Streß, den sie erzeugte, besser umzugehen. Marion lernte meditieren und begann mit Yoga. Nach einigen Wochen ließen die Schmerzen nach und verschwanden schließlich.*

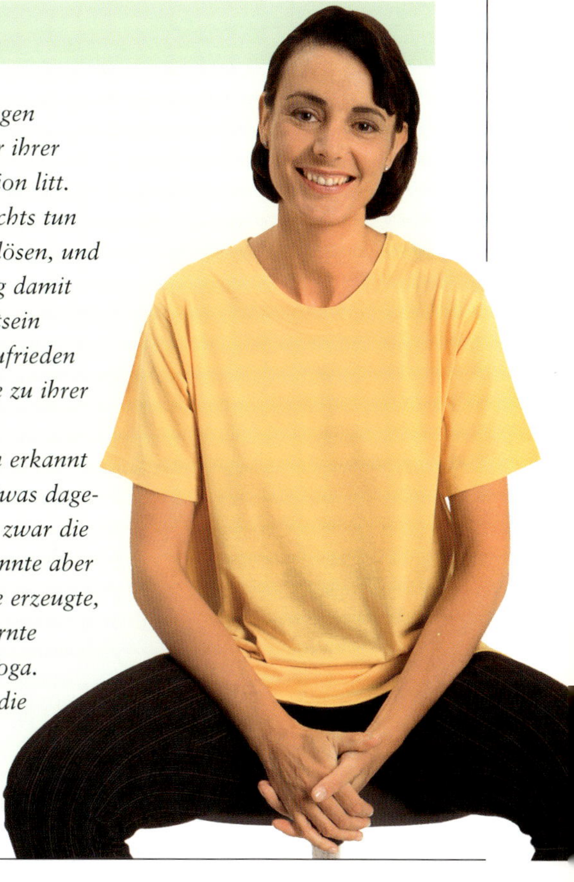

# Nervenprobleme

*Zentraler Teil des Nervensystems sind das Rückenmark und die Nervenstränge, die von ihm abzweigen. Obwohl sie gut geschützt sind, können auch Nerven und Rückenmark verletzt werden, was zu heftigen Schmerzen in Armen und Beinen führen kann.*

Die Nervenpaare verlassen das Rückenmark durch Öffnungen zwischen den Wirbeln und verzweigen sich zu Fasersträngen, die bis in alle Körperteile reichen. Diese Nervenfasern unterteilt man in sensorische Nerven, die Empfindungen wie Schmerz an das Gehirn übermitteln, und motorische Nerven, die Anweisungen vom Gehirn zu den Muskeln leiten.

Nervenprobleme im Rücken haben normalerweise eine physische Ursache. Die Nervenwurzeln können dort, wo sie aus dem Rückenmark austreten, durch Verletzungen von Wirbelgelenken oder Bandscheiben leicht zusammengepreßt werden. Dann kommt es zu örtlichen Entzündungen und Schmerzen, aber auch in dem Körperteil, der von dem betroffenen Nerv versorgt wird, können Schmerzen, Taubheitsgefühl oder Kribbeln auftreten, zum Beispiel in einem Arm oder Bein.

## Ischiassyndrom

Die Ischiasnerven sind die längsten Nerven im Körper. Sie treten im unteren Teil der Wirbelsäule aus, erstrecken sich die Beine hinunter und versorgen die Rückseite der Schenkel, die äußere Seite der Beine und die Füße. Auch hier können Taubheitsgefühl und Kribbeln auftreten. Das bezeichnet man als Ischiassyndrom. Die Isiasnerven umfassen sowohl sensorische als auch motorische Nervenfasern, so daß es in schweren Fällen im Bein auch zu einer Muskelschwäche kommen kann.

Das Ischiasyndrom ist relativ häufig, denn die Wirbelgelenke und Bandscheiben im unteren Bereich der Wirbelsäule sind verletzungsanfälliger als andere. Am Anfang sind die Schmerzen im unteren Rücken stärker als die im Oberschenkel.

Bettruhe ist im akuten Stadium eines Ischiassyndroms unverzichtbar, sollte aber

*Schmerzen, die durch ein Ischiassyndrom hervorgerufen werden, lassen sich oftmals lindern, wenn man sich auf die Seite legt und sich ein Kissen zwischen die Knie schiebt*

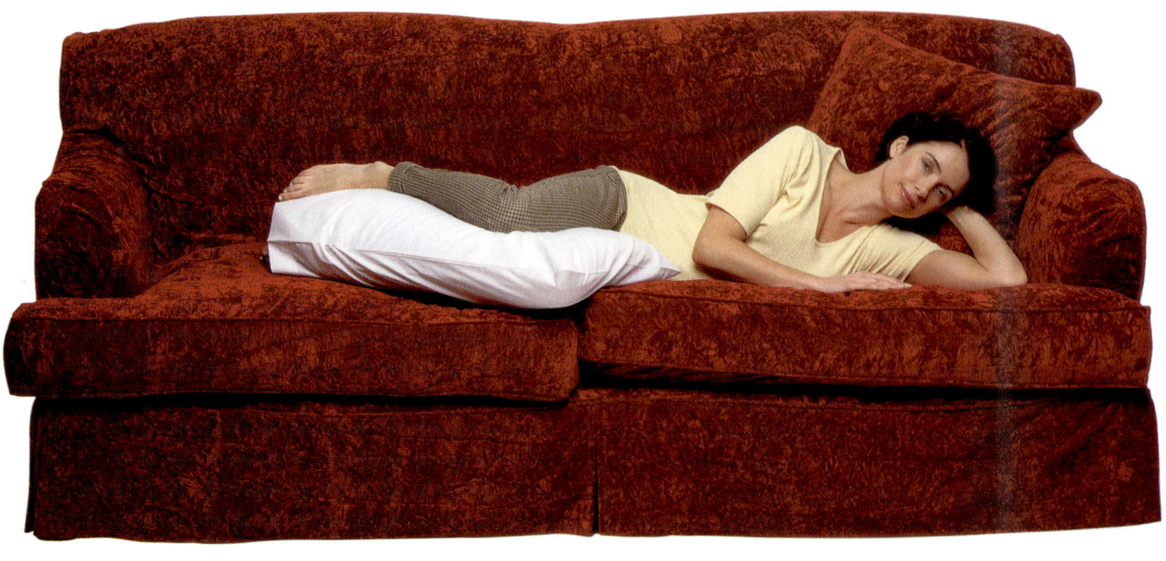

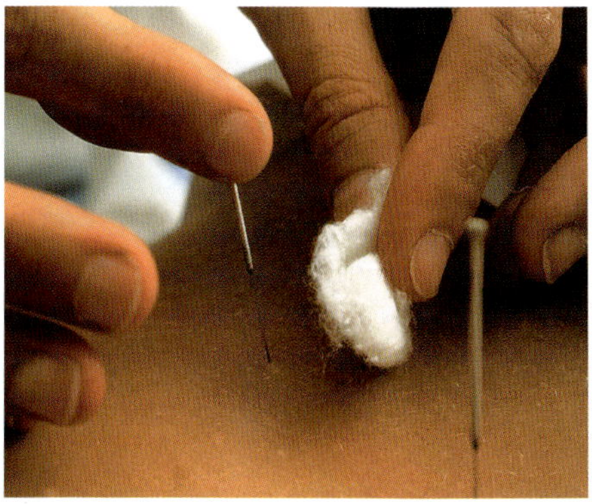

*Akupunktur verändert das Schmerzsignal an das Gehirn, mit dem Ergebnis, daß sich bei vielen Patienten der Ischiasschmerz verringert*

nicht allzu lange andauern. Meist verschwinden die Beschwerden nach ein paar Monaten von selbst, wenn die zugrundeliegende Verletzung geheilt ist. Massage, Akupressur und Physiotherapie können die Schmerzen lindern helfen und den Heilungsprozeß beschleunigen. Auch Schmerzmittel und entzündungshemmende Medikamente werden gegeben. In schweren Fällen kann eine Operation nötig werden.

## Armschmerzen

Am Ende des Halses treten Nervenstränge aus der Wirbelsäule aus und laufen über die Arme zu den Händen. Ähnlich wie beim Ischiassyndrom kann es zu Taubheitsgefühl und Kribbeln im Arm kommen, wenn einer dieser Nerven eingeklemmt wird. Das bezeichnet man auch als Brachialgie. Muskelschwäche kann ebenfalls auftreten. Hilfreich sind Massage, Akupressur, Physiotherapie und Akupunktur. Die konventionelle Behandlung umfaßt die Gabe von Schmerzmitteln und entzündungshemmenden Medikamenten.

## Nervenwurzel-Fibrose

Wo die Nerven aus der Wirbelsäule austreten, sind sie von einer schützenden Hüllhaut umgeben, der Durascheide. Wenn es durch Druck auf die Nervenwurzel zu einer Entzündung gekommen ist, kann sich auf dieser Schutzhülle vernarbtes Gewebe bilden. Dadurch kann die Hülle mit den Wänden des Wirbelkanals, einem Wirbel oder einem der Bänder „verkleben". Dieses Phänomen, das man als Nervenwurzel-Fibrose oder Arachnoiditis bezeichnet, kann auch nach einem chirurgischen Eingriff, zum Beispiel zur Korrektur eines schweren Bandscheibenvorfalls, entstehen.

In dieser Situation kann sich der Nerv in der Öffnung zwischen den Wirbeln nicht mehr frei bewegen, auch wenn die ursprüngliche Verletzung verheilt ist. Daher ist es möglich, daß die Ischiasschmerzen zunächst aufhören, beim Beugen nach vorn aber wieder neu auftreten, weil die „verklebte" Wurzelhülle den Nerv daran hindert, der Beugebewegung des Rückgrats und der Gliedmaßen zu folgen. ▶

**Siehe auch:**



### NERVENWURZELN

*Paare von Rückenmarksnerven sind ventral (vorne) und dorsal (am Rücken) mit dem Rückenmark verbunden. Die Nervenwurzeln werden durch die Arachnoidea und die Dura mater geschützt.*

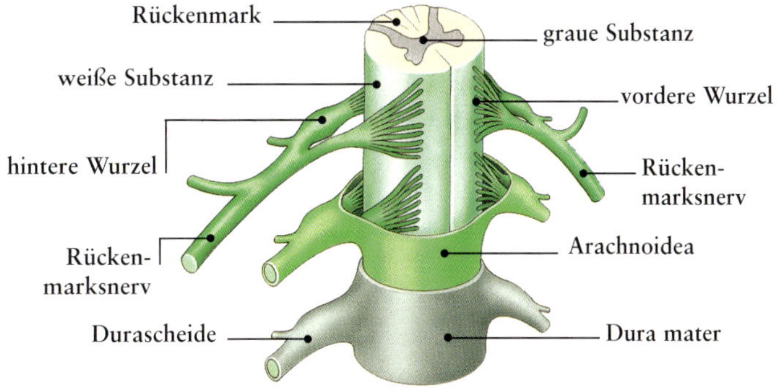

# Nervenprobleme

▶ Diese Schmerzen verschwinden normalerweise wieder, wenn man sich aufrichtet oder flach hinlegt. Manchmal kämpft sich eine „verklebte" Wurzelhülle im Lauf der Zeit frei, und normale Bewegungen werden wieder möglich. Andernfalls muß durch Physiotherapie das vernarbte Gewebe vorsichtig gestreckt werden.

## Kompression der Cauda equina

Wenn eine Bandscheibe im Bereich der Cauda equina (siehe S. 18) nach hinten an einen bereits ziemlich schmalen Wirbelkanal rutscht, kann die Cauda equina zusammengedrückt werden. Charakteristische Symptome sind Rücken- und Beinschmerzen, die von Schwäche, Taubheitsgefühl sowie Harn- und Stuhlinkontinenz begleitet werden. In diesem Fall sollten Sie sofort ärztliche Hilfe in Anspruch nehmen.

## Verletzungen des Rückenmarks

Das Rückenmark ist zwar gut geschützt durch Hautschichten, die es abfedern, sollte aber die Wirbelsäule durch einen heftigen Schlag oder einen Aufprall wie etwa bei einem Auffahrunfall beschädigt werden, kann auch das Rückenmark verletzt werden. Die Folgen können sehr schwerwiegend bis lebensbedrohlich sein, je nachdem welcher Art die Verletzung ist und wo sie auftritt. Manchmal kann es auch zu Lähmungen kommen.

Lähmungen sind immer dauerhaft, denn ein verletztes Rückenmark heilt nicht von selbst. Je weiter oben die verletzte Stelle liegt, desto ausgedehnter ist die Lähmung. Eine schwere Verletzung im Halsbereich ist besonders kritisch, weil sie die für die Atmung zuständigen Nerven erfassen und zu Lähmungen in den vier Gliedmaßen führen kann.

**NERVENPROBLEME**

| PROBLEM | BESCHREIBUNG |
|---|---|
| Armschmerzen | Schmerzen im Arm oder der Hand, die durch die Einklemmung eines Armnervs entstehen. Kann von Taubheitsgefühl oder Kribbeln begleitet sein, aber auch von Muskelschwäche. |
| Kompression der Cauda equina | Rücken- und Beinschmerzen, verbunden mit Taubheitsgefühl, Schwäche und Störungen der Blasen- und Darmfunktion. Kann durch Vorfall einer Bandscheibe hervorgerufen werden, die auf den Wirbelkanal drückt. Sofort ärztliche Hilfe anfordern. |
| Epiduraler Abszess | Rückenschmerzen, begleitet von Fieber und starker Müdigkeit. Verursacht durch eine Infektion im Bereich der Dura mater am Rückenmark. |
| Nervenquetschung | Schmerzen in dem Körperteil, der von dem betreffenden Nerv versorgt wird. Kann von Taubheitsgefühl und Kribbeln begleitet werden, in schweren Fällen auch von Muskelschwäche. Wird verursacht durch Druck auf den Nerv oder die Nervenwurzel, zum Beispiel durch eine vorgefallene Bandscheibe oder ein verletztes Wirbelgelenk. |

## Infektionen

Die meisten Nervenprobleme im Rücken haben strukturelle Ursachen, einige werden aber auch durch bakterielle oder Virusinfektionen ausgelöst.

Das vernarbte Gewebe, das eine Arachnoiditis hervorruft, kann durch eine Entzündung im Gefolge einer Infektion entstehen. Infektionen können auch einen epiduralen Abszeß auslösen, bei dem sich im Wirbelkanal an der Dura mater des Rückgrats Eiter bildet. Ein epiduraler Abszeß ruft in der Regel aber nicht nur Rückenschmerzen, sondern auch Fieber und starke Müdigkeit hervor.

Selten kann auch eine Meningitis Rückenschmerzen verursachen. Dabei handelt es sich entweder um eine virale oder eine bakterielle Infektion der Meningen, der Schutzhäute, die das Gehirn und das Rückenmark umgeben. Die Symptome einer Meningitis – steifer Hals und Rücken, schwere Kopfschmerzen, Fieber und Erbrechen – treten oft sehr plötzlich auf. Die häufigste Form ist eine Virusinfektion und verschwindet in der Regel wieder durch Bettruhe. Eine bakterielle Meningitis dagegen ist lebensbedrohend.

*Mikroaufnahme von Gehirngewebe, das von einer bakteriellen Meningitis befallen ist. Diese Erkrankung kann tödlich enden, wenn sie nicht schnell behandelt wird*

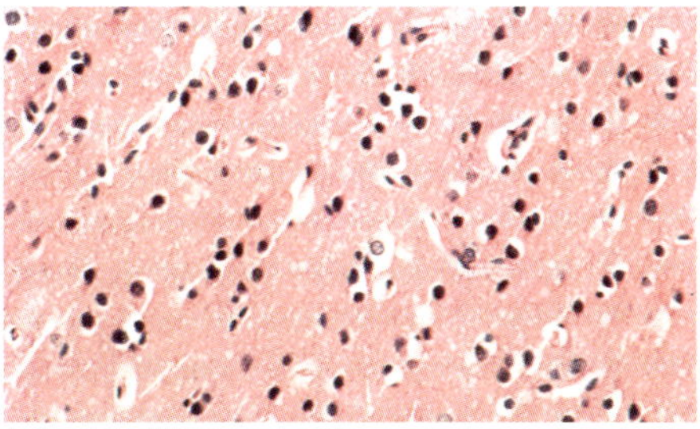

**Siehe auch:**

*Nervensystem* 18
*Probleme und Lösungen* 70
*Wenn der Rücken schmerzt* 76

## NERVENPROBLEME

| PROBLEM | BESCHREIBUNG |
|---|---|
| NERVENWURZEL-FIBROSE | Schmerzen beim Dehnen der Wirbelsäule, zum Beispiel beim Vorbeugen. Beim Aufrichten verschwinden die Schmerzen wieder. Entsteht, wenn Entzündungen durch Nervenquetschung oder Infektion zur Bildung von vernarbtem Gewebe auf der Durascheide einer Nervenwurzel führen. Das Gewebe kann mit der Hülle am Wirbelkanal verkleben, so daß der Nerv nicht mehr glatt zwischen den Wirbeln hindurchgleiten und die Bewegungen der Gliedmaßen nicht mehr nachvollziehen kann. |
| ISCHIASSYNDROM | Schmerzen am Bein entlang, eventuell Taubheitsgefühl oder Kribbeln. Kann durch Kompression eines Ischiasnervs, etwa bei einem Bandscheibenvorfall, ausgelöst sein. |
| RÜCKENMARKS-VERLETZUNGEN | Zu den Symptomen gehören Blasen- und/oder Darm-Funktionsstörungen, Taubheitsgefühl, Muskelschwäche und Lähmungen. |

**ACHTUNG: Die Informationen und Empfehlungen in diesem Buch sollen ärztliche Hilfe nicht ersetzen. Wenn Sie aus irgendeinem Grund in ärztlicher Behandlung sind, fragen Sie erst Ihren Arzt, bevor Sie einen der Ratschläge aus diesem Buch befolgen.**

# Übertragener Schmerz

*Schmerz ist ein Warnsignal des Körpers. Er sagt uns, daß etwas nicht in Ordnung ist, und veranlaßt uns, etwas zu unternehmen. Manchmal jedoch scheinen die Schmerzen aus einem Körperteil zu kommen, der gar nichts damit zu tun hat.*

*Reflexhandlungen schützen uns vor Verletzungen. Der Reflex, der uns veranlaßt, die Hand von einem heißen Topf zurückzuziehen, läuft so schnell und unbewußt ab, daß wir keine Zeit haben, darüber nachzudenken*

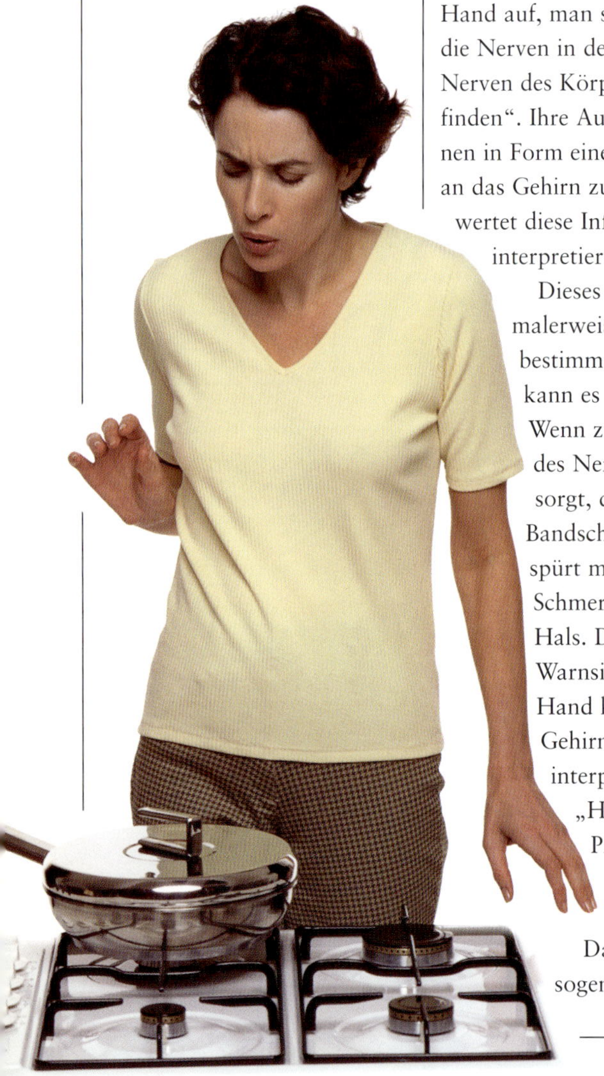

Wenn Sie versehentlich einen heißen Topf anfassen, spüren Sie Schmerzen in der Hand und reißen sie sofort wieder zurück. Die Nerven, die Ihre Hand versorgen, leiten über das Rückenmark ein Warnsignal an das Gehirn, das darauf blitzschnell die Muskeln anweist, die Hand aus der Gefahrenzone zu ziehen. Die Schmerzen treten jedoch nicht in der Hand auf, man spürt sie nur hier. Denn die Nerven in der Hand haben wie alle Nerven des Körpers kein „Schmerzempfinden". Ihre Aufgabe ist es, Informationen in Form eines elektrischen Impulses an das Gehirn zu übertragen. Das Gehirn wertet diese Informationen aus und interpretiert sie als „Schmerz".

Dieses System arbeitet normalerweise sehr effizient, in bestimmten Situationen jedoch kann es durcheinander geraten. Wenn zum Beispiel die Wurzel des Nervs, der die Hand versorgt, durch eine vorgefallene Bandscheibe eingequetscht wird, spürt man möglicherweise die Schmerzen in der Hand, nicht im Hals. Das liegt daran, daß das Warnsignal von dem aus der Hand kommenden Nerv an das Gehirn übermittelt wird. Daher interpretiert es das Signal als „Handschmerzen". Dieses Phänomen bezeichnet man als übertragenen Schmerz.

Damit lassen sich auch sogenannte „Phantomschmerzen" erklären – wenn Menschen nach einer Amputation in dem nicht mehr vorhandenen Körperteil Schmerzen zu spüren glauben. Der Überrest des Nervs, der das amputierte Bein oder den Arm versorgte, sendet weiterhin Warnsignale an das Gehirn.

Im Rücken können übertragene Schmerzen überall entlang eines komprimierten Nervs auftreten. Wenn einer der Nervenstränge, die vom Hals zu den Händen verlaufen, eingequetscht wird, spürt man meist im ganzen Arm und in der Hand Schmerzen. Wird einer der Ischiasnerven eingeklemmt, der vom unteren Ende der Wirbelsäule über die Beine bis zu den Füßen verläuft, können im Gesäß, im Bein und sogar im Fuß Schmerzen auftreten.

Die Stelle, an der der übertragene Schmerz auftritt, kann dem Arzt Hinweise auf den Entstehungsort liefern. Schmerzen im Gesäß oder in den Lenden weisen auf ein Problem im Hüftbereich hin, Schmerzen im Arm deuten auf eine eingeklemmte Nervenwurzel im oberen Brust- oder Halsbereich.

## Druckpunkte

Druck- oder Reizpunkte sind kleine Muskelabschnitte, die chronisch verspannt sind, zum Beispiel als Folge eines Unfalls, schlechter Haltung oder lange aufgestauten Ärgers oder Frustration. Die Muskelfasern an diesen Punkten sind ständig verkrampft, und häufig strahlen die Schmerzen in andere Körperteile aus. Ein Druckpunkt im unteren Rücken zum

Beispiel kann Schmerzen im Gesäß verursachen. Manchmal ist der Druckpunkt selbst weit weniger schmerzhaft als das Zielgebiet. Viele Menschen leiden unter Rückenschmerzen, die durch chronische Muskelverspannung in anderen Körperteilen ausgelöst werden, von denen sie überhaupt nichts wissen.

## Weitere Ursachen

Während Probleme im Rücken zu Schmerzen in anderen Körperteilen führen können, sind oft auch Störungen in anderen Bereichen für Rückenschmerzen verantwortlich. In diesen Fällen treten meist aber auch noch andere Symptome auf. Wenn Sie unter hartnäckigen Rückenschmerzen leiden, die von weiteren Symptomen begleitet werden (siehe nächste Seite), sollten Sie so schnell wie möglich einen Arzt aufsuchen.

## Nierenprobleme

Unsere Nieren filtern schädliche Stoffe aus dem Blut. Manchmal bilden sich Ablagerungen harter Mineralsalze, sogenannte

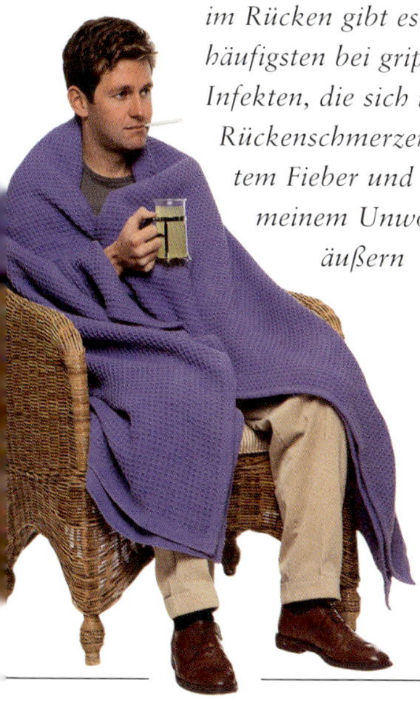

*Übertragene Schmerzen im Rücken gibt es am häufigsten bei grippalen Infekten, die sich in Rückenschmerzen, leichtem Fieber und allgemeinem Unwohlsein äußern*

*Neue Behandlungsmöglichkeiten bei Nierensteinen. Hochkonzentrierte Ultraschall-Impulse zertrümmern die Steine, so daß die kleinen Teilchen mit dem Urin ausgeschieden werden können*

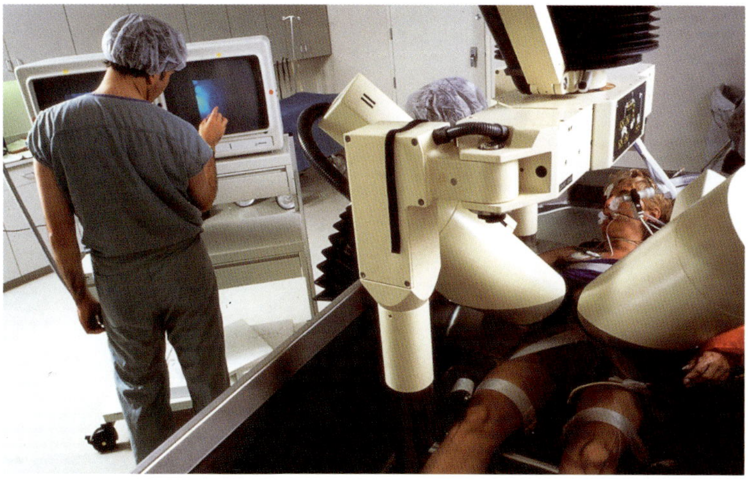

Nierensteine, oder die Nieren entzünden sich. Schmerzen im unteren Rücken können neben anderen Symptomen auf diese Erkrankungen hinweisen. Nierensteine verursachen heftige Rückenschmerzen, die periodisch auftreten und mit Übelkeit verbunden sind. Ständige Schmerzen im unteren Rücken, die in die Lenden ausstrahlen und mit Fieber und verfärbtem Urin einhergehen, deuten auf eine Niereninfektion hin.

## Gallenblasenprobleme

Die Gallenblase liegt in der Nähe der Leber. Sie speichert Galle und verdickt sie, bevor sie sie in den Verdauungstrakt abgibt. Auch in der Gallenblase können sich Steine bilden. Viele Gallensteine können zu einer Gallenblasenentzündung führen. Die Schmerzen spürt man häufig an der unteren Spitze des Schulterblatts, und sie sind mit Unterleibsschmerzen, Übelkeit, manchmal auch Fieber verbunden.

**Siehe auch:**

| | |
|---|---|
| *Nervensystem* | *18* |
| *Muskelprobleme* | *50* |
| *Nervenprobleme* | *54* |

# Übertragener Schmerz

## Pankreatitis

Die Bauchspeicheldrüse liegt in der linken Seite der Bauchhöhle, in der Nähe des Magens. Sie produziert Enzyme, chemische Stoffe, die zur Verdauung nötig sind, und stellt das Hormon Insulin bereit, das den Zuckergehalt des Blutes reguliert. Starker Alkoholkonsum kann zu einer Entzündung der Bauchspeicheldrüse (Pankreatitis) führen. Dadurch können Schmerzen im Oberbauch und periodisch auftretende nagende Schmerzen im mittleren Rückenbereich verursacht werden, die gelegentlich von Durchfall oder von Gelbsucht (Gelbfärbung der Haut) begleitet werden.

## Magen- und Zwöffingerdarmgeschwüre

Die Wände des Magens und des Zwölffingerdarms sind durch eine Schleim produzierende Schicht vor den scharfen Verdauungssäften geschützt. Aber wenn diese Schleimhautschicht geschädigt oder durch ein bestimmtes Bakterium *(H. pylorii)* angegriffen wird, kann sich ein Geschwür – eine offene, wunde Stelle – bilden. Die Folge ist ein brennender oder nagender Schmerz im mittleren und rechten Bauch, der in den Rücken ausstrahlen und sich nach dem Essen (vor allem bei stark gewürzten Speisen) verschlimmern kann.

**ÜBERTRAGENER SCHMERZ**

| LAGE DES SCHMERZES | MÖGLICHE URSACHE |
|---|---|
| Schmerzen im Rücken und/oder an der Seite des Beins und/oder Fußes. Dazu möglicherweise Kribbeln und Taubheitsgefühl | Ischiasnerv |
| Schmerzen im Arm und/oder in der Hand. Dazu möglicherweise Kribbeln und stellenweises Taubheitsgefühl | Armnerv |
| Schmerzen im Gesäß oder im Lendenbereich | Eingeklemmter Nerv im oberen Bereich der Lendenwirbelsäule |
| Rückenschmerzen mit allgemeinem Unwohlsein und Fieber | Grippaler Infekt |
| Periodische starke Rückenschmerzen mit Magenschmerzen und Übelkeit | Nierensteine |
| Ständige oder schwere Schmerzen im unteren Rücken, Fieber, verfärbter Urin | Niereninfektion |
| Schmerzen in der unteren Spitze des Schulterblatts, kolikähnliche Magenschmerzen, dazu vielleicht Fieber und Schüttelfrost | Gallenblasenentzündung oder Gallensteine |
| Periodisch auftretende nagende Schmerzen im Oberbauch, in den Rücken ausstrahlend | Pankreatitis, möglicherweise Gelbsucht |

## Gynäkologische Probleme

Die Krämpfe, die die Menstruationsschmerzen und das Prämenstruelle Spannungssyndrom hervorrufen, können dumpfe, generalisierte Schmerzen im unteren Rücken nach sich ziehen. Auch Entzündungen der Gebärmutter oder der Eierstöcke können Schmerzen im Bereich der Lendenwirbelsäule verursachen. Dabei treten jedoch gleichzeitig Magenschmerzen, Scheidenausfluß und/oder Schmerzen beim Geschlechtsverkehr auf. Zu einem Gebärmuttervorfall kann es kommen, wenn sich die Bänder der Gebärmutter dehnen. Dadurch stülpt sie sich in die Vagina, was einen dumpfen, ziehenden Schmerz im unteren Rücken zur Folge haben kann. Dann ist sofortige ärztliche Behandlung nötig.

## Lungenentzündung und Pleuritis

Die Lungenentzündung ist eine Infektion eines oder beider Lungenflügel, bei der Pleuritis (Rippenfellentzündung) ist die die Lunge überziehende Membran entzündet. Beide Erkrankungen können zu Rückenschmerzen und Schmerzen im Brustkorb, manchmal auch im Schulterblatt führen. Weitere Symptome sind Husten, Schmerzen beim Einatmen und Fieber.

## Herzanfall

Rückenschmerzen können auch auf einen Herzanfall hinweisen. Dazu kommen immer starke, drückende Schmerzen im Brustbereich, die in den Kiefer und den Oberarm austrahlen. Weitere Symptome sind Kurzatmigkeit, Benommenheit, Übelkeit, Herzklopfen, Schwäche und Frieren.

**Siehe auch:**

*Nervensystem* 18
*Probleme und Lösungen* 70

## ÜBERTRAGENER SCHMERZ

| LAGE DES SCHMERZES | MÖGLICHE URSACHE |
|---|---|
| Brennende Schmerzen in der Mitte oder im unteren Rückenbereich. Kann nach Essen oder Trinken auftreten | Zwölffingerdarm- oder Magengeschwür |
| Bei Frauen: dumpfer generalisierter Schmerz im unteren Rückenbereich | Menstruationsschmerz oder Prämenstruelles Spannungssyndrom |
| Bei Frauen: Rückenschmerzen mit Magenschmerzen, Scheidenausfluß und/oder Schmerzen beim Geschlechtsverkehr | Infektion der Gebärmutter und/oder Eileiter |
| Bei Frauen: Dumpfer, ziehender Schmerz im unteren Rücken | Gebärmuttervorfall |
| Rückenschmerzen mit Schmerzen in den unteren Rippen. Husten oder Fieber und Schmerzen beim Einatmen | Lungeninfektion, vielleicht Lungenentzündung oder Pleuritis |
| Rückenschmerzen begleitet von heftigen Brustschmerzen, die in den Kiefer oder einen Arm ausstrahlen. Vielleicht auch Kurzatmigkeit, Benommenheit, Übelkeit, Herzklopfen, Schwäche- und Kältegefühl | Herzanfall |

**ACHTUNG: Die Informationen und Empfehlungen in diesem Buch sollen ärztliche Hilfe nicht ersetzen. Wenn Sie aus irgendeinem Grund in ärztlicher Behandlung sind, fragen Sie erst Ihren Arzt, bevor Sie einen der Ratschläge aus diesem Buch befolgen.**

# Sport und Rücken

*Sich fit zu halten ist eine der besten Möglichkeiten, Rückenschmerzen vorzubeugen oder, wenn man schon darunter gelitten hat, sicherzustellen, daß sie nicht wiederkehren.*

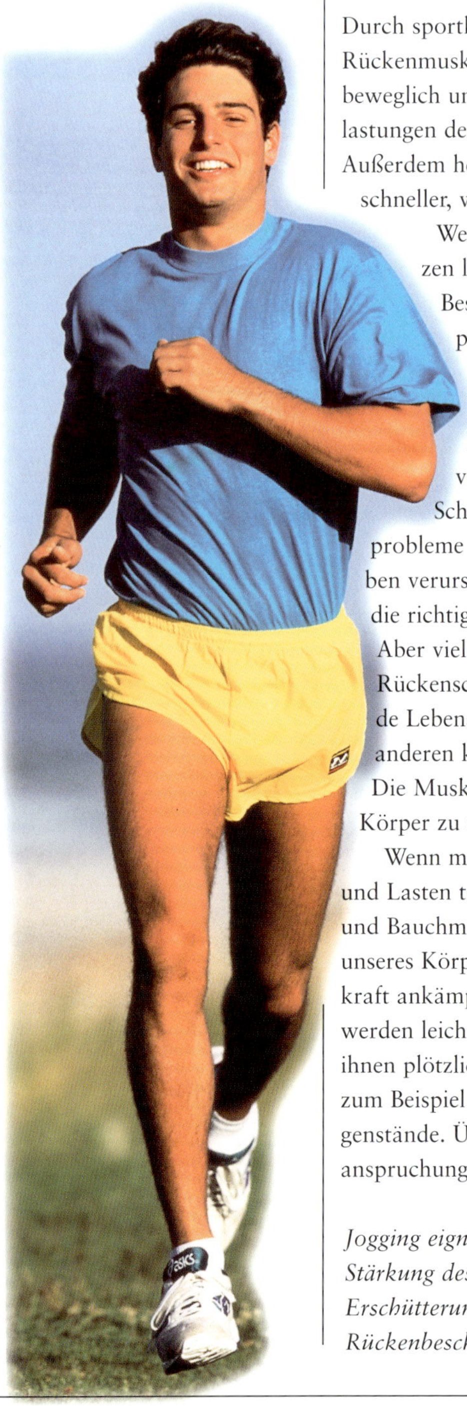

Durch sportliche Betätigung bleiben die Rückenmuskeln kräftig und die Gelenke beweglich und können dadurch den Belastungen des Alltags besser widerstehen. Außerdem heilen Rückenverletzungen schneller, wenn man fit ist.

Wenn man unter Rückenschmerzen leidet, ist man versucht, diese Beschwerden auf irgendwelche physischen Probleme zu schieben, die behoben werden, sobald man eine geeignete Behandlung dafür findet. In vielen Fällen stimmt das auch. Schmerzen, die durch Gelenkprobleme oder beschädigte Bandscheiben verursacht werden, können durch die richtige Therapie gelindert werden. Aber viele von uns bekommen Rückenschmerzen, weil unsere sitzende Lebensweise zu Übergewicht und anderen körperlichen Störungen führt: Die Muskeln werden zu schwach, der Körper zu schwer.

Wenn man sich bückt, streckt, dreht und Lasten trägt, müssen unsere Rücken- und Bauchmuskeln gegen das Gewicht unseres Körpers und gegen die Schwerkraft ankämpfen. Untrainierte Muskeln werden leicht überfordert, wenn man ihnen plötzlich mehr Leistung abverlangt, zum Beispiel beim Heben schwerer Gegenstände. Übergewicht kann die Überbeanspruchung verstärken.

*Jogging eignet sich ausgezeichnet zur Stärkung des Kreislaufs, die ständigen Erschütterungen können jedoch Rückenbeschwerden verschärfen*

## Eine einfache Lösung

Rückenschmerzen kann man vorbeugen durch mehr Bewegung. Auch wenn Ihre Rückenschmerzen physisch bedingt sind und durch eine geeignete Therapie gelindert werden können, sollten Sie sich nicht damit zufriedengeben. Fragen Sie sich, weshalb das Problem entstanden ist. Wurde es durch einen Unfall oder ein anderes Ereignis verursacht, das sich Ihrer Kontrolle entzog, oder lag es daran, daß Sie körperlich nicht in Form waren, als Sie das Sofa hochgehoben haben? War letzteres der Fall, können Sie durch körperliches Training vermeiden, daß die Probleme später wieder auftreten.

Solange Sie aber unter akuten Beschwerden leiden, ist es noch zu früh, mit Laufen oder Schwimmen zu beginnen. Sie sollten zwar so früh wie möglich wieder mit alltäglichen Tätigkeiten wie dem Gehen anfangen, auch wenn es weh tut, aber bevor Sie mit Sport beginnen, müssen Sie Ihrem Rücken genügend Zeit zur Erholung geben.

Die richtigen Übungen für zu Hause wird Ihnen jeder gute Physiotherapeut oder Osteopath zeigen. Auch wenn Sie wieder gesund sind, werden Sie sie vielleicht fortsetzen wollen. Als Alternative bieten sich tägliche Yoga- oder Tai-Chi-Übungen an. Dieses Kapitel widmet sich jedoch in erster Linie sportlichen Übungen, die Menschen mit Rückenschmerzen gefahrlos ausüben können.

Wenn man unter regelmäßig wiederkehrenden Rückenschmerzen leidet oder sich gerade von einem ersten Anfall erholt hat, sind bestimmte Sportarten zu meiden.

Dazu gehören die stark belastenden Kontakt-Sportarten wie Fußball oder Basketball. Mit ihnen kann man sich beschäftigen, wenn man gesund ist, zur Stärkung des Rückens eignen sie sich nicht und können sogar mehr Schaden anrichten, als sie nutzen.

## Gehen

Gehen ist vielleicht die beste Allround-Sportart für Menschen mit Rückenproblemen. Flottes Gehen über eine halbe Stunde, vier- bis fünfmal in der Woche, beansprucht den ganzen Körper, verbessert den Muskeltonus und stärkt den Kreislauf, ohne daß man sich, wie beim Laufen, einem Verletzungsrisiko aussetzt. Gehen erfordert auch keine besondere Ausrüstung, nur robuste und bequeme Schuhe, und man kann es relativ einfach in den Tagesablauf integrieren.

Auch wenn man viel zu tun hat, läßt sich meistens noch Zeit für einen täglichen Marsch erübrigen. Statt mit dem Auto zur Arbeit zu fahren, könnte man zum Beispiel zu Fuß zum Bahnhof gehen, mit dem Zug fahren und dann von der Haltestelle zu Fuß zum Arbeitsplatz gehen. Auch in der Mittagspause kann man einen Spaziergang unternehmen.

Versuchen Sie regelmäßig jedes Wochenende zu gehen, und erledigen Sie Besorgungen möglichst zu Fuß. Wenn der Supermarkt nicht allzu weit entfernt ist und Sie nur kleinere Dinge einkaufen wollen, lassen Sie das Auto in der Garage, und gehen Sie zu Fuß.

Durch scharfes Gehen, bei dem man die Arme ausschwingen läßt, profitiert der Körper am meisten. Vergessen Sie nicht „aufrecht" zu gehen, mit nach hinten gezogenen Schultern und hochgerecktem Kopf. Nach einer Weile werden Sie feststellen, daß Sie immer schneller und weiter gehen können. Setzen Sie sich vernünftige Ziele, und steigern Sie die Distanz allmählich.

## Joggen

Jogging ist eine sehr beliebte Sportart, aber Menschen, die unter Rückenschmerzen leiden oder gelitten haben, sollten damit sehr vorsichtig sein. Jogging belastet besonders die Knie, die Hüften und die Wirbelsäule. Normalerweise kann die Wirbelsäule dank ihrer eingebauten Stoßdämpfer diese Belastungen verarbeiten, aber die Bein- und Hüftgelenke von Joggern können geschädigt werden. Bestehende Wirbelsäulen-, Gelenk- oder Bandscheibenprobleme werden daher durch Joggen verschlimmert.

Wenn Sie laufen wollen, versuchen Sie zuerst überflüssige Pfunde zu verlieren, ziehen Sie gute Laufkleidung und -schuhe an, und wärmen Sie sich immer auf bzw. lassen Sie sich danach abkühlen. Nehmen Sie sich Zeit. Wenn Sie mit dem Joggen erst anfangen, sollten Sie mit einem flotten Marsch beginnen, allmählich das Tempo und die Entfernung steigern und erst dann zum Laufen übergehen.

**Siehe auch:**


*Richtiges Sitzen* 22
*Heben und tragen* 32
*Übungen* 68


## GYMNASTIK UND KÖRPERHALTUNG

*Sich fit zu halten kann bei vielen Rückenproblemen helfen, die durch schlechte Haltung hervorgerufen werden. Wenn die Muskeln gut trainiert sind, nimmt man natürlicherweise eine gute Haltung ein, zum Teil, weil es physisch einfacher und weniger anstrengend ist, aber auch weil man sich besser fühlt und sich über eine gute Körperhaltung freut. Wenn man fit ist, ist auch der Rücken kräftiger und biegsamer und bei Belastungen weniger verletzungsanfällig, wie zum Beispiel beim Heben schwerer Gegenstände. Kommt es dennoch zu Verletzungen, sind sie in der Regel weniger schlimm und man erholt sich schneller wieder.*

# Sport und Rücken

*Die Drehbewegungen beim Tennis können Ihren Rücken schädigen. Wenn Sie mit diesem Sport anfangen wollen, müssen Sie zuvor fit werden*

## Tennis und Co

Tennis und ähnliche Sportarten wie Squash und Badminton können Menschen mit Rückenbeschwerden Probleme bereiten. Bei diesen Sportarten muß man immer kurz sprinten, plötzlich stehenbleiben, sich drehen und viel beugen und zur Seite lehnen, was eine beträchtliche Belastung der Wirbelsäule darstellen kann. Besonders problematisch sind beim Tennis der Aufschlag und das Durchschwingen; auch die Mode, Top-spins mit der Vorhand zu schlagen, und die beidhändige Rückhand verlangen von der Wirbelsäule sehr viele Drehbewegungen.

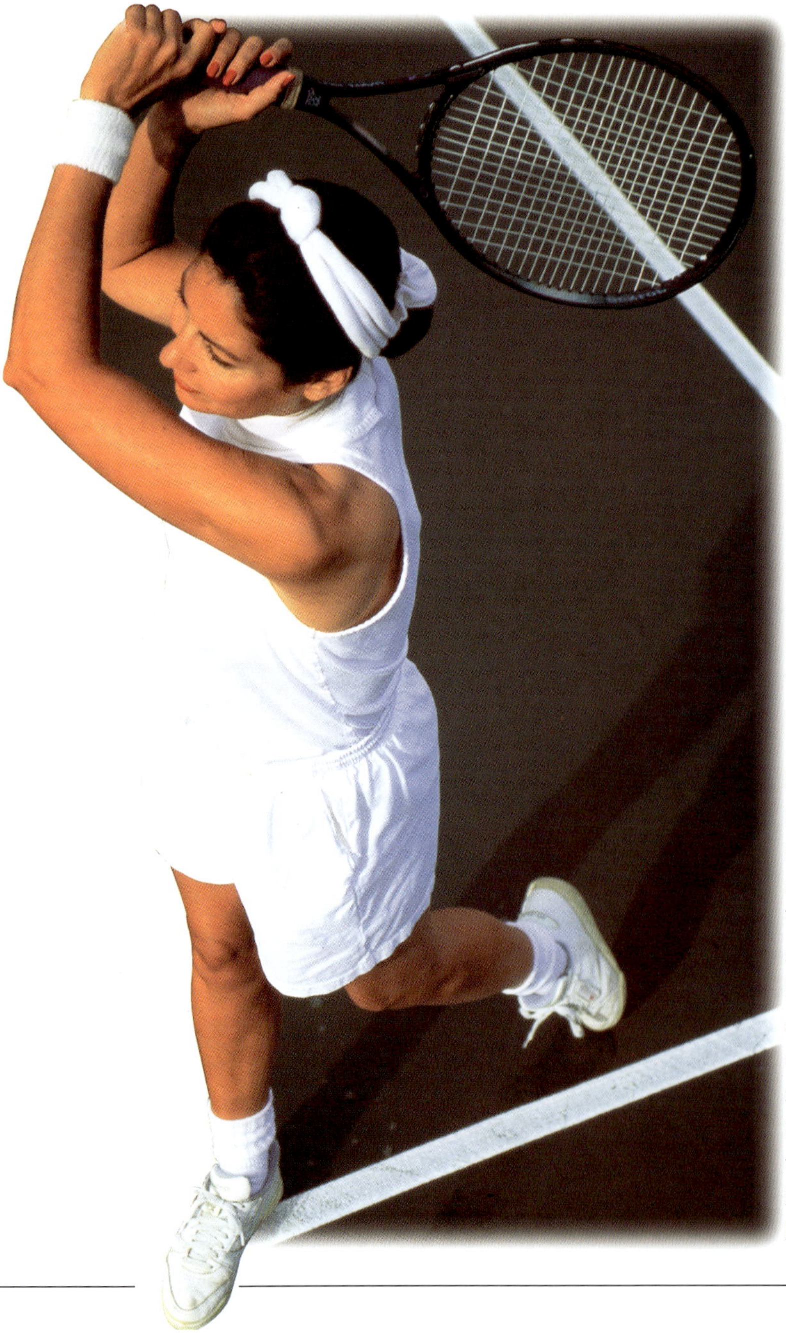

Diese Sportarten eignen sich am besten für Menschen, die fit sind. Wenn Sie mit Tennis oder ähnlichen Sportarten anfangen wollen, sollten Sie sich zuvor einige Monate lang durch andere Aktivitäten, wie zum Beispiel Gehen oder Schwimmen, in Form bringen. Dann nehmen Sie die ersten Tennisstunden, in denen Sie lernen, wie man die Beine einsetzt und den Ball richtig schlägt. Das hilft Ihnen, Verletzungen zu vermeiden, während Sie Ihr Spiel allmählich verbessern.

Der Schläger muß das richtige Gewicht haben. Ein zu schwerer Schläger führt zu einer Überbeanspruchung des Rückens, des Arms und der Schulter, ein zu leichter verleitet dazu, den Ball „anzutupfen" und nicht richtig zu schlagen – was ebenfalls schädlich ist. Achten Sie auch auf passendes Schuhwerk.

## Schwimmen

Schwimmen ist ein ausgezeichneter Sport für Menschen mit Rückenproblemen. Es stärkt den Kreislauf, und weil Wasser Wärme aus dem Körper leitet, kann man auch kräftig trainieren, ohne sich zu überhitzen. Da das Wasser einen großen Teil des Körpergewichts trägt, läuft man zudem nicht Gefahr, Muskeln oder Gelenke zu schädigen. Kraulen und Freistil-Schwimmen sind dem Brustschwimmen vorzuziehen, wenn man unter Schmerzen im Hals- oder unteren Rückenbereich leidet.

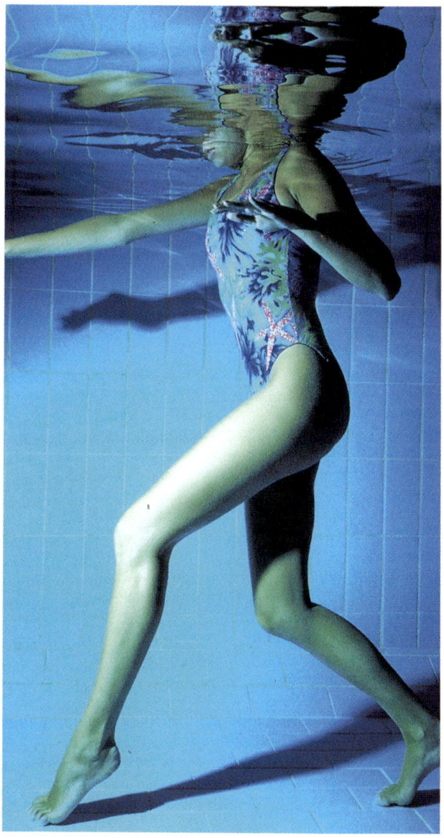

Viele Fachleute empfehlen eine „Wassertherapie". Dazu gehören Aerobic und Gehen im Wasser. Beim Wassertreten watet man in einem Pool schnell hin und her, wobei das Wasser bis zur Hüfte oder ein bißchen höher reichen sollte. Gegen den Druck des Wassers anzugehen, ist ein ausgezeichnetes Training, während das Wasser den Körper stützt und dadurch die Belastung der Wirbelsäule vermindert.

## Fußball

Obwohl es beim Fußball nicht so hart zugeht wie beim Rugby oder beim amerikanischen Football, sollten Menschen mit Rückenbeschwerden auch diese Sportart meiden, denn sie kann einen angegriffenen Rücken weiter schädigen.

*Schwimmen und Wassergymnastik sind eine exzellente Therapie. Durch den Auftrieb im Wasser wird der Körper „leichter", der Druck auf den Rücken läßt nach*

**Siehe auch:**
*Übungen* 68
*Plötzliche Schmerzen* 76
*Physiotherapie* 152

## FALLBEISPIEL

*Sabine, eine 49jährige Sekretärin, erlitt mehrere heftige Schmerzattacken im unteren Rückenbereich. Ihr Hausarzt untersuchte sie, konnte aber nichts feststellen. Nach einigen Tests wurde sie wieder für gesund erklärt.*

*In den folgenden Wochen ließen die Rückenschmerzen allmählich nach. Eines Tages erwähnte eine Arbeitskollegin, auch sie habe früher öfter unter Rückenschmerzen gelitten, die aber völlig verschwunden seien, seit sie regelmäßig an mehreren Abenden in der Woche zum Schwimmen gehe. Am anderen Tag suchte Sabine nach der Arbeit ihr nächstgelegenes Schwimmbad auf. Sie stellte fest, daß das Brustschwimmen ihrem noch immer empfindlichen Rücken nicht behagte, und wechselte zum Rückenschwimmen. Nach 15 Minuten fühlte sich ihr Rücken wunderbar an, und sie entschloß sich, künftig dreimal in der Woche schwimmen zu gehen.*

*Ein halbes Jahr später hält sich Sabine noch immer an ihren Vorsatz, und ihre Rückenbeschwerden sind seitdem nicht wiedergekehrt.*

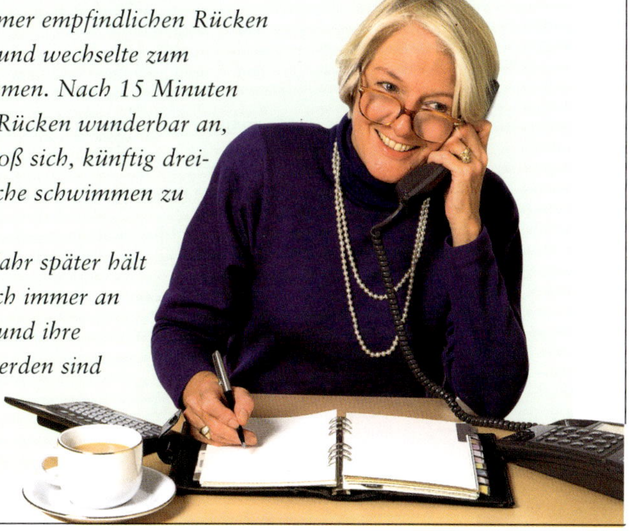

# Sport und Rücken

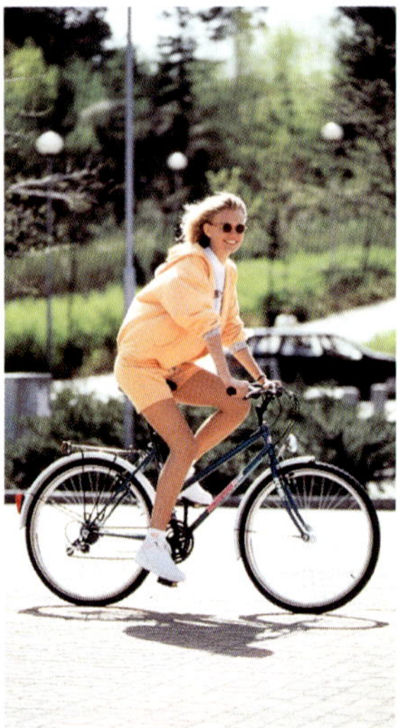

## Radfahren

Auch Radfahren eignet sich gut für Leute mit Rückenbeschwerden. Da das Körpergewicht vom Fahrrad getragen wird, kann man sich auch stärker anstrengen, ohne die Gelenke zu überlasten. Allerdings sollte das Rad dem Radler angepaßt sein.

*Wenn Sie sich fürs Radfahren entscheiden – eine sehr sinnvolle Sportart bei Rückenbeschwerden –, sollten Sie ein Tourenrad oder ein Mountainbike wählen, statt ein Rennrad mit gebogenen Lenker, denn dabei wird das Rückgrat unnatürlich C-förmig gebogen*

Beim Kauf eines Fahrrads können Sie sich den Sitz und die Lenkstange auf die passende Höhe einstellen lassen. Breitere Sättel sind besser als ein schmaler Rennrad-Sattel.

## Golf

Golf ist eine weitere Sportart, die dem Rücken nicht gut bekommt. Durch die Drehungen und Belastungen, die mit einem Golfschlag verbunden sind, wird das Rückgrat enorm beansprucht, sogar bei Profi-Spielern. Und die meisten Golfer haben natürlich keinen perfekten Schlag. Golfverletzungen machen daher einen

**SPORT UND RÜCKEN**

| SPORT | EIGNUNG |
|---|---|
| Aerobic | Nicht zu empfehlen, außer wenn es in einem Swimmingpool gemacht wird, wo das Wasser das Rückgrat entlastet. |
| Amerikanischer Football | Eindeutig abzuraten, wenn bereits Rückenbeschwerden bestehen oder häufiger auftreten. |
| Radfahren | Empfehlenswert. Radfahren ist eine ausgezeichnete Möglichkeit, fit zu werden, ohne die Gelenke im Rücken und in den Beinen übermäßig zu belasten. Wählen Sie ein Tourenrad oder Mountainbike, denn die Sitzhaltung auf einem Rennrad zwingt das Rückgrat zu einer C-förmigen Wölbung. Lassen Sie schon beim Kauf die Höhe von Sattel und Lenkstange richtig einstellen. |
| Golf | Nicht zu empfehlen. Die Bewegungen beim Golfschlag können das Rückgrat stark belasten. Wenn Sie spielen und es nicht aufgeben möchten, lassen Sie Ihre Spielweise von einem Profi überprüfen, denn eine schlechte Technik kann Rückenprobleme verursachen. |
| Joggen | Nicht zu empfehlen. Wenn Sie unbedingt joggen wollen, verbessern Sie vorher einige Wochen lang Ihre Fitneß durch scharfes Gehen, bevor Sie allmählich mit dem Laufen beginnen. Reduzieren Sie Übergewicht, und tragen Sie stets geeignete Laufschuhe. Laufen Sie möglichst auf Gras, nicht auf hartem Boden. |

großen Teil aller durch Sport verursachten Rückenschmerzen aus. Wenn Sie häufig unter Rückenbeschwerden leiden, sollten Sie sich genau überlegen, ob Sie unbedingt mit dem Golfspielen beginnen müssen. Wenn Sie bereits spielen und nicht aufhören wollen, sollten Sie Ihr Spiel am besten von einem Profi oder einem Sportmediziner bewerten lassen, damit Schwächen behoben werden können.

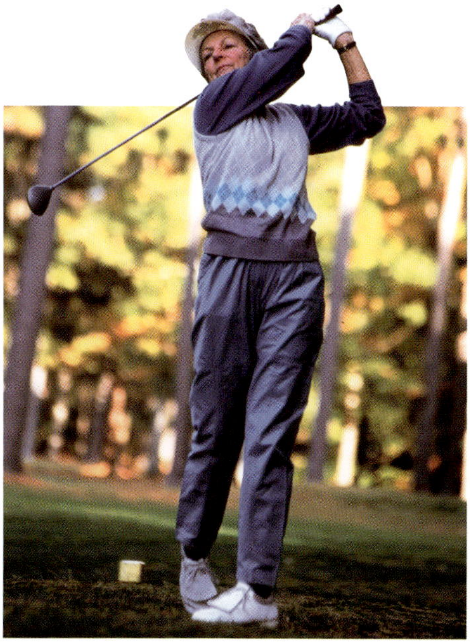

*Das Gehen zwischendurch tut dem Körper und dem Rücken gut, aber die Bewegungen beim Golfschlag können das Rückgrat stark belasten*

**Siehe auch:**
*Knochengerüst* 12
*Übungen* 68
*Plötzliche Schmerzen* 76

## SPORT UND RÜCKEN

| SPORT | EIGNUNG |
|---|---|
| RUGBY | Wie amerikanischer Football ist auch diese Sportart ungeeignet, wenn man eine Rückenverletzung hat oder häufig unter Rückenbeschwerden leidet. |
| FUSSBALL | Ein Sport, den man nur ausüben sollte, wenn man fit ist. Bringen Sie sich zuvor durch eine andere Sportart in Form. |
| SCHWIMMEN | Sehr zu empfehlen. Schwimmen ist wahrscheinlich die beste Allround-Sportart für Menschen mit Rückenproblemen. Es kräftigt den Kreislauf und erlaubt intensives Training, ohne die Gelenke übermäßig zu belasten. Brustschwimmen sollte man besser vermeiden, weil sich dabei der Rücken zu sehr wölbt. |
| TENNIS UND VERWANDTE SPORTARTEN | Wenn Sie unter Rückenproblemen leiden, sollten Sie sich zuvor durch einen anderen Sport in Form bringen, bevor Sie mit Tennis oder einer ähnlichen Sportart anfangen. Nehmen Sie Unterricht, und benutzen Sie einen Schläger mit passendem Gewicht. Tragen Sie stets gute Tennis- oder Sportschuhe. |
| GEHEN | Sehr zu empfehlen. Gehen ist eine ausgezeichnete Allround-Sportart für Leute mit Rückenproblemen und kann gut in den Tagesablauf eingebaut werden. Gehen Sie zügig, und steigern Sie allmählich die Distanz. |
| WATER WALKING | Wassertreten ist sehr zu empfehlen. Das Wasser stützt die Wirbelsäule, und das Hindurchwaten ist ein ausgezeichnetes Training. |

# Aufwärm- und Dehnübungen

*In ihrem Bestreben, fit zu werden, schaden sich manche Leute mehr, als sie sich nützen. Eine der häufigsten Ursachen für Sportverletzungen ist der Verzicht auf die Aufwärmübungen.*

Aufwärmen ist nötig, weil es unseren Körper auf die Anstrengungen vorbereitet, die von ihm verlangt werden. Es erhöht die Herzschlagfrequenz, was die Blutzirkulation beschleunigt, und erwärmt und dehnt unsere Muskeln. Die Muskeln werden daher gut mit Blut versorgt und arbeiten von Beginn an effizienter, was das Risiko von Überbelastungen und Verletzungen vermindert.

Machen Sie diese einfachen Dehnübungen, bevor Sie mit dem Sport beginnen. Wiederholen Sie sie nach dem Sport, um sich abzukühlen und die Muskeln zu entspannen.

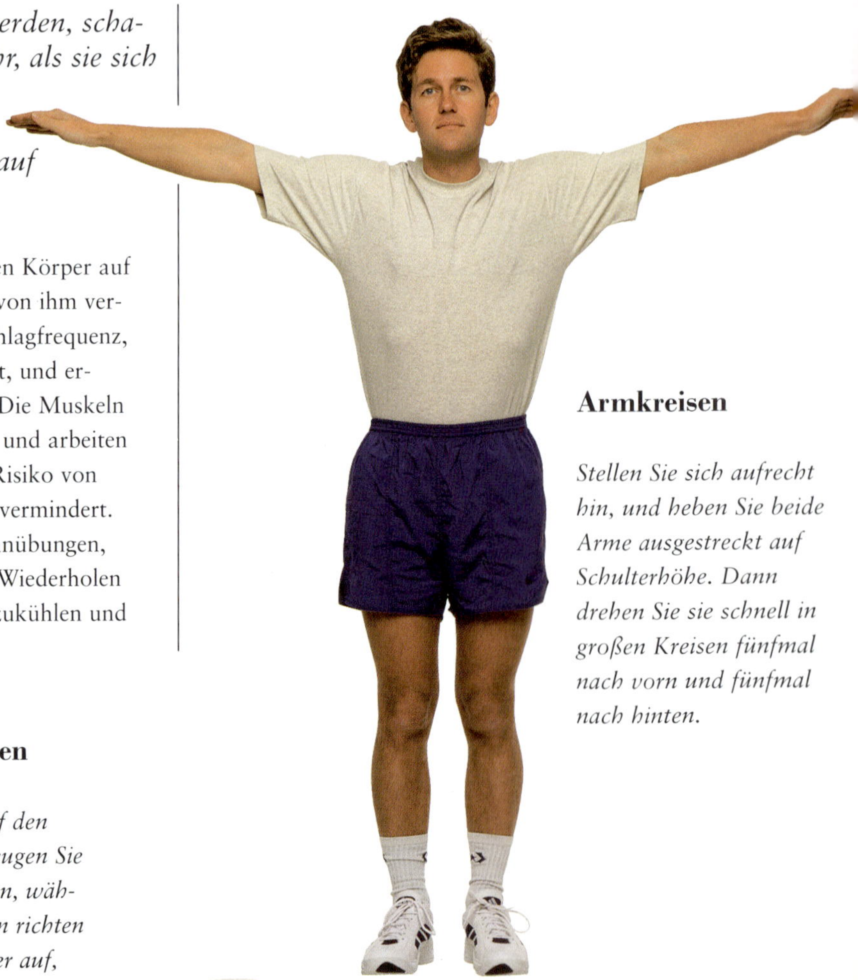

**Armkreisen**

*Stellen Sie sich aufrecht hin, und heben Sie beide Arme ausgestreckt auf Schulterhöhe. Dann drehen Sie sie schnell in großen Kreisen fünfmal nach vorn und fünfmal nach hinten.*

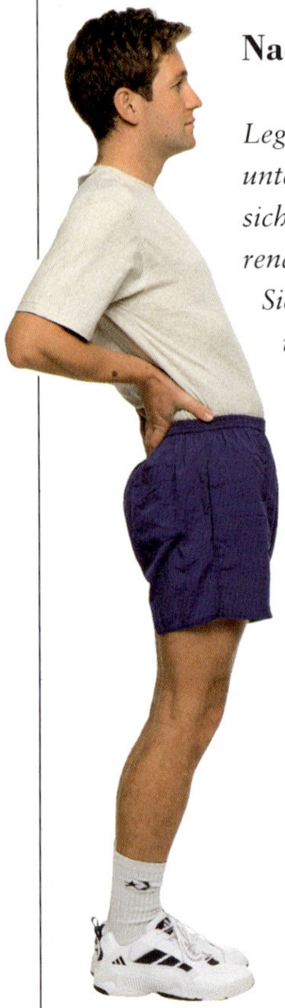

**Nach hinten strecken**

*Legen Sie die Hände auf den unteren Rücken, und beugen Sie sich langsam nach hinten, während Sie einatmen. Dann richten Sie sich langsam wieder auf, während Sie ausatmen. Wiederholen Sie die Übung fünfmal.*

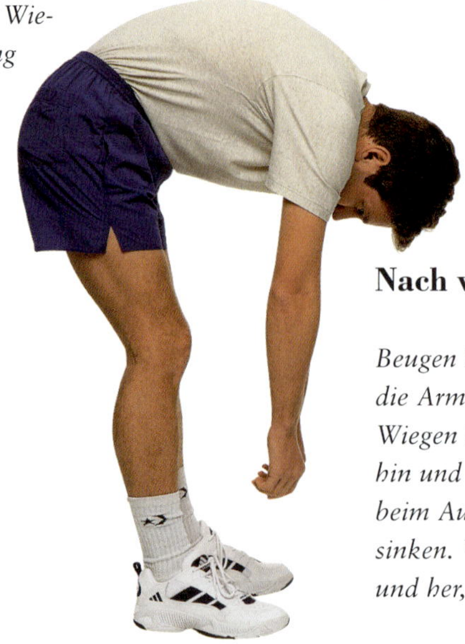

**Nach vorn strecken**

*Beugen Sie sich nach vorn, so daß der Kopf, die Arme und die Hände nach unten hängen. Wiegen Sie sich ein paar Sekunden lang sanft hin und her. Atmen Sie ein, und lassen Sie beim Ausatmen den Kopf weiter nach unten sinken. Wiegen Sie sich einige Sekunden hin und her, bevor Sie sich wieder aufrichten.*

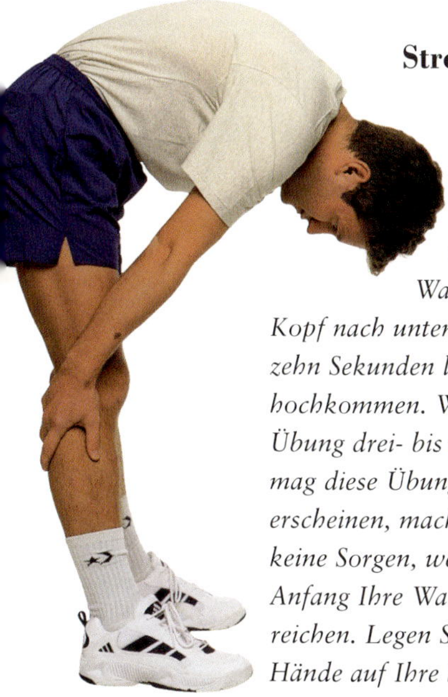

## Strecken der Kniekehlen

*Stellen Sie sich aufrecht hin, die Beine etwa 60 cm auseinander. Beugen Sie sich nach vorn, und umfassen Sie die Rückseite Ihrer Waden mit den Händen. Lassen Sie den Kopf nach unten hängen. Halten Sie diese Stellung zehn Sekunden lang, bevor Sie wieder hochkommen. Wiederholen Sie die Übung drei- bis fünfmal. Zunächst mag diese Übung schwierig erscheinen, machen Sie sich keine Sorgen, wenn Sie am Anfang Ihre Waden nicht erreichen. Legen Sie die Hände auf Ihre Schienbeine. Durch häufiges Üben werden Sie beweglicher werden.*

**Siehe auch:**

*Sport und Rücken* 62
*Probleme und Lösungen* 70
*Physiotherapie* 152

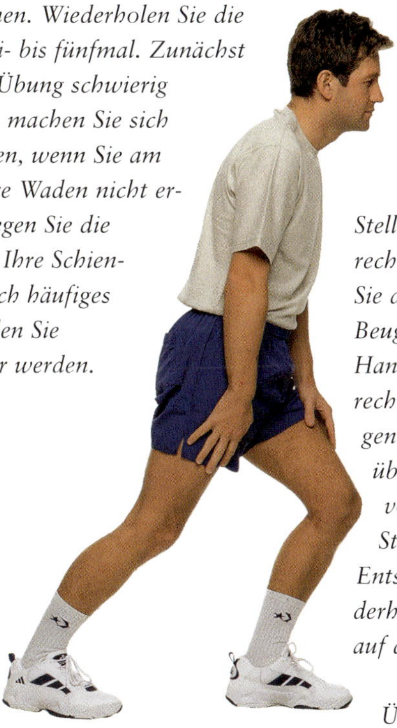

## Strecken der Oberschenkelmuskeln

*Stellen Sie sich aufrecht hin. Setzen Sie das rechte Bein so weit wie möglich zurück. Stellen Sie den rechten Fuß flach auf den Boden. Beugen Sie das linke Knie. Legen Sie die linke Hand auf den linken Oberschenkel und die rechte Hand auf den rechten. Bewegen Sie das Gewicht Ihres Körpers über das linke Knie nach vorn, und halten Sie diese Stellung fünf Sekunden. Entspannen Sie sich. Wiederholen Sie die Übung auf der anderen Seite. Machen Sie die Übung zweimal auf jeder Seite.*

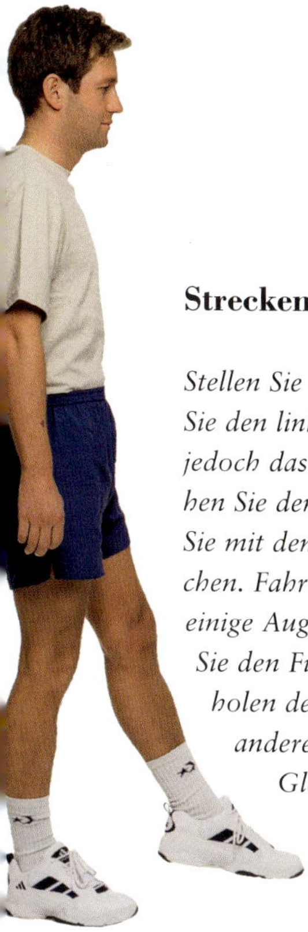

## Strecken des Knöchels

*Stellen Sie sich aufrecht hin. Heben Sie den linken Fuß hoch, wobei Sie jedoch das Bein gerade halten. Drehen Sie den Knöchel langsam, indem Sie mit dem Fuß kleine Kreise machen. Fahren Sie mit dieser Übung einige Augenblicke fort, dann setzen Sie den Fuß wieder ab und wiederholen den Vorgang mit dem anderen Bein. Solange Sie das Gleichgewicht noch nicht gut halten, müssen Sie sich vielleicht an einer Wand abstützen.*

## Streckung der Wade

*Stellen Sie sich in ungefähr 60 cm Entfernung vor eine Wand. Legen Sie die Hände auf Schulterhöhe an die Wand, und lehnen Sie sich an die Wand, wobei Sie jedoch die Arme und Beine gerade halten. Ziehen Sie Ihren Unterleib hoch, während Sie die Beine flach auf dem Boden ruhen lassen. Halten Sie diese Stellung fünf Sekunden, und wiederholen Sie sie fünfmal.*

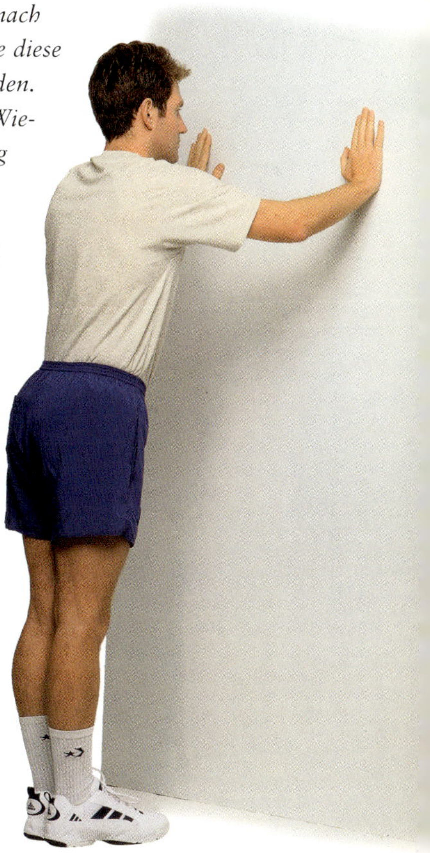

# Ihr Problem: Ursache und Behandlung

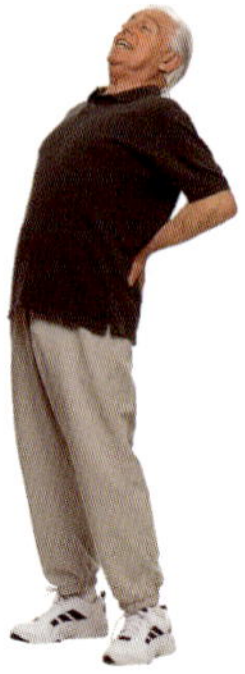

*Rückenschmerzen sind eine komplizierte Angelegenheit und können vielfältige Ursachen haben. Die nachfolgende Aufstellung listet häufige und weniger häufige Rückenprobleme auf und benennt ihre möglichen Ursachen und Lösungen. Sie soll keine Hilfe zur Selbstdiagnose sein. Wenn Sie unter Rückenbeschwerden leiden, sollten Sie sich von einem Arzt untersuchen lassen, der Ihnen eine Behandlungsmöglichkeit aufzeigen kann. Zusätzlich können Sie eine alternative Therapie heranziehen.*

| PROBLEM | MÖGLICHE URSACHE | BEHANDLUNG |
|---|---|---|
| Schmerzen und Steifigkeit in irgendeinem Rückenbereich | Überbeanspruchte Muskeln aufgrund falscher Haltung | Kurzfristig: Massage, Manipulation durch Osteopathen/Chiropraktiker. Langfristig: In der Haltung oder im persönlichen Umfeld nach Ursachen suchen; Alexander-Technik, Entspannungstechniken |
| Schmerzen und Steifigkeit im unteren und mittleren Rückenbereich. Vielleicht auch Schmerzen im Gesäß, den Hüften und Oberschenkeln | Überbeanspruchtes oder verlagertes Wirbelgelenk | Ruhigstellung. Manipulation durch Osteopathen/Chiropraktiker/Physiotherapeuten. Übungen nach Abklingen der akuten Schmerzen |
| Schmerzen im Nacken mit Bewegungseinschränkung | Überbeanspruchtes oder verlagertes Wirbelgelenk oder Bandscheibenproblem | Manipulation durch Osteopathen/Chiropraktiker/Physiotherapeuten. Übungen nach Abklingen der Schmerzen |
| Schmerzen im Nacken mit Bewegungseinschränkung einige Stunden oder Tage nach einem Unfall | Schleudertrauma | Gehen Sie zum Arzt, um ernsthafte Komplikationen auszuschließen. Ruhigstellung, Massage, Manipulation durch Osteopathen/Chiropraktiker/Physiotherapeuten und Akupunktur |
| Schmerzen im mittleren Rückenbereich | Überbeanspruchtes oder verlagertes Wirbelgelenk | Ruhigstellung. Manipulation durch Osteopathen/Chiropraktiker/Physiotherapeuten. Übungen nach Abklingen der Schmerzen |
| Schmerzen im Bein beim Nachvornbeugen des Rumpfes | Nervenwurzel-Fibrose | Spezielle physiotherapeutische Übungen |

| PROBLEM | MÖGLICHE URSACHE | BEHANDLUNG |
|---|---|---|
| Akute Schmerzen im unteren Rücken mit dumpfem Schmerz, der sich über größere Bereiche ausbreitet. Schmerzen normalerweise auf eine Körperseite beschränkt | Bandscheibenvorfall | Gehen Sie zum Arzt, bevor Sie Alternativtherapien heranziehen. Bandscheibenprobleme verschwinden meist durch Ruhigstellung. Osteopathie/Chiropraktik und Akupunktur können Heilung beschleunigen |
| Schmerzen im unteren Rücken, auch im Gesäß und im Bein. Möglicherweise Taubheitsgefühl und Kribbeln. Schmerzen sind zunächst im Rücken am schlimmsten, dann im Bein | Verlagertes oder beschädigtes Wirbelgelenk oder Bandscheibenvorfall – die Einklemmung der Nervenwurzel verursacht Schmerzen im Bein | Gehen Sie zum Arzt, bevor Sie Alternativtherapien heranziehen. Behandlung der Wirbelgelenkprobleme oder des Bandscheibenvorfalls wie oben |
| Schmerzen im oberen Rücken und im Arm, eventuell bis in die Hand. Möglicherweise auch Kribbeln und Taubheitsgefühl | Verlagertes oder beschädigtes Wirbelgelenk oder Bandscheibenvorfall. Symptome im Arm oder der Hand werden durch eingeklemmten Nerv verursacht | Gehen Sie zum Arzt, bevor Sie Alternativtherapien heranziehen. Behandlung der Wirbelgelenkprobleme oder des Bandscheibenvorfalls wie oben |
| Schmerzen im Gesäß oder im Lendenbereich | Eingequetschter Nerv im oberen Teil der Lendenwirbelsäule | Gehen Sie zum Arzt, bevor Sie Alternativtherapien heranziehen. Behandlung der Wirbelgelenkprobleme oder des Bandscheibenvorfalls wie oben |
| | Oder: Übertragener Schmerz von einem „Reizpunkt" eventuell im unteren Rückenbereich. Reizpunkte können Schmerzen in relativ weit entfernte Bereiche ausstrahlen | Massage, Manipulation durch Osteopathen/Chiropraktiker |
| Plötzliche, heftige Rückenschmerzen, oft beim Sport oder bei anstrengender körperlicher Arbeit | Abrißfraktur | Ruhigstellung. Vermeiden Sie alles, was zu neuen Schmerzen führen könnte, bevor Ihr Rücken geheilt ist |

**ACHTUNG: Die Informationen und Empfehlungen in diesem Buch sollen ärztliche Hilfe nicht ersetzen. Wenn Sie aus irgendeinem Grund in ärztlicher Behandlung sind, fragen Sie erst Ihren Arzt, bevor Sie einen der Ratschläge aus diesem Buch befolgen.**

# Ihr Problem: Ursache und Behandlung

| PROBLEM | MÖGLICHE URSACHE | BEHANDLUNG |
| --- | --- | --- |
| Starke, andauernde Rückenschmerzen bei Alten oder Kranken | Fraktur aufgrund von Osteoporose | Gehen Sie zum Arzt |
| Starke Rückenschmerzen, eventuell mit Kribbeln oder Taubheitsgefühl in den Beinen | Spondylolisthesis | Gehen Sie zum Arzt |
| Schmerzen, Kribbeln und Taubheitsgefühl in den Beinen. Symptome verschlimmern sich beim Stehen und Gehen, lassen aber beim Sitzen oder Nachvornbeugen nach | Spinalstenose im unteren Lendenwirbelbereich Bandscheibenvorfall oder Gelenksveränderungen infolge von Osteoarthritis oder durch Osteophyten | Abnehmen kann Linderung der Symptome begünstigen. In schweren Fällen ist eine Operation notwendig |
| Schmerzen in Rücken oder Beinen mit Schwäche- und Taubheitsgefühl oder Verlust der Kontrolle über Blase und Stuhlgang | Quetschung des Rückenmarks oder der Cauda equina. Kann durch einen Bandscheibenvorfall ausgelöst sein | Begeben Sie sich sofort in ärztliche Behandlung |
| Rückenschmerzen mit Fieber und starker Müdigkeit | Epiduraler Abszeß | Gehen Sie zum Arzt, der Ihnen Antibiotika verschreibt |
| Rückenschmerzen mit allgemeinem Unwohlsein und leichtem Fieber | Grippaler Infekt oder Fieber | Ruhigstellung. Essen Sie Vitamin-C-reiche Nahrungsmittel. Pflanzenmedizin, Aromatherapie und Homöopathie können helfen |
| Rückenschmerzen mit Nackensteifigkeit und Fieber | Meningitis | Begeben Sie sich so schnell wie möglich in ärztliche Behandlung |
| Schmerzen in der unteren Schulterblattspitze, kolikartige Magenschmerzen, eventuell Fieber und Schüttelfrost | Gallenblasenentzündung oder Gallensteine | Gehen Sie zum Arzt. Ernährungsberatung, Pflanzenmedizin, Chinesische Medizin und Homöopathie können helfen |
| Periodisch auftretende Schmerzen im unteren Rücken mit kolikartigen Magenschmerzen und Übelkeit | Nierensteine | Gehen Sie zum Arzt. Ernährungsberatung und Pflanzenmedizin können helfen |

| PROBLEM | MÖGLICHE URSACHE | BEHANDLUNG |
|---|---|---|
| Periodisch auftretende, nagende Schmerzen vor allem im mittleren Rückenbereich, Schmerzen im Oberbauch, eventuell Gelbsucht | Pankreatitis | Gehen Sie zum Arzt |
| Brennende Schmerzen im mittleren oder unteren Rückenbereich Treten meist nach Essen oder Trinken auf | Magen- oder Zwölffingerdarmgeschwür | Gehen Sie zum Arzt |
| Bei Frauen:<br>Dumpfer, allgemeiner Schmerz im unteren Rückenbereich | Menstruationsschmerzen oder Prämenstruelles Syndrom (PMS) | Menstruationsschmerzen:<br>Aromatherapie, Massage, Pflanzenmedizin, Homöopathie, Akupressur, Osteopathie, Chinesische Medizin und Yoga können helfen<br><br>PMS:<br>Ernährungsberatung, Chinesische Medizin, Entspannungstechniken, Yoga und Gymnastik können helfen |
| Bei Frauen:<br>Rückenschmerzen verbunden mit Magenschmerzen, Scheidenausfluß und/oder Schmerzen beim Geschlechtsverkehr | Infektion der Gebärmutter und/oder der Eileiter | Gehen Sie zum Arzt |
| Bei Frauen:<br>Dumpfer, ziehender Schmerz im unteren Rückenbereich | Gebärmuttervorfall | Gehen Sie zum Arzt |
| Schmerzende Muskeln im Rücken oder in anderen Körperteilen | Nahrungsmittelallergie | Angewandte Kinesiologie.<br>Eine Ausschlußdiät, aber lassen Sie sich auf jeden Fall von einem Ernährungsberater oder Arzt beraten |

**ACHTUNG: Die Informationen und Empfehlungen in diesem Buch sollen ärztliche Hilfe nicht ersetzen. Wenn Sie aus irgendeinem Grund in ärztlicher Behandlung sind, fragen Sie erst Ihren Arzt, bevor Sie einen der Ratschläge aus diesem Buch befolgen.**

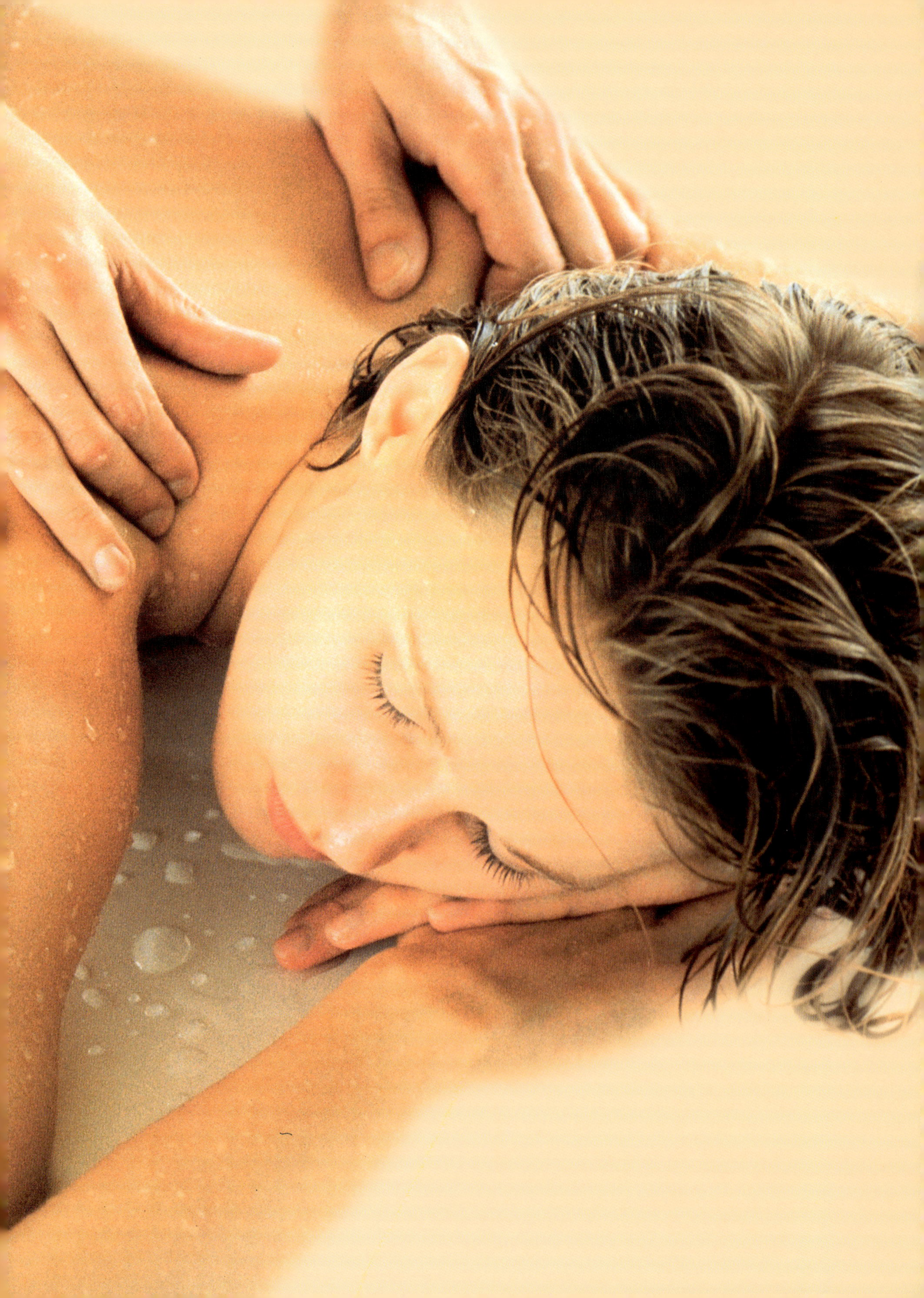

# 4

# DIE BEHANDLUNGS-MÖGLICHKEITEN

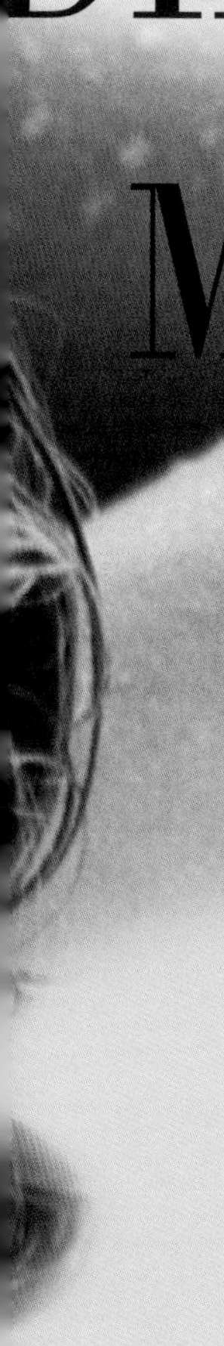

*Rückenschmerzen können vielfältige Ursachen haben, oft ist der Ursprung der Schmerzen zunächst nicht klar einzugrenzen. Wenn Sie unter Rückenschmerzen leiden, können Sie unter einer Vielzahl von Therapien wählen. Sie können mit einem Besuch bei Ihrem Hausarzt beginnen, aber auch gleich zum nächsten Chiropraktiker gehen. Sie können aber auch konventionelle und komplementäre Behandlungsformen Ihrem individuellen Problem entsprechend verbinden.*

*Eine erste Untersuchung beim konventionellen Arzt sollte Ihnen die Gewißheit geben, daß die Schmerzen nicht von einer ernsten Erkrankung herrühren.*

# Wenn plötzlich Schmerzen auftreten

*Bei plötzlichen Anfällen von Rückenschmerzen gehen viele Menschen sofort zum Arzt. Es gibt jedoch auch Selbsthilfemaßnahmen, die die Schmerzen lindern und vielleicht sogar ohne Arzt das Problem beheben können.*

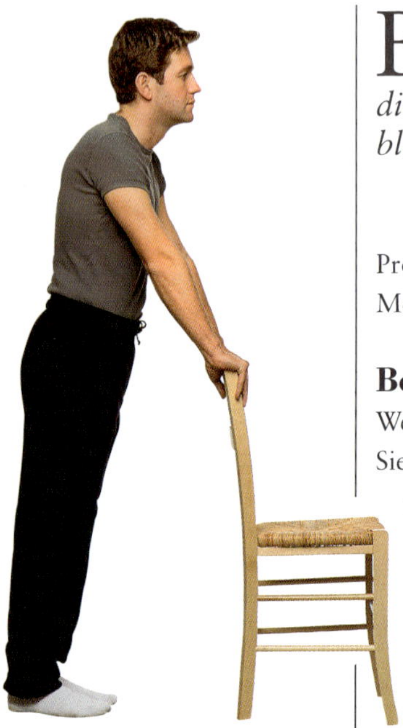

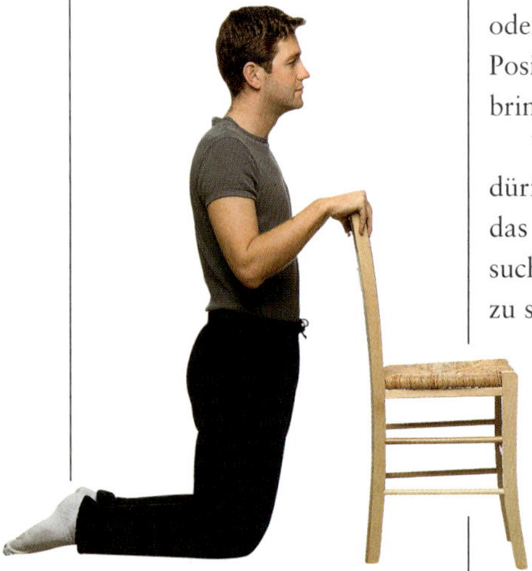

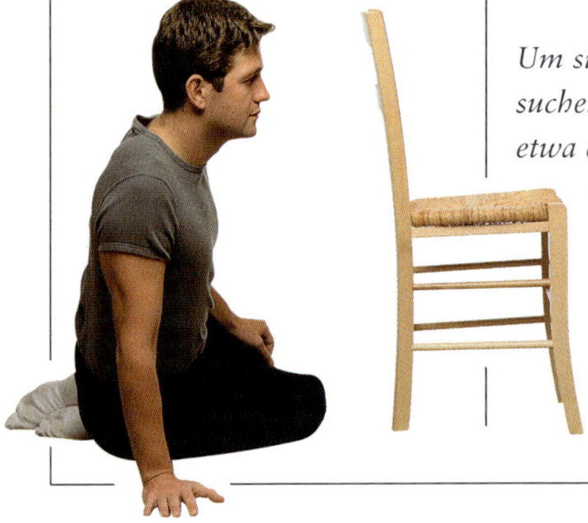

*Um sich auf den Boden zu legen, versuchen Sie sich an einem Möbelstück, etwa einem Küchenstuhl, abzustützen, während Sie sich langsam auf die Knie niederlassen. Gleiten Sie anschließend weiter hinunter, bis Sie auf der Seite liegen, und versuchen Sie sich dann vorsichtig auf den Rücken zu drehen*

Probieren Sie folgende „Erste-Hilfe"-Methoden aus, bevor Sie zum Arzt gehen.

## Bettruhe

Wenn die Schmerzen akut auftreten, legen Sie sich eine Weile hin, auf ein Bett, sofern es nicht zu kalt oder durchgelegen ist, oder in einem Schlafsack oder auf Tüchern auf den Boden. Beim waagerechten Liegen wird die Wirbelsäule entlastet. Es gibt kein falsches oder richtiges Liegen. Sie können sich auf den Rücken legen, auf den Bauch oder auf die Seite – je nachdem, welche Position Ihnen am meisten Erleichterung bringt.

Wenn Sie einen Muskelkrampf haben, dürfte es etwas schwierig werden, sich auf das Bett oder den Boden zu legen. Versuchen Sie sich auf die Kante des Bettes zu setzen, und rollen Sie sich dann langsam darauf. Stützen Sie sich nicht durch Kissen ab. Schieben Sie sich allenfalls ein Kissen unter den Kopf. Wenn Sie auf dem Rücken liegen, können ein zusammengerolltes Handtuch oder ein Kissen unter dem unteren Rückenbereich und zwei oder drei Kissen unter den Knien für mehr Bequemlichkeit sorgen. Liegen Sie auf der Seite, stützt ein Kissen zwischen den Knien den Oberschenkel und hindert ihn daran, nach vorn zu rutschen, wodurch sich die Wirbelsäule verdrehen könnte. Durch das Liegen werden die verkrampften Muskeln entspannt, und die Schmerzen werden langsam nachlassen oder ganz verschwinden.

Bettruhe ist bei Rückenbeschwerden zwar eine gute „Erste-Hilfe"-Maßnahme, sollte aber nicht länger als ein paar Tage eingehalten werden. Zum einen läßt die Muskelstärke überraschend schnell nach, wenn man zu lange im Bett liegt. Zweitens ist Bettruhe – verglichen mit anderen Behandlungsformen – weniger effektiv, was Schmerzlinderung, Erholungsdauer und Krankzeiten betrifft. Sie sollten sich daher so viel wie möglich bewegen. Wenn die Schmerzen nachgelassen haben, ändern Sie häufiger Ihre Position, und versuchen Sie ungefähr jede halbe Stunde aufzustehen und umherzugehen.

## SCHMERZLINDERUNG

Bei dem Begriff „Schmerzlinderung" denken viele Menschen automatisch an Tabletten. Es gibt jedoch auch andere Methoden.

### Schmerzmittel

Während eines akuten Anfalls können Sie durchaus ein Schmerzmittel nehmen. Medikamente wie Aspirin oder Paracetamol oder eines der anderen frei erhältlichen Mittel können die Symptome zum

Abklingen bringen und dazu beitragen, den Teufelskreis von Muskelverkrampfung und Schmerzen zu durchbrechen. Überschreiten Sie aber nicht die zulässige Dosis, und gehen Sie zum Arzt, wenn die Schmerzen nach drei oder vier Tagen nicht abklingen.

## Wärme

Wärme an einer schmerzenden Stelle kann oft sehr hilfreich sein, vor allem im unteren Rückenbereich. Eine Wärmflasche, die in ein Handtuch eingewickelt ist und auf den Rücken gelegt wird, ist sehr wirksam. Sie können auch ein elektrisches Heizkissen verwenden. Wenn Sie spüren, daß Rückenschmerzen im Anzug sind, duschen Sie heiß, um sich zu entspannen, und machen Sie anschließend eine Wärmebehandlung. Auch heiße Bäder können bei Rückenschmerzen lindernd und entspannend wirken.

**Siehe auch:**

*Selbstbehandlung* 84
*Meditation* 102
*Medikamente* 156

## ENTSPANNEN UND ATMEN

*Wenn Sie liegen und darauf warten, daß die Schmerzen nachlassen, werden Sie wahrscheinlich nicht allzu sehr an Entspannungstechniken interessiert sein. Doch die Fähigkeit, durch kontrolliertes Atmen den Körper zu entspannen, ist ein Grundelement der meisten östlichen Meditationsrichtungen. Richtiges Atmen können Sie üben, während Sie flach auf dem Rücken liegen.*

*Es gibt zwei Arten des Atmens. Bei normalem, entspanntem Atmen wird vor allem das Zwerchfell beansprucht, der kräftige Muskel, der die Brust vom Bauch trennt. Wenn Sie einatmen, zieht sich das Zwerchfell zusammen, drückt den Magen nach unten und erzeugt dadurch ein Vakuum in der Brust, in das Luft eingesogen wird. Wenn sich das Zwerchfell nach unten bewegt, werden die vorderen Bauchmuskeln nach außen gedrückt. Wenn Sie ausatmen, entspannt sich das Zwerchfell und preßt die Luft aus den Lungen, wodurch die Vorderseite des Bauchs wieder flach wird.*

*Bei Streß und Aufregung jedoch verändert sich die Art des Atmens automatisch. Anstatt das Zwerchfell einzusetzen, nutzen Sie die Muskeln zwischen den Rippen, um den Brustkorb zu weiten, und saugen schnell große Mengen Luft ein. Das ist eine gute Notfall-Maßnahme und versorgt den Körper mit zusätzlichem Sauerstoff, wenn er kämpfen oder fliehen muß. Dies kann jedoch einen Teufelskreis auslösen: Das schnellere Atmen unter Zuhilfenahme der Rippenmuskeln bei Streß führt zu weiterer Anspannung, die mehr Streß zur Folge hat, was wiederum schnelleres Atmen auslöst – und so weiter.*

*Nutzen Sie daher im Liegen die Gelegenheit, Ihren Atem zu überprüfen. Wenn Sie zu schnell und mit Hilfe der Rippenmuskeln atmen, versuchen Sie den Atem zu normalisieren. Jeder Atemzug sollte ganz natürlich dem vorhergehenden folgen, wobei sich Ihr Bauch langsam hebt und senkt und die Brust fast völlig ruhig bleibt.*

Atmen Sie langsam aus, lassen Sie Ihren Bauch flach werden. Atmen Sie langsam ein, lassen Sie Ihren Bauch sich ausdehnen. Atmen Sie durch die Nase

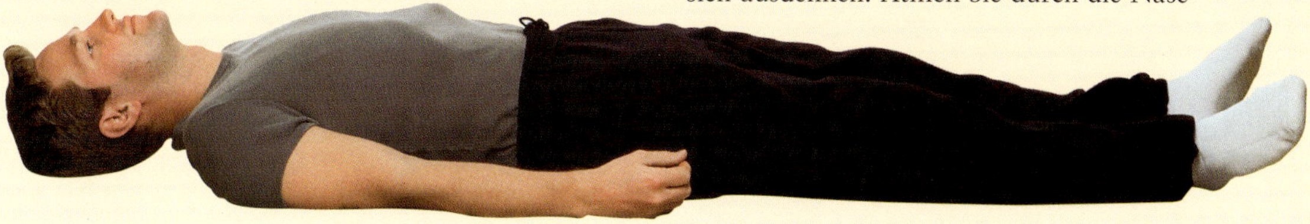

# Wenn plötzlich Schmerzen auftreten

*Eine einfache – aber leichte – Massage kann die Schmerzen lindern*

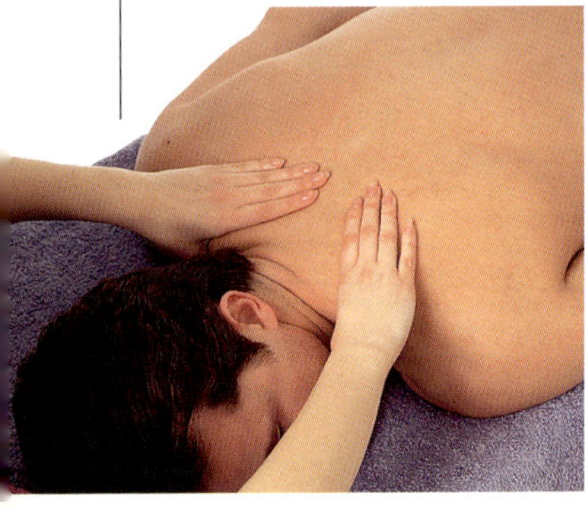

## Kälte

Eine Eispackung auf dem Rücken kann ebenfalls die Schmerzen lindern. In Sportgeschäften oder Apotheken gibt es spezielle Gel-Packungen. Diese kann man zu Hause gefrieren. Eine Wärmflasche, die man mit zerstoßenem Eis füllt, erzielt jedoch die gleiche Wirkung. Vergessen Sie nicht, daß Eis „verbrennen" kann, legen Sie die Kältepackung niemals direkt auf die Haut, sondern umwickeln Sie sie mit einem Handtuch. Übertreiben Sie es nicht – nach zehn Minuten wissen Sie, ob es hilft oder nicht. Wenn ja, wiederholen Sie die Behandlung nach 20 Minuten.

## Heiß und kalt

Abwechselnde Hitze- und Kälteanwendungen sind eine Standardbehandlung bei Sportverletzungen. Sie hemmen Entzündungen und Schwellungen und fördern die Blutzirkulation an der verletzten Stelle. Eine Methode besteht darin, den schmerzenden Bereich im Rücken ungefähr eine Minute lang so heiß wie möglich abzuduschen. Dann läßt man eine Minute lang kaltes Wasser darüberfließen. Wiederholen Sie diesen Vorgang zehn Minuten lang. Sie können auch zwei Handtücher verwenden, die Sie in heißes bzw. kaltes Wasser tauchen und abwechselnd

### ERSTE HILFE BEI PLÖTZLICHEN RÜCKENSCHMERZEN

| ART DES SCHMERZES | HILFSMASSNAHME |
|---|---|
| SCHMERZEN IM UNTEREN RÜCKEN | • Legen Sie sich auf ein Bett oder den Boden. Schieben Sie sich ein kleines Kissen unter den Lendenwirbelbereich und zwei oder drei Kissen unter die Knie. Wenn nach einer halben Stunde die Schmerzen nachgelassen haben, gehen Sie umher.<br>• Massage<br>• Extension. Bitten Sie den Partner, Ihre Beine anzuheben und hin und her zu schwenken, oder hängen Sie sich an eine offene Tür<br>• Anwendung von Hitze oder Kälte oder beidem<br>• Nehmen Sie ein Schmerzmittel<br>• Homöopathie, insbesondere *Arnica* und *Cal. carb.* |
| SCHMERZEN IM UNTEREN RÜCKEN UND IM BEIN | • Legen Sie sich hin. Wie bei Rückenschmerzen oben<br>• Massage<br>• Extension, waagerecht oder senkrecht<br>• Anwendung von Hitze oder Kälte<br>• Nehmen Sie ein Schmerzmittel<br>• Homöopathie, insbesondere *Arnica* und *Cal. carb.* |

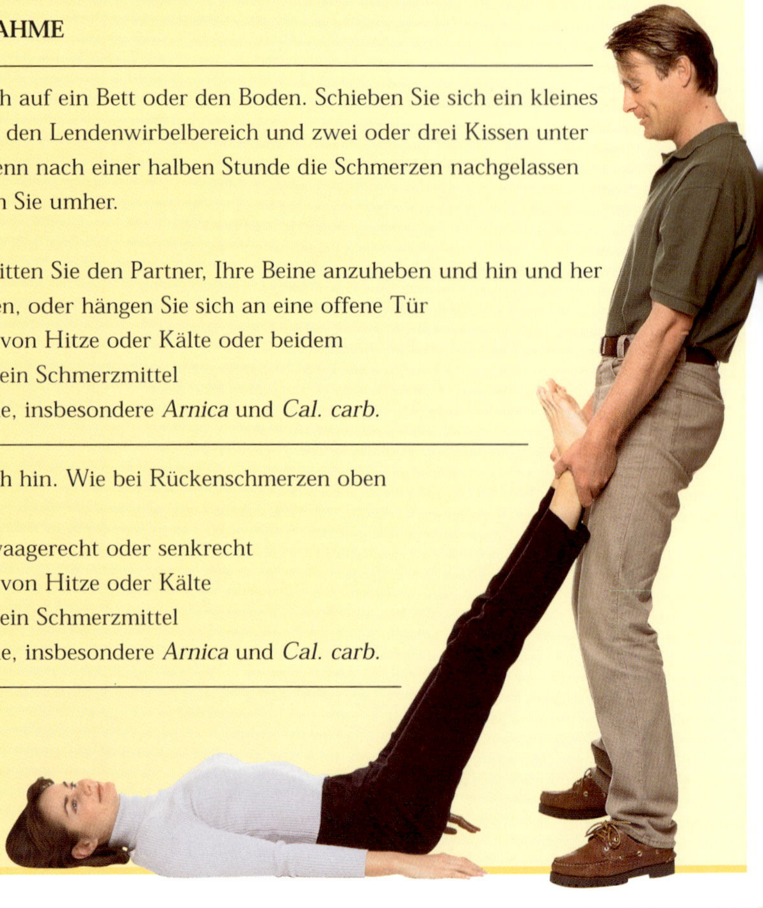

*Waagerechtes Strecken hilft, Schmerzen im unteren Rücken zu lindern*

auf die betreffende Stelle am Rücken legen. Bitten Sie Ihren Partner um Hilfe.

## Massage

Eine vorsichtige Rückenmassage durch den Partner kann Ihren Muskeln helfen, sich zu entspannen. Es gibt viele Massagetechniken, die zur Schmerzlinderung beitragen, man sollte jedoch die kräftigeren Formen eher meiden, weil sie Verspannungen verschärfen können.

## Extension

Durch eine Extension wird die Wirbelsäule gestreckt und der Druck auf die Bandscheiben gelindert. Einfache Streckübungen kann man auch zu Hause durchführen. Um die Wirbelsäule waagerecht zu strecken, legen Sie sich mit dem Rücken auf den Boden. Bitten Sie den Partner, Ihre Beine an den Knöcheln hochzuheben, sich leicht nach hinten zu lehnen und vorsichtig Ihre Beine hin und her zu schwenken.

Zur senkrechten Streckung können Sie eine offene Tür oder ein anderes festes Gerüst verwenden. Strecken Sie die Arme hoch, umfassen Sie mit den Händen die obere Kante, und heben Sie langsam die Füße vom Boden.

**Siehe auch:**


*Selbstbehandlung* 84
*Aromatherapie* 92
*Massage* 116


## ERSTE HILFE BEI PLÖTZLICHEN RÜCKENSCHMERZEN

| ART DES SCHMERZES | HILFSMASSNAHME |
|---|---|
| SCHMERZEN IM MITTLEREN RÜCKEN | • Legen Sie sich hin. Wie bei unteren Rückenschmerzen auf der linken Seite<br>• Massage<br>• Senkrechte Streckung<br>• Anwendung von Hitze oder Kälte<br>• Nehmen Sie ein Schmerzmittel<br>• Homöopathie, insbesondere *Arnica*, *Lycopodium* und *Natrium muriaticum* |
| RÜCKENSCHMERZEN BESONDERS STARK AUF EINER SEITE | • Legen Sie sich hin, und zwar auf die betroffene Seite, und schieben Sie sich ein Kissen zwischen die Knie, um das obere Bein zu stützen<br>• Anwendung von Hitze oder Kälte<br>• Nehmen Sie ein Schmerzmittel<br>• Homöopathie, insbesondere *Arnica* |
| NACKENSCHMERZEN | • Ruhigstellen. Legen Sie sich ein dickes weiches Kissen als Stütze unter den Nacken, und vermeiden Sie, den Kopf zur Seite zu drehen.<br>• Anwendung von Hitze und Kälte<br>• Nehmen Sie ein Schmerzmittel<br>• Homöopathie, insbesondere *Arnica* |

**ACHTUNG:** Die Informationen und Empfehlungen in diesem Buch sollen ärztliche Hilfe nicht ersetzen. Wenn Sie aus irgendeinem Grund in ärztlicher Behandlung sind, fragen Sie erst Ihren Arzt, bevor Sie einen der Ratschläge aus diesem Buch befolgen.

# Alternative Therapien

*Die moderne Medizin vollbringt beachtliche Leistungen. Medikamente können heute viele Krankheiten heilen, die frühere Generationen in Angst und Schrecken versetzten. Chirurgen verpflanzen ganze Organe und ersetzen Gelenke durch Kunststoff. Schallwellen durchdringen jeden Körperwinkel, und Operationen werden durch winzige Einschnitte durchgeführt.*

Bei speziellen gesundheitlichen Problemen hilft sicher am ehesten die moderne Medizin. Bei weniger spezifischen Problemen jedoch, bei langwierigen oder chronischen Beschwerden, die häufig keine einzelne, leicht identifizierbare Ursache haben, stößt die Schulmedizin manchmal an ihre Grenzen.

Die Ärzte sind häufig überlastet und haben nur wenig Zeit für den einzelnen Patienten. Viele Menschen fühlen sich im Stich gelassen, wenn die Ärzte ihnen mitteilen, daß sie nichts für sie tun können, obwohl das Problem nicht behoben ist.

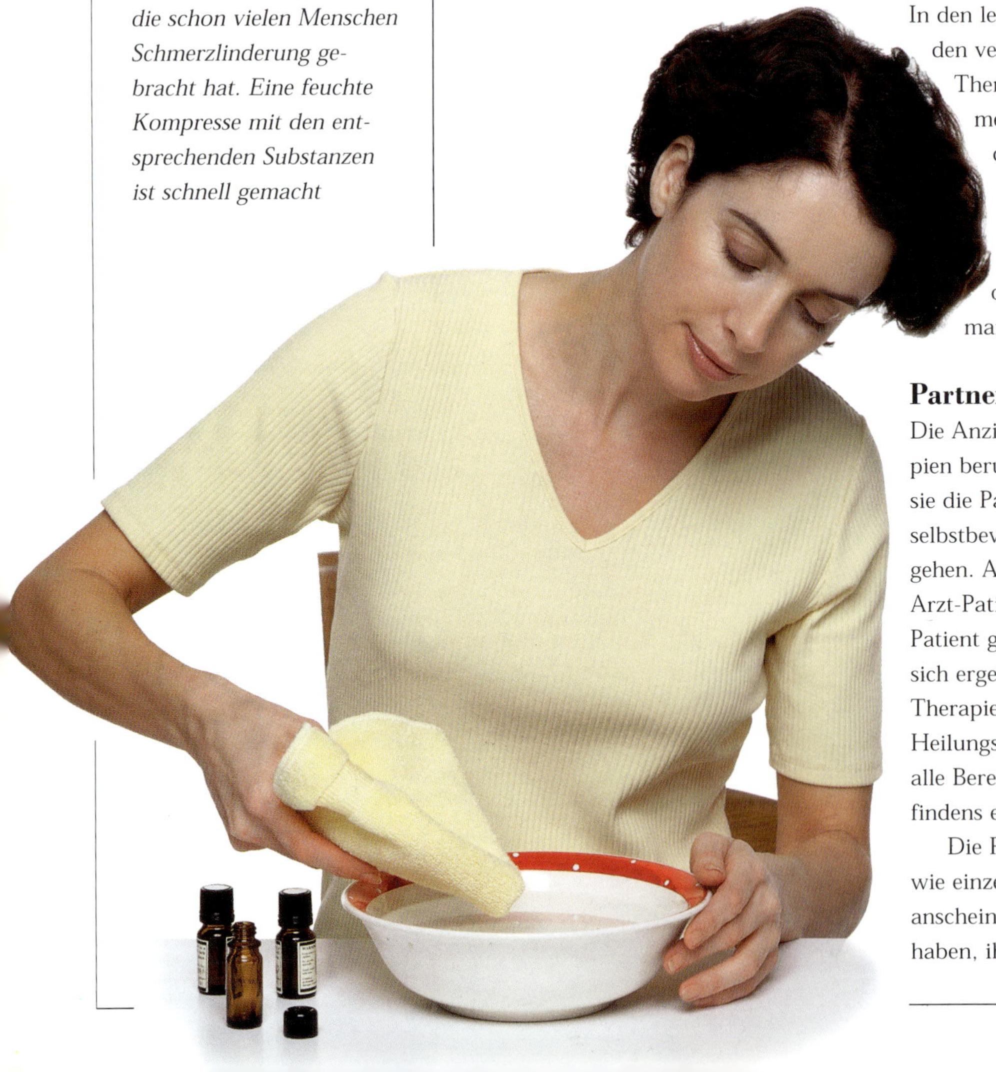

*Aromatherapie zählt zu den beliebtesten alternativen Behandlungsformen, die schon vielen Menschen Schmerzlinderung gebracht hat. Eine feuchte Kompresse mit den entsprechenden Substanzen ist schnell gemacht*

## Ein anderer Weg

In den letzten Jahren ist das Interesse an den verschiedenen Formen alternativer Therapien stark gewachsen. Zunehmend setzt sich die Erkenntnis durch, daß die Beziehung zwischen Therapeut und Patient Teil des Heilungsprozesses ist, und daß die moderne technikorientierte Medizin diesen Aspekt manchmal vernachlässigt.

## Partnerschaft für Gesundheit

Die Anziehungskraft alternativer Therapien beruht zum großen Teil darauf, daß sie die Patienten in die Lage versetzen, selbstbewußter mit ihrem Körper umzugehen. Anders als beim herkömmlichen Arzt-Patient-Verhältnis, bei dem der Patient gehorsam die Behandlung über sich ergehen läßt, führen komplementäre Therapien Therapeut und Patient in eine Heilungspartnerschaft zusammen, in der alle Bereiche des individuellen Wohlbefindens eine Rolle spielen.

Die Patienten beginnen zu verstehen, wie einzelne Aspekte ihres Lebens, die anscheinend nichts miteinander zu tun haben, ihre Gesundheit negativ beein-

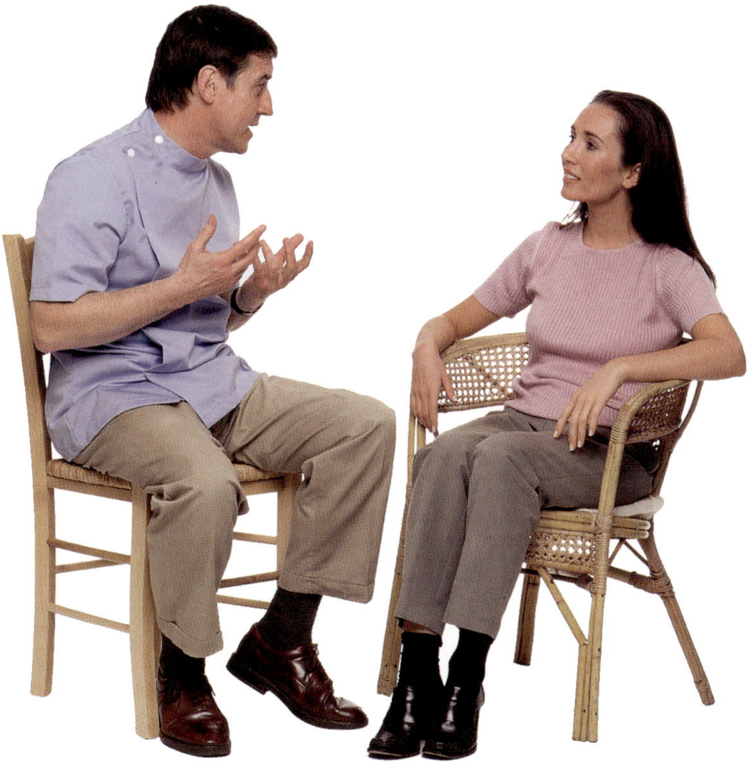

*In der engen Beziehung zum Therapeuten lernt der Patient die Kontrolle über sein Wohlbefinden zurückzugewinnen*

flussen und was sie selbst dagegen tun können. Manche Alternativtherapien, wie Yoga und Meditation, kann man auch zu Hause ausführen. Ein weiterer Vorteil alternativer Behandlungsformen besteht darin, daß sie keine Nebenwirkungen haben.

Gerade gegen chronische Beschwerden kann die konventionelle Medizin oft nur wenig ausrichten, alternative Therapien jedoch schon. In einer über zwei Jahre durchgeführten britischen Studie wurden bei 750 Patienten mit schweren oder chronischen Rückenbeschwerden die Auswirkungen chiropraktischer und standardmäßiger Krankenhausbehandlung verglichen. Die Studie ergab solch beachtliche Erfolge der Chiropraktik, daß ihre Verfasser empfahlen, diese Therapieform in den Behandlungskatalog des Nationalen Gesundheitsdienstes aufzunehmen.

## Sie haben die Wahl

Dieses Buch möchte nicht dazu aufrufen, konventionelle Behandlungsformen durch alternative Therapien zu ersetzen. Es soll lediglich eine Einführung in die Vielzahl von Behandlungsformen sein, die heute zur Verfügung stehen, konventionell wie alternativ. Viele Menschen mit Rückenschmerzen haben die Erfahrung gemacht, daß ihnen am besten eine Mischung von Therapien hilft; daher stammt auch der Begriff „komplementäre“ (ergänzende) Therapien.

Manche Rückenbeschwerden, etwa Probleme mit Bandscheiben oder Nervenwurzeln, bedürfen unbedingt der Behandlung durch einen Schulmediziner. Komplementäre Therapien können jedoch einen wichtigen Beitrag zur Schmerzlinderung leisten und die Heilung beschleunigen.

**Siehe auch:**


*Wahl einer Therapie* 82
*Selbstbehandlung* 84
*Therapeuten-Suche* 146

# Wahl einer alternativen Therapie

*Die Schulmedizin akzeptiert inzwischen viele alternative Ansätze, vielleicht kann Ihnen Ihr Hausarzt einen Therapeuten vermitteln*

*Vielleicht wird Sie zunächst die Vielzahl der angebotenen Therapien verwirren. Allein in diesem Buch werden sechsundzwanzig verschiedene Therapieansätze vorgestellt, die alle bei Rückenbeschwerden hilfreich sein können. Es ist also nicht einfach herauszufinden, welche Therapie für Sie geeignet ist. Wir helfen Ihnen dabei.*

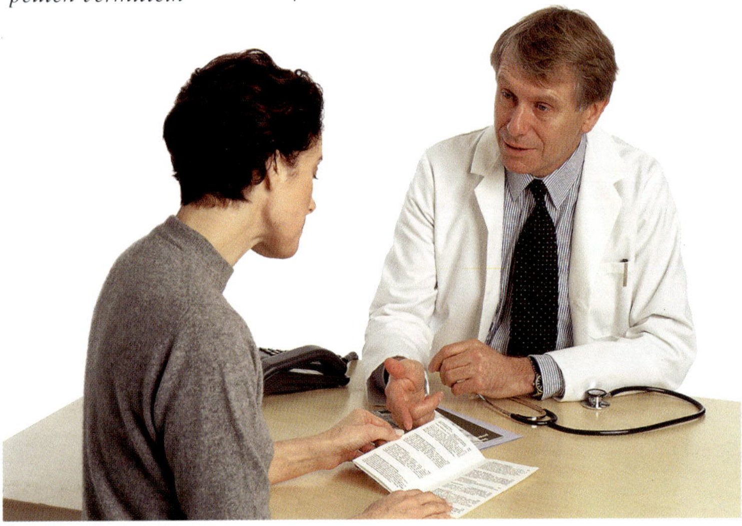

Die komplementären Therapien lassen sich in drei Gruppen einteilen: Therapien, die am Körper ansetzen, Therapien, die Geist und Seele behandeln, und sogenannte „Energietherapien". In der Praxis ist es allerdings nicht so einfach. Anders als die konventionelle Medizin unterscheidet die Komplementärmedizin nicht zwischen Geist und Körper. Daher haben auch Körpertherapien eine psychologische Komponente, während psychologische Therapien auch physische Wirkungen hervorrufen und Energietherapien in beiden Bereichen wirksam sind. Zu den

## WAHL EINER THERAPIE

| PROBLEM | THERAPIE |
|---|---|
| Überbeanspruchtes oder verschobenes Wirbelgelenk in Rücken oder Nacken | • Osteopathie oder Chiropraktik<br>• Akupunktur<br>• Akupressur<br>• Homöopathie<br>• Massage |
| Muskelschmerzen aufgrund nervlicher Anspannung | • Yoga<br>• Tai Chi<br>• Meditation<br>• Aromatherapie<br>• Selbsthypnose<br>• Psychotherapie und Psychologische Beratung<br>• Geistheilen<br>• Massage |

| PROBLEM | THERAPIE |
|---|---|
| Armschmerzen | • Osteopathie oder Chiropraktik<br>• Akupunktur<br>• Akupressur<br>• Massage |
| Ischias-Syndrom | • Osteopathie oder Chiropraktik<br>• Akupunktur<br>• Akupressur<br>• Massage |
| Peitschenhieb-Syndrom oder Schleudertrauma | • Osteopathie oder Chiropraktik<br>• Akupunktur<br>• Akupressur<br>• Aromatherapie |

Körpertherapien zählen Osteopathie, Chiropraktik, Alexander-Technik, Aromatherapie, Massage und Yoga. Die psychologischen Behandlungsformen umfassen Psychotherapie, Psychologische Beratung und Meditation. Zu den Energietherapien gehören Akupunktur und Homöopathie.

Oft ist es am sinnvollsten, mit einer komplementären Körpertherapie zu beginnen, weil man sich darunter am ehesten etwas vorstellen kann. Fast jeder hat schon von Physiotherapie gehört, und die meisten Menschen haben schon einmal eine Massage bekommen. Untersuchungen haben ergeben, daß Osteopathie und Chiropraktik unter den komplementären Körpertherapien am beliebtesten sind.

Damit anzufangen, bietet einen weiteren Vorteil, denn heute werden Osteopathie und Chiropraktik in der Medizin weithin akzeptiert. Daher wird Ihr Arzt Ihre Entscheidung vielleicht sogar unterstützen und Ihnen einen geeigneten Therapeuten nennen.

Nach ein paar Behandlungen werden Sie wissen, ob diese Therapie richtig ist. Der Osteopath oder Chiropraktiker wird Ihnen auch weitere Therapien wie Yoga oder Alexander-Technik empfehlen, wenn er glaubt, sie könnten Ihnen helfen.

Wenn die Schmerzen nachgelassen haben, können Sie entscheiden, ob Sie es damit bewenden lassen oder ob Sie mit anderen Therapien fortfahren. Wenn der Chiropraktiker etwa eine schlechte Haltung als Ursache Ihrer Rückenbeschwerden ausgemacht hat, könnten Ihre Muskelverspannungen durch mentale Spannungen verursacht sein. Dann könnten Sie eine Therapie mit stärkerer psychologischer Ausrichtung ins Auge fassen.

**Siehe auch:**

*Selbstbehandlung* 84

*Therapeuten-Suche* 146

## WAHL EINER THERAPIE

| PROBLEM | THERAPIE |
|---|---|
| Skoliose | • Osteopathie oder Chiropraktik<br>• Alexander-Technik<br>• Yoga<br>• Tai Chi |
| Verletzte oder vorgefallene Bandscheibe | • Osteopathie oder Chiropraktik<br>• Akupunktur<br>• Akupressur<br>• Aromatherapie<br>• Homöopathie<br>• Massage |
| Überdehnte oder schmerzende Muskeln (nach Sport oder falschem Heben) | • Osteopathie oder Chiropraktik<br>• Massage<br>• Aromatherapie |
| Muskelschmerzen aufgrund schlechter Haltung | • Osteopathie oder Chiropraktik<br>• Massage<br>• Alexander-Technik<br>• Yoga<br>• Tai Chi |

**ACHTUNG: Die Informationen und Empfehlungen in diesem Buch sollen kein Ersatz für medizinischen Rat sein. Wenn Sie sich in ärztlicher Behandlung befinden, fragen Sie Ihren Arzt, bevor Sie einer dieser Empfehlungen folgen.**

# Selbst-behandlung

*Selbstheilung ist für alle Therapeuten die Grundlage der Genesung. Gesundheitsvorsorge ist daher ein integraler Bestandteil des Lebens und nicht etwas, um das man sich erst kümmert, wenn man krank ist.*

In Therapien wie Yoga, Tai Chi, Meditation und Aromatherapie liegt der Schwerpunkt auf der Selbsthilfe. Wenn man die Grundlagen der Therapie erlernt hat, kann man sie zu Hause praktizieren und in den Alltag einbauen.

Wenn Sie wegen akuter Rückenschmerzen einen Osteopathen aufsuchen, wird dieser sich ein möglichst umfassendes Bild von Ihnen und Ihren Lebensumständen machen. Dadurch kann er die Faktoren aufspüren, die für Ihre Beschwerden verantwortlich sind – auch Gründe, die Ihnen vielleicht gar nicht bewußt sind. Anschließend wird der Osteopath Ihnen vielleicht auch andere Therapien empfehlen, die helfen können, das Wiederkehren der Rückenschmerzen zu verhindern.

Dabei kann es sich um therapeutenbezogene Behandlungsformen wie Akupunktur oder Traditionelle Chinesische Medizin handeln. Er wird Ihnen aber außerdem empfehlen, Ihr Wohlbefinden auf lange Sicht zu verbessern, indem Sie Yoga, Tai Chi oder andere Therapien erlernen, die Sie zu Hause praktizieren können.

Wenn die Gesundheitsvorsorge zu einem Bestandteil Ihres Alltagslebens wird, werden Sie allmählich Verhaltensmuster und Verspannungen erkennen, die für Ihre Schmerzen verantwortlich sind, und Sie werden lernen, diese zu vermeiden oder besser damit zurechtzukommen.

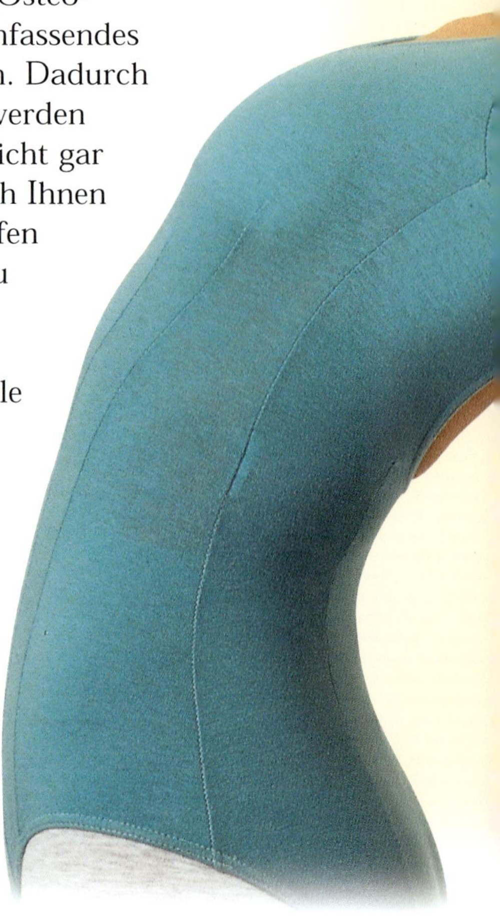

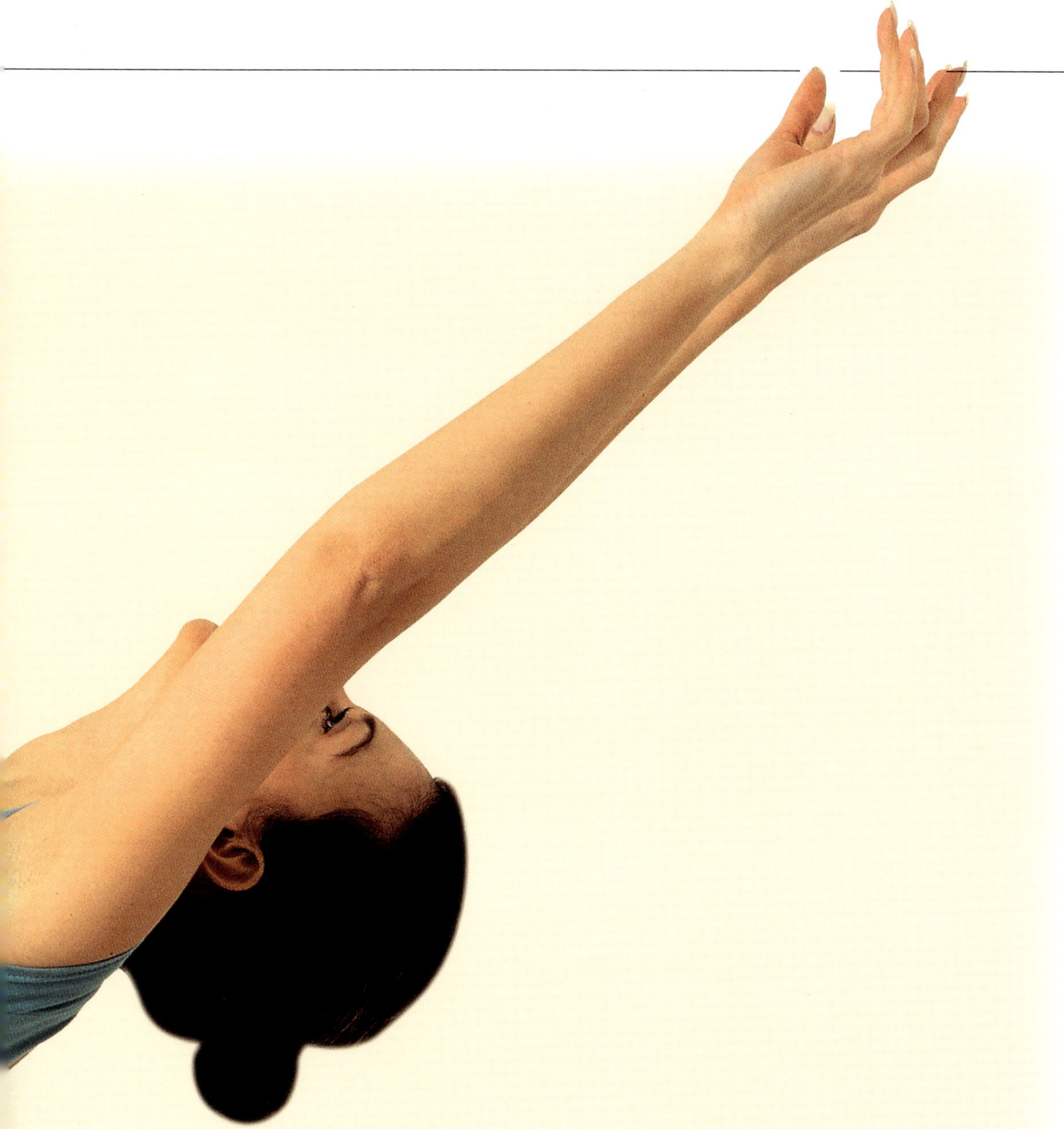

# Yoga

*Manchen Menschen im Westen erscheint Yoga noch immer als eine exotische östliche Lehre. Inzwischen jedoch ist diese Therapie weithin akzeptiert und hat sich vielfach als hilfreich erwiesen.*

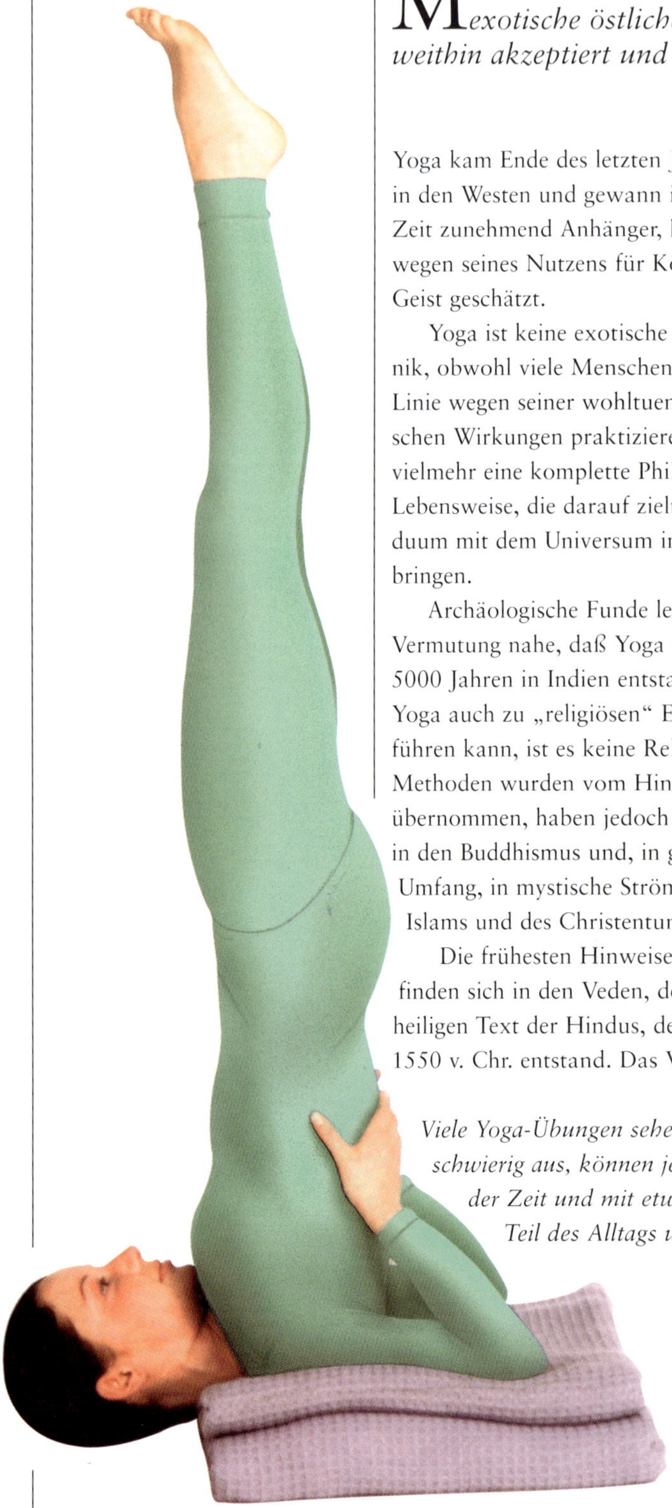

Yoga kam Ende des letzten Jahrhunderts in den Westen und gewann im Lauf der Zeit zunehmend Anhänger, heute wird es wegen seines Nutzens für Körper und Geist geschätzt.

Yoga ist keine exotische Fitneß-Technik, obwohl viele Menschen es in erster Linie wegen seiner wohltuenden physischen Wirkungen praktizieren. Yoga ist vielmehr eine komplette Philosophie und Lebensweise, die darauf zielt, das Individuum mit dem Universum in Einklang zu bringen.

Archäologische Funde legen die Vermutung nahe, daß Yoga vor ungefähr 5000 Jahren in Indien entstand. Obwohl Yoga auch zu „religiösen" Erfahrungen führen kann, ist es keine Religion. Seine Methoden wurden vom Hinduismus übernommen, haben jedoch auch Eingang in den Buddhismus und, in geringerem Umfang, in mystische Strömungen des Islams und des Christentums gefunden.

Die frühesten Hinweise auf Yoga finden sich in den Veden, dem ältesten heiligen Text der Hindus, der um 1550 v. Chr. entstand. Das Wort Yoga bedeutet „Einheit" in Sanskrit, der alten Sprache Indiens. Das Ziel des Yoga besteht darin, das Einswerden von Körper, Geist und Seele zu fördern.

*Viele Yoga-Übungen sehen zwar recht schwierig aus, können jedoch im Lauf der Zeit und mit etwas Übung Teil des Alltags werden*

## ARTEN DES YOGA

*Die verschiedenen Yoga-Arten streben alle dasselbe Ziel an.*

- *Hatha-Yoga legt den Schwerpunkt auf Asanas und Pranayama.*
- *Raja-Yoga konzentriert sich auf Meditation.*
- *Ashtanga-Yoga arbeitet mit Meditation, Asanas und Pranayama.*
- *Kundalini-Yoga versucht die verborgene, bewußtseinsverändernde Energie zu wecken, die wie eine „eingerollte Schlange" am Grund der Wirbelsäule ruht.*
- *Tantra-Yoga arbeitet mit Asanas, Pranayama, Meditation, manchmal auch mit rituellem Geschlechtsverkehr.*

## Wissenschaftlich untersucht

Yoga gehört zu jenen komplementären Therapien, die am gründlichsten wissenschaftlich untersucht wurden. Studien haben gezeigt, daß es bei einer Vielzahl von medizinischen Problemen, auch bei Rücken- und Nackenschmerzen, helfen.

Die zahlreichen Körperstellungen, die sogenannten Asanas, sind der bekannteste Aspekt des Yoga, bilden jedoch nur eine von insgesamt acht Stufen körperlichen und geistigen Trainings, das zum Einswerden führt. Die Asanas sollen in Ver-

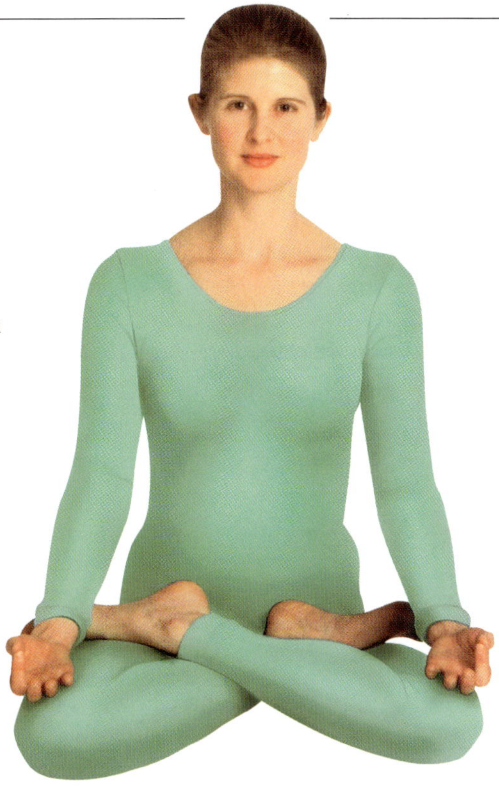

bindung mit Atemübungen *(Pranayama)* die Muskulatur und den Bewegungsapparat ausbalancieren und anschließend auf einer tieferen Ebene das Funktionieren der inneren Organe harmonisieren. So verbinden sie allmählich Geist, Körper und Seele, was schließlich zum Einswerden des individuellen Bewußtseins mit der universellen Wahrheit oder mit Gott führt – ein Stadium, das die Yogis als „Erleuchtung" bezeichnen.

## Geistig oder körperlich?

Yoga hat schon vielen westlichen Menschen geholfen, Probeme aller Art zu lösen und ein erfüllteres, zufriedeneres Leben zu führen. Manchen öffnete es auch den Weg zu religiösen oder spirituellen Erfahrungen. Aber auch wenn Ihnen die spirituellen Ziele des Yoga weniger zusagen und Sie eigentlich nur eine Möglichkeit suchen, Ihre Rückenschmerzen loszuwerden, kann Ihnen regelmäßiges Praktizieren der Asanas und der Atemübungen helfen.

Die Asanas trainieren und strecken alle Muskeln im Körper, auch jene, die von herkömmlichen Fitneß-Übungen nicht erreicht werden. Wenn Sie regelmäßig Yoga üben, sollen die Muskeln flexibler werden und die allgemeine Beweglichkeit zunehmen. Zugrundeliegende Verspannungen werden gelöst und die Knochen der Wirbelsäule und des gesamten Skeletts behutsam wieder in ihre natürlichen Positionen gebracht.

## Ein Reinigungsprozeß

Das Drehen, Strecken, Beugen und Halten von Stellungen, das mit den Asanas verbunden ist, hilft die inneren Organe zu massieren, sie mit frischem, sauerstoffreichem Blut zu versorgen und verbrauchtes, sauerstoffarmes Blut abzuführen. Der Blutkreislauf und das Funktionieren des Atmungs- und des Verdauungssystems werden verbessert. Andererseits helfen die Atemübungen, Körper und Geist zu vereinen und die Lebenskraft, die in Indien *Prana*, in China *Qi* oder *Chi* und in Japan *Ki* genannt wird, zu bündeln und zu kontrollieren. Die Folge ist eine bessere Gesundheit, mehr Energie und ein ruhigerer, klarerer Geist.

*Da es den Schwerpunkt auf Atmung, Entspannung und Körperbewußtsein legt, kann Yoga eine ausgezeichnete Therapie bei Rückenproblemen sein*

**Siehe auch:**

| | |
|---|---|
| *Tai Chi* | 96 |
| *Qi Gong* | 100 |
| *Meditation* | 102 |


## DIE LEBENSKRAFT (PRANA, QI, CHI ODER KI)

*Die Vorstellung einer Lebenskraft liegt den meisten komplementären Therapien zugrunde und ist besonders wichtig bei den „Energietherapien" wie Akupunktur und bei Formen des Geistheilens.*

*Diese Lebenskraft, die man in Indien* Prana, *in China* Qi *oder* Chi *und in Japan* Ki *nennt, ist die Grundenergie des Universums. Sie erzeugt die Materie und gibt uns das Leben. Die Therapien lehren, daß wir und alles um uns herum nur der sichtbare Teil eines großen unsichtbaren Energiefeldes seien – eine Vorstellung, die auch modernen Physikern nicht fremd ist.*

*Energietherapien gehen davon aus, daß Krankheiten entstehen, wenn der Fluß der Lebensenergie durch den Körper gestört wird. Ihr Ziel ist es, diese Ungleichgewichte zu korrigieren.*

# Yoga für den Rücken

*Vorab eine Warnung: Wenn Sie unter akuten Rückenschmerzen leiden oder sich gerade davon erholen, dürfen Sie kein Yoga praktizieren. Die Asanas können auch für Gesunde am Anfang ziemlich schwierig sein. Warten Sie also, bis Sie wieder völlig genesen sind.*

## Der Berg

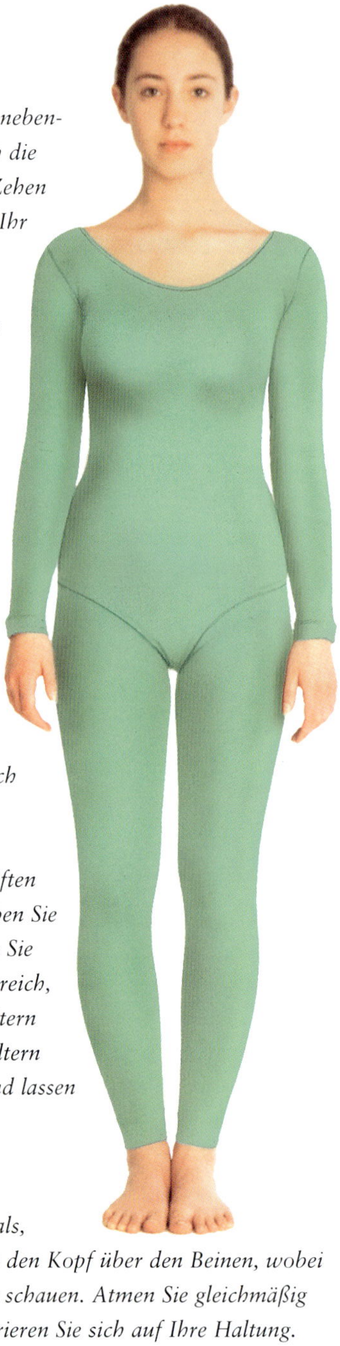

1 *Stellen Sie die Füße nebeneinander, wobei sich die Fersen und die großen Zehen berühren. Verlagern Sie Ihr Gewicht vom hinteren auf den vorderen, vom inneren auf den äußeren Teil der Füße und vom rechten auf den linken Fuß.*

2 *Fahren Sie damit fort, während Sie aufrecht stehen und Beine und Rückgrat gerade halten. Ziehen Sie bei gestreckten Beinen die vorderen Oberschenkelmuskeln an. Die Knie bleiben nach vorn gerichtet.*

3 *Strecken Sie die Hüften nach oben, und heben Sie den Brustkorb. Schaffen Sie Platz im oberen Brustbereich, und ziehen Sie die Schultern zurück. Halten Sie Schultern und Arme entspannt, und lassen Sie die Hände locker herunterhängen.*

4 *Strecken Sie den Hals, und balancieren Sie den Kopf über den Beinen, wobei Sie entspannt nach vorn schauen. Atmen Sie gleichmäßig und ruhig, und konzentrieren Sie sich auf Ihre Haltung.*

## Der Kuhkopf

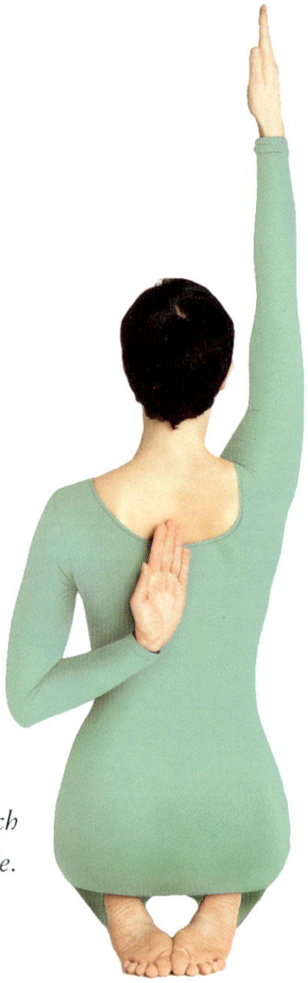

1 *Führen Sie bei aufrechtem Rumpf den linken Arm hinter den Rücken, die Handfläche nach außen, und knicken Sie den Ellbogen ein, so daß die Finger nach oben zeigen. Schieben Sie die Hand nach oben zwischen die Schulterblätter, die Handfläche weist noch immer nach außen, der Rücken ist gerade.*

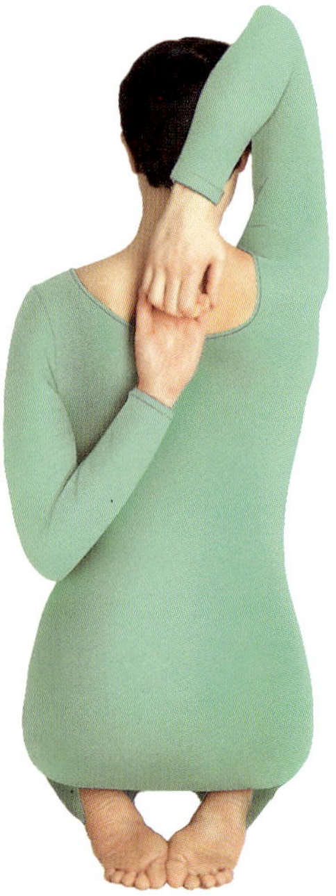

2 *Strecken Sie den rechten Arm hoch, beugen Sie den Ellbogen, und greifen Sie mit der rechten Hand hinunter zur linken Hand. Der oberste Punkt des Ellbogens zeigt nach oben, beide Seiten der Brust werden gleichmäßig angehoben.*

3 *Bleiben Sie 30 Sekunden in dieser Position, dann lösen Sie die Hände und wiederholen die Übung auf der anderen Seite.*

## Der Schulterstand

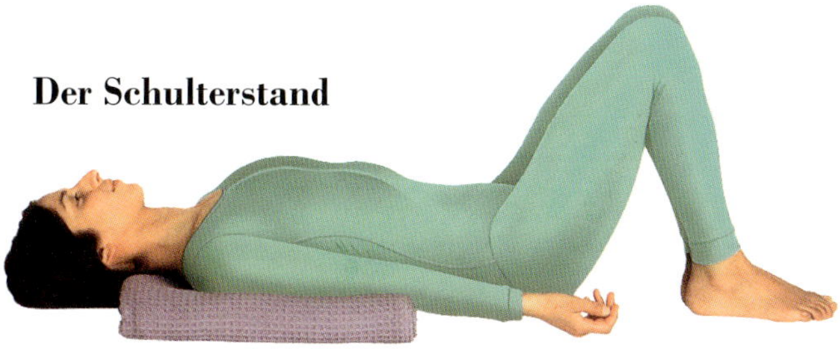

1 *Legen Sie sich auf den Rücken, den Kopf auf dem Boden, den Oberkörper auf zusammengefalteten Tüchern. Halten Sie die Arme an den Seiten. Beugen Sie die Knie, und ziehen Sie die Beine zum Körper. Überprüfen Sie, ob Sie gerade liegen: Die Beine sollen auf den Rumpf ausgerichtet sein, die Schultern sollten gleich weit vom Rand des Tuches entfernt sein.*

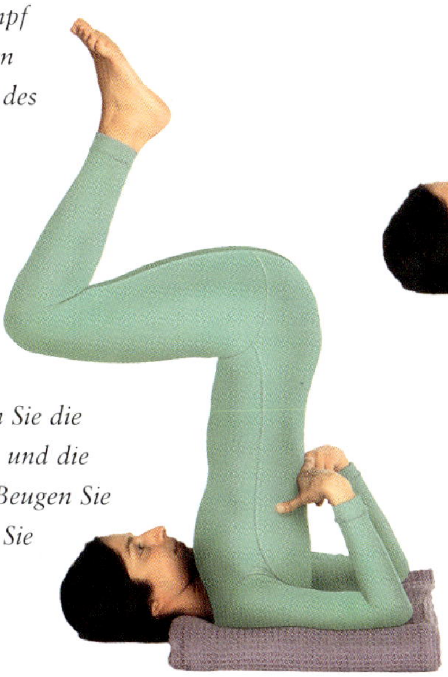

2 *Bringen Sie die gebeugten Beine nach oben, und heben Sie den Rumpf und die Hüften. Dazu müssen Sie die Arme auf den Boden drücken und die Beine nach oben schwingen. Beugen Sie dann die Ellbogen, und legen Sie die Hände auf den Rücken.*

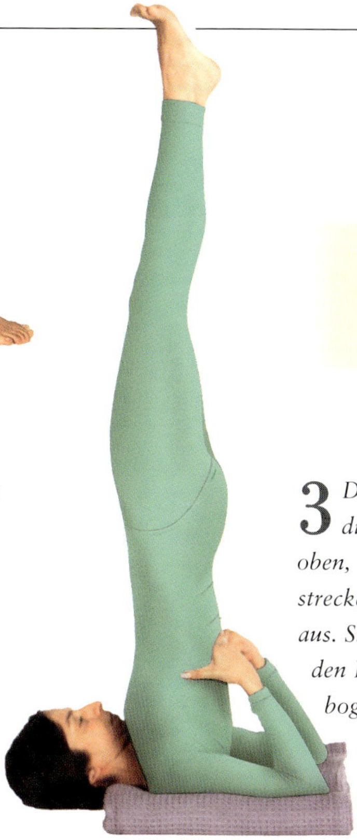

**Siehe auch:**

| | |
|---|---|
| *Tai Chi* | 96 |
| *Qi Gong* | 100 |
| *Meditation* | 102 |


3 *Drücken Sie, wenn möglich, die Hüften weiter nach oben, über die Schultern, und strecken Sie die Beine gerade aus. Stützen Sie mit den Händen den Rücken ab, wobei die Ellbogen am Boden sein sollten. Drücken Sie die Brust gegen das Kinn, während Sie Hals und Gesicht entspannt halten.*

4 *Halten Sie Rumpf und Beine nach oben gestreckt, bleiben Sie eine Weile so, und atmen Sie ruhig. In der Regel folgt dem Schulterstand der Pflug (unten), aber Sie können die Position auch beenden, indem Sie die Knie beugen und sich nach unten zurückrollen.*

## Der Pflug

1 *Senken Sie aus dem Schulterstand die Zehen auf den Boden (oder auf eine Stütze), Beine bleiben geschlossen. Wenn Ihr Rücken schwach ist, halten Sie die Beine gebeugt. Strecken Sie dann die Beine, heben Sie die Hüften, so daß Körpervorderseite und Rücken gestreckt bleiben.*

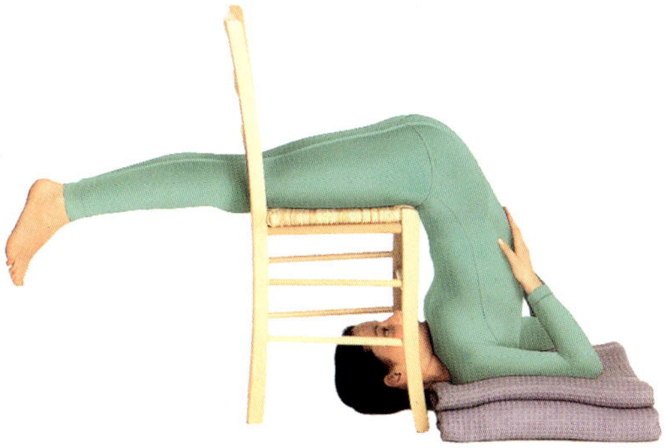

2 *In der Basishaltung bleiben die Hände auf dem Rücken. Heben Sie das Rückgrat an, und strecken Sie die Beine vom Rumpf. Bleiben Sie 3–5 Minuten so, ohne Kopf oder Hals zu belasten und die Atmung zu behindern.*

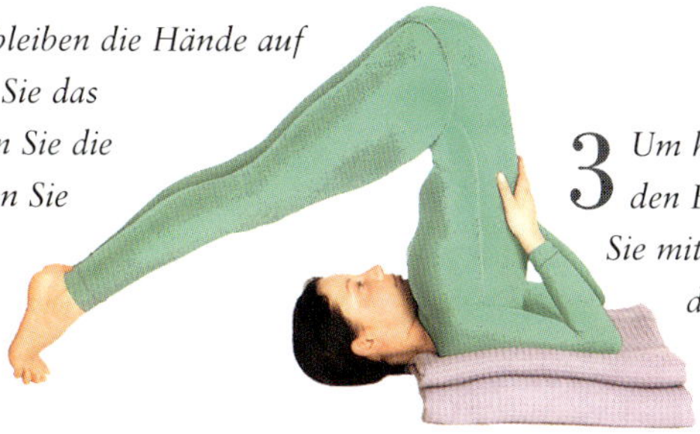

3 *Um herunterzukommen, lassen Sie den Rücken auf den Boden rollen. Beugen Sie die Knie, kontrollieren Sie mit den Armen das Abrollen, damit Sie nicht hart auf dem Rücken landen (wenn Ihre Schultern auf einer Stütze liegen, können Sie ein Kissen an die Stelle legen, wo die Hüften liegen werden).*

# Yoga für den Rücken

## Drehen im Sitzen

*1 Setzen Sie sich auf den linken Fuß, mit dem inneren Teil der linken Ferse unter der linken Gesäßhälfte und dem inneren Rand des Fußballens unter der rechten Gesäßhälfte.*

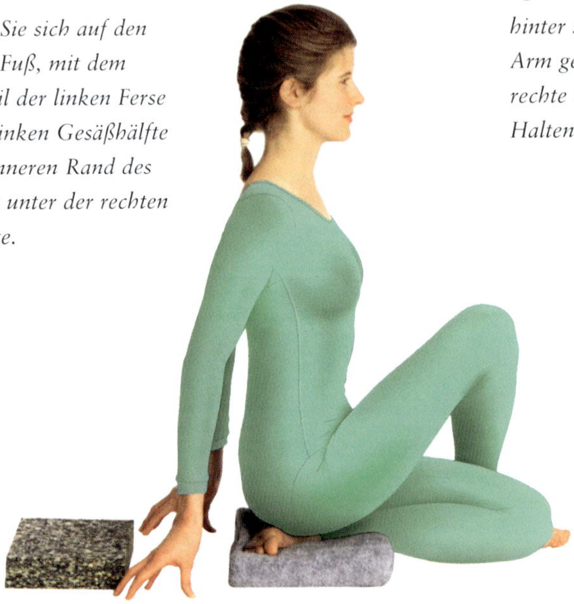

*2 Ziehen Sie Ihr rechtes Knie hoch, und setzen Sie den Fuß neben Ihrem linken Oberschenkel auf den Boden. Strecken Sie den Rumpf.*

*3 Drehen Sie sich nach rechts, wobei Sie den linken Arm neben Ihr rechtes Bein bringen und die rechte Hand hinter sich auf den Boden setzen. Drücken Sie den linken Arm gegen das Bein, um sich umzudrehen, wobei Sie das rechte Bein ruhig und das Schienbein aufrecht halten. Halten Sie diese Position ungefähr 30 Sekunden.*

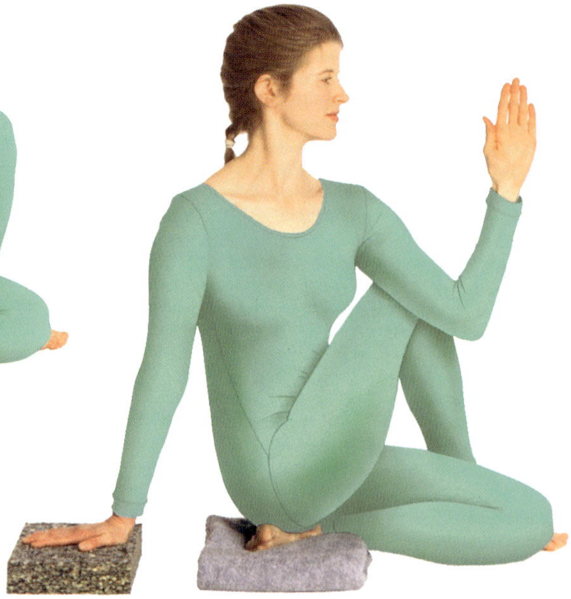

## Drehen im Liegen

*1 Legen Sie sich auf den Rücken, und ziehen Sie die Knie zur Brust hoch.*

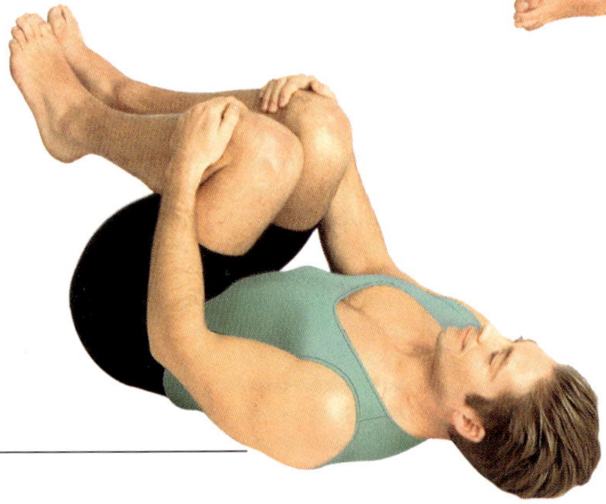

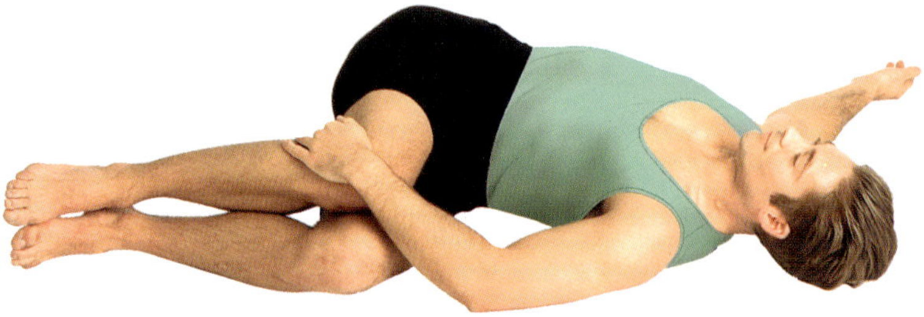

*2 Behalten Sie möglichst den spitzen Winkel zwischen Oberschenkeln und Rumpf bei, während Sie die gebeugten Beine nach links hinuntersinken lassen. Die Hüften sollten sich drehen, so daß Sie auf Ihrer linken Hüfte zu liegen kommen. Ihre rechte Schulter sollte am Boden bleiben, aber erzwingen Sie es nicht. Wenn Ihre Beine sich zu heben oder zur Seite zu gleiten drohen, halten Sie sie mit der linken Hand fest.*

## Totenstellung

*1 Sitzen Sie aufrecht mit geradem Rücken, die Arme an den Seiten und die Hände flach auf dem Boden. Lehnen Sie sich auf die Ellbogen zurück, und schauen Sie Ihren Körper hinunter, um zu überprüfen, ob er gerade ausgerichtet ist.*

**Siehe auch:**

| | |
|---|---|
| Tai Chi | 96 |
| Qi Gong | 100 |
| Meditation | 102 |


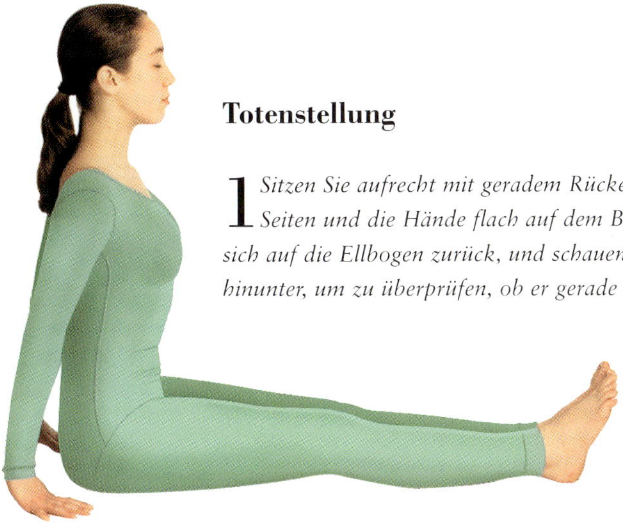

*2 Legen Sie sich nach hinten, indem Sie die Hüfte strecken, und betten Sie den Kopf auf ein zusammengelegtes Tuch, so daß Ihr Kinn nicht hochragt. Hals und Nacken sollten gestreckt sein und weich liegen.*

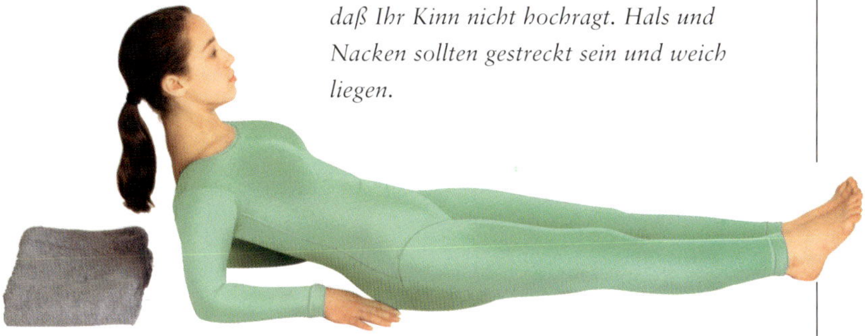

*3 Strecken Sie Arme und Beine, und drehen Sie die Oberarme nach außen, so daß sich die Handflächen nach oben drehen und die Schultern unten bleiben; die Arme sollten ein bißchen vom Körper entfernt sein. Entspannen Sie alle Gliedmaßen. Ihre Füße und Beine werden dabei leicht voneinander wegrollen. Liegen Sie bequem. Schließen Sie die Augen, und entspannen Sie die Muskeln im Gesicht, im Kopf und im ganzen Körper.*

*4 Holen Sie ein paarmal tief Luft, dann lassen Sie den Atem ruhiger, langsamer und gleichmäßig und entspannt werden. Der Körper sollte so bequem wie möglich liegen. Bleiben Sie 10–15 Minuten in dieser Position, atmen Sie gleichmäßig, und entspannen Sie Körper und Geist.*

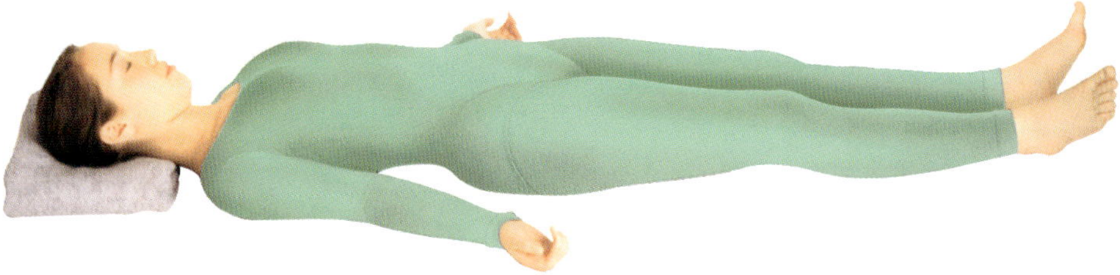

*5 Stehen Sie am Ende nicht abrupt auf. Öffnen Sie die Augen langsam, ziehen Sie die Knie an, drehen Sie sich um, und bleiben Sie eine Weile auf der Seite liegen. Wenn Sie lange in der Totenstellung verharrt haben, rollen Sie sich auf die andere Seite, und bleiben Sie auch hier eine Weile liegen.*

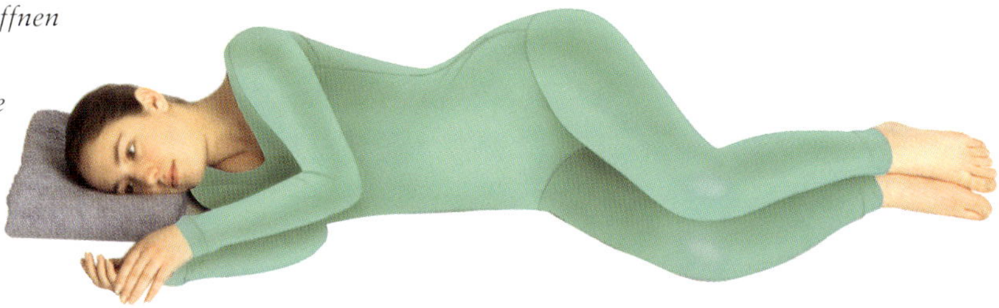

# Aromatherapie

*In der Aromatherapie werden ätherische Öle von Pflanzen zur Unterstützung der Heilung und zur Entspannung eingesetzt. Schon die alten Chinesen, die Ägypter, die Phönizier, die Griechen und die Römer verwendeten Öle als Medikamente, zur Schönheitspflege und bei religiösen Zeremonien.*

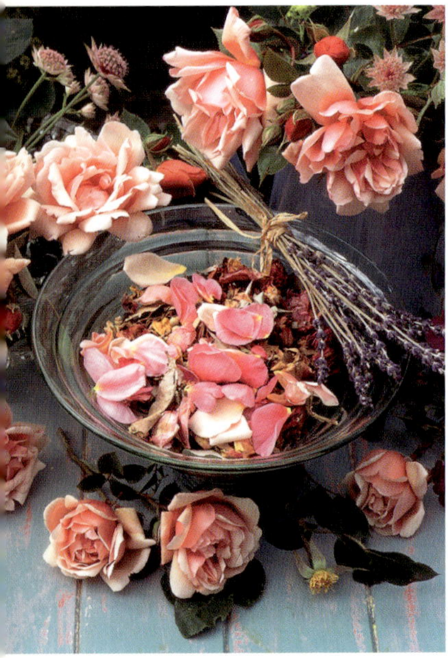

*Zur Herstellung ätherischer Öle für die Aromatherapie werden die unterschiedlichsten Pflanzenbestandteile verwendet*

Der Begriff „Aromatherapie" wurde von dem französischen Chemiker René-Maurice Gattefossé in den 20er Jahren geprägt. Gattefossé entdeckte die heilende Kraft von ätherischen Ölen nach einem Unfall in seinem Labor. Als er sich einmal die Hand verbrannte, steckte er sie instinktiv in ein in der Nähe befindliches Gefäß mit Lavendelöl. Das Öl linderte die Schmerzen und beschleunigte den Heilungsprozeß, wie er feststellte.

Heute werden ätherische Öle aus einer Vielzahl von Pflanzen und mit vielfältigen Methoden gewonnen, vor allem durch Destillation und Extraktion. Einige Öle, wie das der Kamille, gewinnt man aus der Blüte, andere, wie zum Beispiel Nelkenöl, aus den Knospen der Pflanze. Ingweröl stammt aus den Wurzeln, während Zitrusöl aus den Schalen extrahiert wird.

Ätherische Öle sind hoch konzentrierte Substanzen, durchschnittlich 70 Prozent stärker als die rohen Teile der Herkunftspflanze. Sie können schon in winzigen Mengen verwendet werden, wobei sie jedoch immer mit einer größeren Menge eines Basis- oder „Träger"-Öls vermischt werden müssen. Diese Trägerstoffe sind stets pflanzliche Öle. Zu den typischen Trägerölen gehören Weizenkeim-, Mandel-, Avocado- und Pfirsichkernöl.

Nach Ansicht der Aromatherapeuten beinhalten ätherische Öle die „Lebenskraft" der jeweiligen Pflanze, die durch die Haut aufgenommen oder inhaliert werde, wodurch die Körpergewebe stimuliert, die Heilung unterstützt und die Wiederherstellung des Gleichgewichts von Körper, Geist und Seele gefördert werde. Den Ölen werden schmerzlindernde, antiseptische und entzündungshemmende Eigenschaften zugeschrieben, und sie sollen das Immunsystem stabilisieren.

Jedes ätherische Öl besitzt ein charakteristisches Aroma und spezifische heilende Eigenschaften. Manche Öle wirken lindernd und entspannend, andere stimulierend und belebend.

## Öle und Rückenschmerzen

Einige ätherische Öle werden besonders auch bei Rückenschmerzen empfohlen. Lorbeeröl soll bei rheumatischen Beschwerden helfen, Muskat-Salbei sowohl bei Entzündungen als auch bei allgemeinen Schmerzen. Strohblume und Kamille helfen bei Arthritis und Muskelproblemen, Lavendel bei Muskelschmerzen. Niaouli wird bei Muskelbeschwerden empfohlen, Pfefferminze bei Neuralgien und Muskelschmerzen, Thymian bei Gelenkschmerzen.

## Verwendung der Öle

Wie die ätherischen Öle besitzen auch die Trägeröle spezifische Eigenschaften. Die Wirkung einer Aromatherapie hängt zum großen Teil davon ab, daß sich die Eigenschaften der ätherischen und der Trägeröle ergänzen.

Mandelöl, eines der häufigsten Trägeröle, soll besonders heilwirksam für die Haut sein. Mit Hagebuttenöl lassen sich Narben und Schwangerschaftsstreifen

## ÄTHERISCHE ÖLE BEI RÜCKENBESCHWERDEN

| | |
|---|---|
| EUCALYPTUS CITRIODORA | Arthritis und Rheumatismus |
| EUCALYPTUS GLOBULUS | Muskelbeschwerden und Rheumaschmerzen |
| INGWER | Muskelbeschwerden, Arthritis und Rheumatismus |
| KAMILLE | Entzündungen, Arthritis und Muskelschmerzen |
| LAVENDEL | Muskelschmerzen |
| LORBEER | Rheumatische Beschwerden und Schmerzen |
| MAJORAN | Schmerzen im unteren Rückenbereich durch Muskelsteifigkeit und Arthritis |
| MUSKATELLERSALBEI | Entzündungen und Schmerzen |
| NIAOULI | Muskelbeschwerden |
| PFEFFERMINZE | Neuralgie und Muskelschmerzen |
| STROHBLUME | Entzündungen, Arthritis und Muskelschmerzen |
| SÜDSEEMYRTE | Muskelschmerzen, Osteoarthritis und Rheumatoide Arthritis |
| THYMIAN | Gelenkschmerzen |
| WALDKIEFER | Arthritis |

**Siehe auch:**

*Massage* 116
*Pflanzenheilkunde* 132
*Reflexologie* 136

*Für eine aromatherapeutische Massage müssen die ätherischen Öle stets durch ein Trägeröl verdünnt werden*

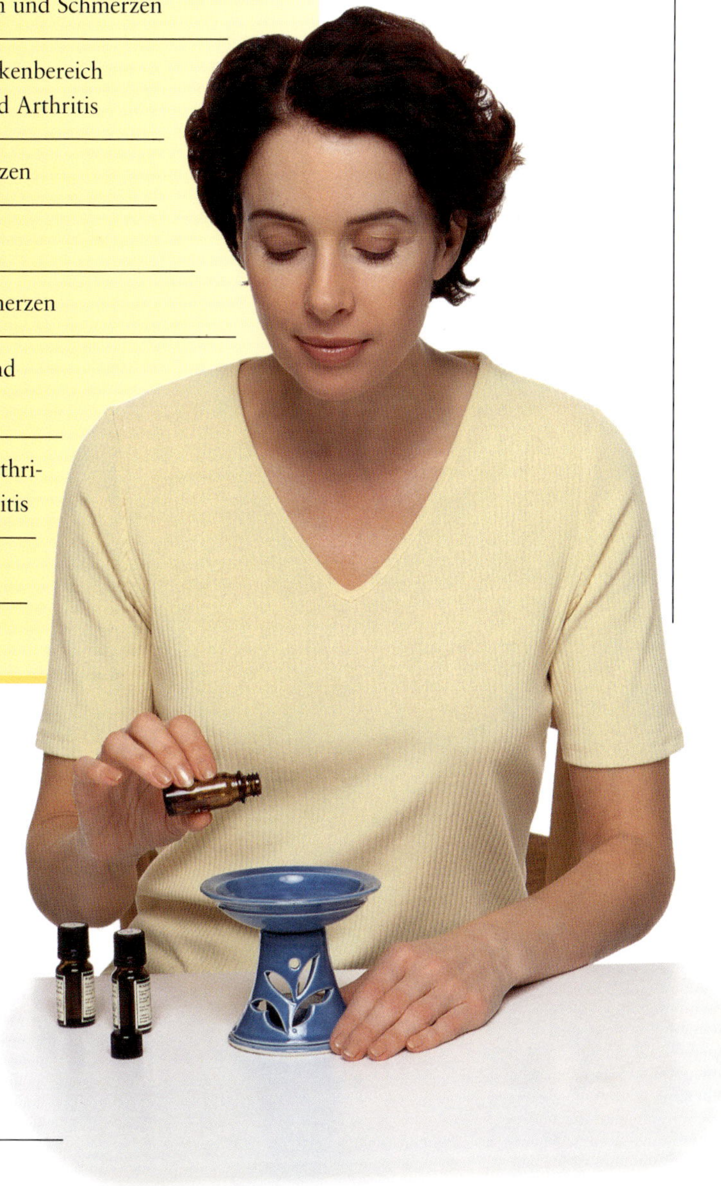

behandeln. Weizenkeimöl wird wegen seiner antioxidativen Eigenschaften empfohlen. Die besten Ergebnisse erzielt man, wenn man nicht mehr als zwei oder drei ätherische Öle und Trägeröle gleichzeitig einsetzt.

Ätherische Öle kann man in die Haut einmassieren, mit Umschlägen bei lokalen Beschwerden verabreichen, direkt oder indirekt mittels eines Zerstäubers inhalieren oder als Badezusatz anwenden.

# Aromatherapie

*Mit Hilfe eines Zerstäubers kann man das Aroma ätherischer Öle sehr gut inhalieren. Mischen Sie ein paar Topfen des Öls mit Wasser, bevor Sie die Kerze anzünden*

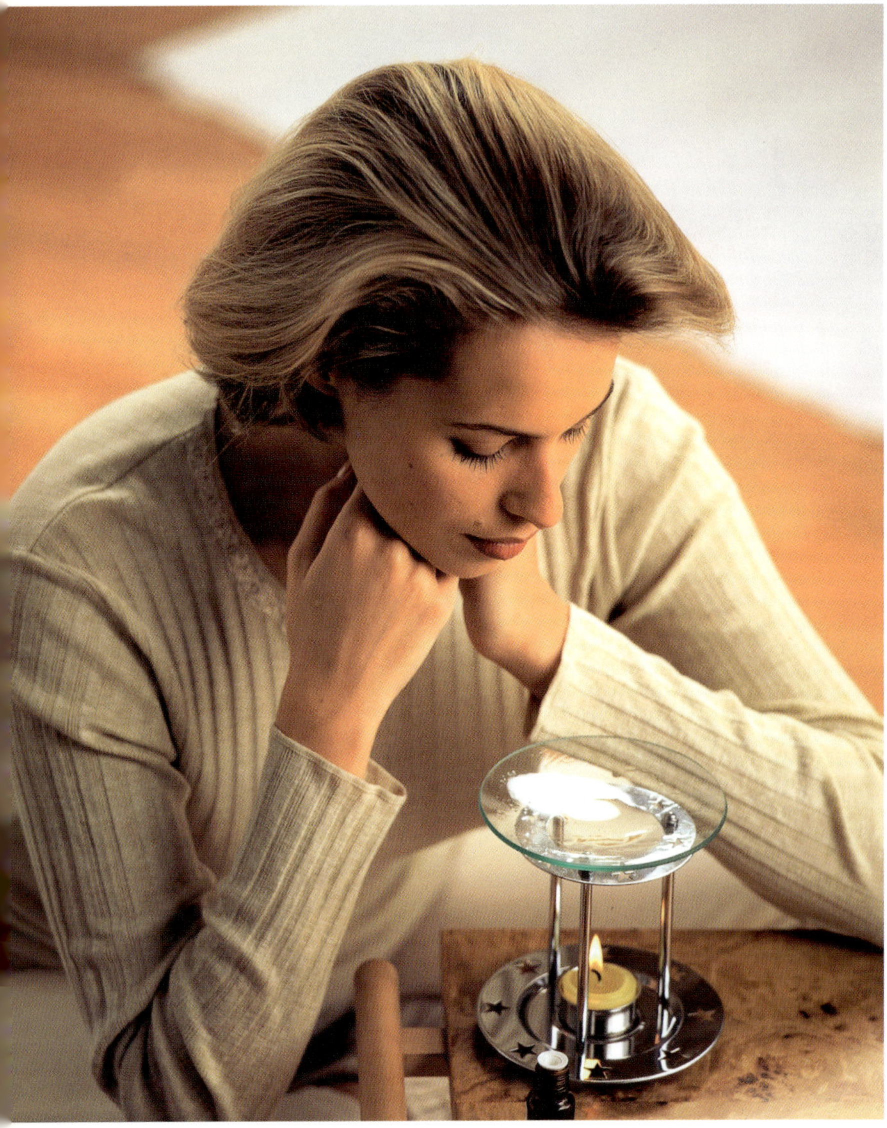

## Aromatherapeutische Massage

Sie gilt als die wirkungsvollste Form der Aromatherapie für Menschen mit Rückenbeschwerden, aber auch andere schmerzende Körperstellen können von dieser Entspannungsmassage profitieren.

Bei der Vorbereitung des Massageöls werden zwei bis fünf Tropfen ätherischen Öls mit 10 ml (2 Teelöffel) des Trägeröls gemischt und kräftig geschüttelt. Der Anteil des ätherischen Öls sollte 3 Prozent nicht übersteigen. Werden mehrere ätherische Öle verwendet, sollten sie zusammen ebenfalls nicht mehr als 3 Prozent der Mischung ausmachen.

## Kompressen

Durch aromatherapeutische Kompressen lassen sich örtliche Beschwerden und Schmerzen gut lindern. Sie können heiß aufgelegt werden, um zum Beispiel Muskelkrämpfe zu lösen, aber auch kalt, wenn Schmerzen oder Schwellungen nach kleineren Verletzungen gelindert werden sollen.

Für eine Kompresse benötigt man ein sauberes Handtuch und eine Schale mit heißem oder kaltem Wasser. Suchen Sie sich ein ätherisches Öl aus, tauchen Sie das Tuch ins Wasser, und wringen Sie es aus. Dann geben Sie sechs bis acht Tropfen des Öls in das Wasser. Das Öl treibt auf der Oberfläche. Falten Sie das Tuch zusammen, und drücken Sie es auf die Wasseroberfläche, damit es die Tröpfchen des ätherischen Öls aufsaugen kann. Anschließend legen Sie das Tuch auf die betreffende Körperstelle.

Bedecken Sie die Kompresse mit einem anderen Stück Tuch, und befestigen Sie es mit Heftpflaster. Wenn Sie den Knöchel oder andere Gliedmaßen behandeln wollen, können Sie die Kompresse mit einer Frischhaltefolie umwickeln. Erneuern Sie die Kompresse alle zwölf Stunden.

## Aromatherapie im Bad

Ein aromatherapeutisches Bad kann sehr entspannend wirken; es hilft Muskelschmerzen zu lindern und den Geist zu entspannen. Lassen Sie warmes Wasser in die Wanne laufen, und geben Sie etwa sechs Tropfen eines ätherischen Öls Ihrer Wahl hinein. Bewegen Sie das Wasser vorsichtig, damit sich das Öl gleichmäßig verteilt. Geben Sie das ätherische Öl nicht

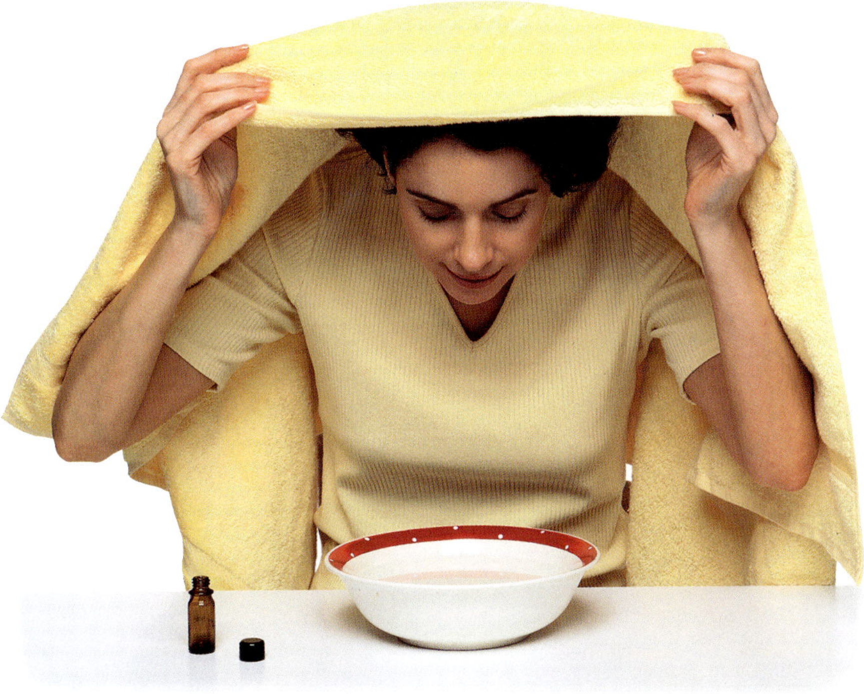

**Siehe auch:**



in die leere Wanne oder während noch das Wasser einläuft. Ätherische Öle sind sehr flüchtig und verdampfen, wenn sie mit laufendem Wasser in Berührung kommen.

## Aromatherapie durch Inhalation

Das Aroma ätherischer Öle kann auch direkt oder indirekt inhaliert werden. Um es direkt zu inhalieren, geben Sie ein paar Tropfen des Öls in eine Schale mit dampfend heißem Wasser. Legen Sie sich ein Handtuch über den Kopf, beugen Sie sich über die Schale, und atmen Sie den Dampf ein. Diese Form der Aromatherapie eignet sich besonders bei Erkältungen, Atmungsproblemen und Kopfschmerzen infolge verstopfter Stirnhöhlen. Halten Sie während des Inhalierens die Augen geschlossen – die Öle dürfen niemals in die Augen kommen.

Zur indirekten Inhalation geben Sie ein paar Öltropfen auf ein feuchtes, saugfähiges Stück Baumwolle und legen dieses auf einen warmen Heizkörper. Das Aroma verbreitet sich dann allmählich im ganzen Raum. Je nachdem, welches Öl Sie gewählt haben, kann dies belebend oder entspannend wirken. Sie können sich auch einen Zerstäuber zulegen. Die am häufigsten benutzten Geräte bestehen aus einem Behälter über einer kleinen Kerze, die als Wärmequelle dient. Füllen Sie den Behälter mit Wasser, und geben Sie ein paar Tropfen Öl hinein, bevor Sie das Licht anzünden. Da die Öle leicht Feuer fangen, sollten Sie die Ölfläschchen in sicherer Entfernung aufbewahren. Lassen Sie den Zerstäuber nie ganz ausbrennen.

*Geben Sie ein paar Tropfen eines ätherischen Öls in eine Schale mit heißem Wasser, um die Dämpfe zu inhalieren. Ein Handtuch über dem Kopf verstärkt die wohltuende Wirkung*

### ACHTUNG

- *In der Schwangerschaft sollte eine Aromatherapie nur unter Anleitung eines qualifizierten Therapeuten durchgeführt werden. Im ersten Vierteljahr sollte man ganz darauf verzichten, auch bei Schwangerschaften mit Komplikationen.*
- *Wenn Sie häufiger unter allergischen Hautreaktionen leiden, sollten Sie einen Hauttest durchführen lassen, zum Beispiel durch einen klinischen Ökologen, bevor Sie ätherische Öle anwenden.*
- *Ätherische Öle dürfen niemals innerlich angewendet werden, es sei denn, unter Aufsicht von einem Therapeuten, der sich auf diese Anwendungsform spezialisiert hat.*

# Tai Chi

*Tai Chi ist eine chinesische Bewegungstherapie, die den Menschen mit den Kräften der Natur in Einklang bringen will. Viele Menschen, die Tai Chi praktizieren, glauben sogar, es könne zu spiritueller Erleuchtung führen – zur Erkenntnis der wahren Natur des Universums und der Stellung des Individuums in ihm.*

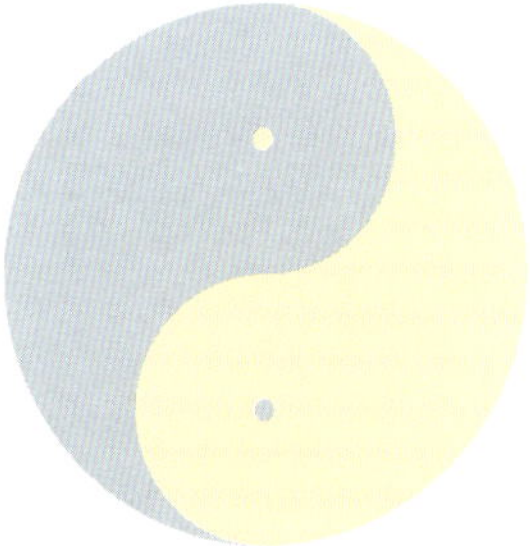

*Yin und Yang stehen sich in einem dynamischen Gleichgewicht gegenüber*

Regelmäßiges Tai Chi soll die Beweglichkeit und Fitneß verbessern, das Heilen von Verletzungen beschleunigen, Krankheiten vorbeugen und Depressionen lindern.

Tai Chi ist, so nimmt man an, aus dem Qi Gong hervorgegangen, das auf dem Taoismus beruht, einer alten philosophischen Strömung in China. Der Taoismus wurde durch die Schriften des Weisen Lao-tse begründet, der im 6. Jahrhundert v. Chr. gelebt haben soll. Er lehrt, wie der Mensch praktisch und spirituell mit dem Universum eins werden kann, indem er dem Tao (dem „Weg") folgt.

Dem Taoismus zufolge besitzt jedes Lebewesen seinen eigenen Weg, sein eigenes persönliches Tao. Wenn man dieses Tao erkennt – den eigenen Weg oder den Sinn seines Lebens findet –, wird man Teil des großen Tao, des universellen Prinzips. Das wichtigste Symbol des Taoismus ist das Wasser, das stets das ihm gemäße Niveau findet. Der Taoist versucht, so einfach und ungezwungen zu leben, wie das Wasser fließt.

Die graziösen, langsamen und fließenden Bewegungen des Tai Chi sollen im Körper die Kräfte Yin und Yang harmonisieren und ein Gleichgewicht herstellen, das eine unerläßliche Voraussetzung für Gesundheit und Wohlergehen ist. Wenn dieses Gleichgewicht gegeben ist, kann Chi oder Qi, die Lebenskraft, richtig durch den Körper fließen, und der Mensch kann in Einklang mit dem Universum leben.

Die Legende besagt, daß Tai Chi von einem taoistischen Priester namens Chang San-feng entwickelt wurde, nachdem er von einem endlosen Kampf zwischen einem großen kranichartigen Vogel und einer Schlange geträumt hatte. Die beiden Tiere waren in einen tödlichen Kampf um Futter verstrickt, aber keines konnte über das andere die Oberhand gewinnen. Er kam zu dem Schluß, daß sein Traum den ewigen Kampf zwischen Yin und Yang symbolisierte. Es ist nicht sicher, ob Chang San-feng wirklich gelebt hat, aber die Fachleute glauben, daß Tai Chi im 13. Jahrhundert entstand, als sich die Prinzipien des Qi Gong mit den Kampfsportarten der Zen-Buddhisten vermischten. In China praktizieren Millionen Menschen Tai Chi wegen seiner stärken-

## YIN UND YANG

*Um sich auf den „Weg" zu begeben, muß der Mensch zuerst die widerstreitenden Kräfte der Natur in sich erkennen und ausgleichen. Diese Kräfte nennt man Yin und Yang. Wenn sie sich im Gleichgewicht befinden, ist das Ergebnis das Tai Chi. Chi (auch Qi) ist die universelle Lebenskraft (im Yoga prana genannt), tai bedeutet „groß". Die Vorstellung, daß die Lebenskraft durch das Universum und durch alle lebenden Organismen fließt, liegt vielen alternativen Therapieansätzen zugrunde.*

*Der Gleichgewichtszustand (Tai Chi) wird durch Yin und Yang repräsentiert, das Symbol der „zwei Fische", weil es aussieht wie zwei Fische, die sich unablässig gegenseitig jagen. Diese beiden Fische, der dunkle und der helle, verkörpern die Kräfte Yin und Yang.*

den Wirkung auf Körper und Geist. Es dient auch als Grundlage für eine Kampfsportart.

## Tai Chi und Ihr Rücken

Tai Chi kann eine ausgezeichnete Therapie für Menschen mit Rückenbeschwerden sein. Untersuchungen haben gezeigt, daß seine langsamen, fließenden Bewegungen genauso wohltuend sind wie Aerobic-Übungen, jedoch ohne dessen starke Belastungen, die oft Verletzungen verursachen. Regelmäßiges Üben soll das Abnehmen fördern, den Muskeltonus verbessern und die Bänder stärken, die das Rückgrat und die übrigen Teile des Skeletts stützen. Dadurch kann man Rückenschmerzen vorbeugen. Tai Chi sorgt außerdem für Entspannung, Zufriedenheit und einen klaren Geist. Wer Tai Chi praktiziert, kann Streß besser bewältigen.

Tai Chi trägt ferner zu einer Haltungsverbesserung bei, denn bei allen Bewegungsübungen wird der Rücken gerade und der Kopf hoch gehalten.

## Tai Chi und die Form

Tai Chi wird oft als „Bewegungsmeditation" bezeichnet. Die Schüler erlernen eine Reihe einzelner Bewegungen, die dann zu einer zusammenhängenden Abfolge, zur sogenannten Form, zusammengefaßt werden. Die Bewegungen einer Form werden immer in derselben Reihenfolge ausgeführt.

Es gibt zwei Variationen der Form. Die kurze Form besteht aus rund 40 Bewegungen und dauert durchschnittlich acht Minuten, während die lange Variante mehr als 100 Bewegungen umfaßt und länger als eine halbe Stunde in Anspruch nimmt. Wie in anderen Meditationsarten sind auch im Tai Chi die Bewegungen mit kontrolliertem Atmen verbunden.

*Die Ruhe und Gelassenheit, die dieser meditierende Weise auf einem chinesischen Gemälde aus dem 16. Jh. ausstrahlt, symbolisieren die taoistische Lehre von der Einheit des Menschen mit dem Universum*

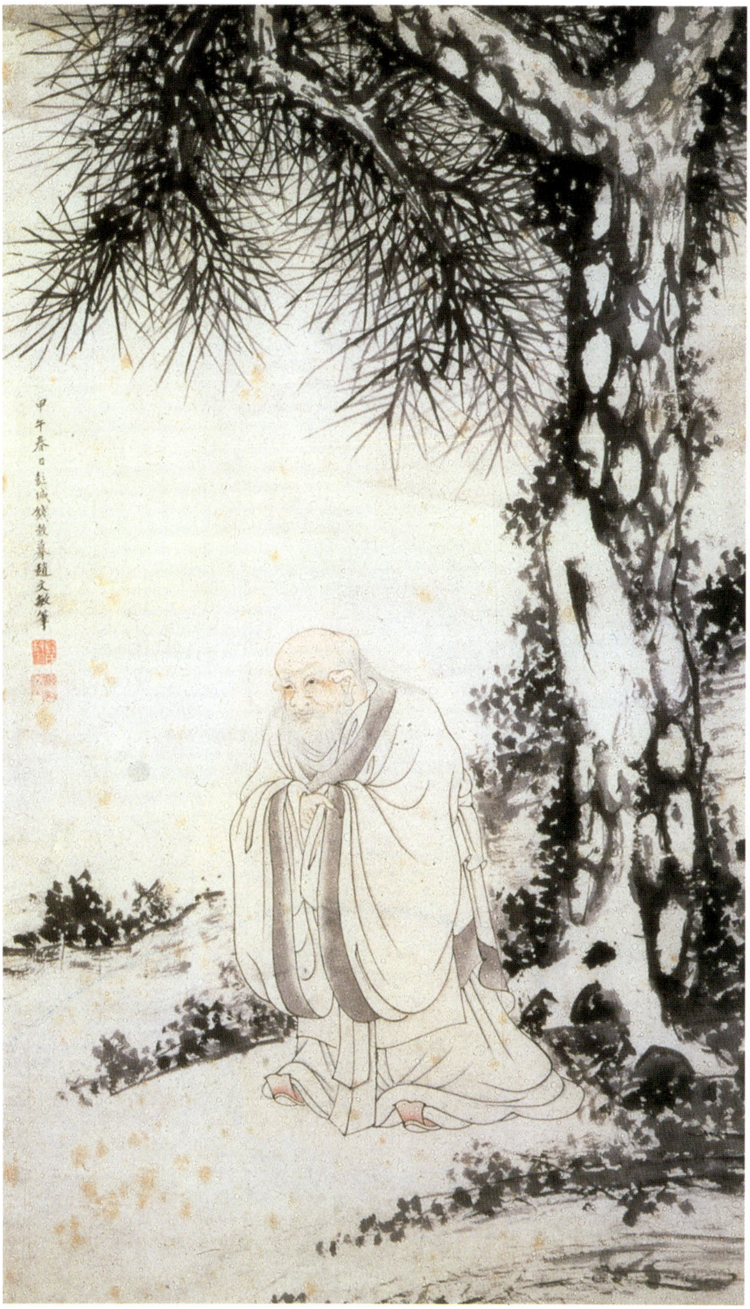

**Siehe auch:**


| | |
|---|---|
| *Yoga* | *86* |
| *Qi Gong* | *100* |
| *Chinesische Medizin* | *128* |

# Tai Chi

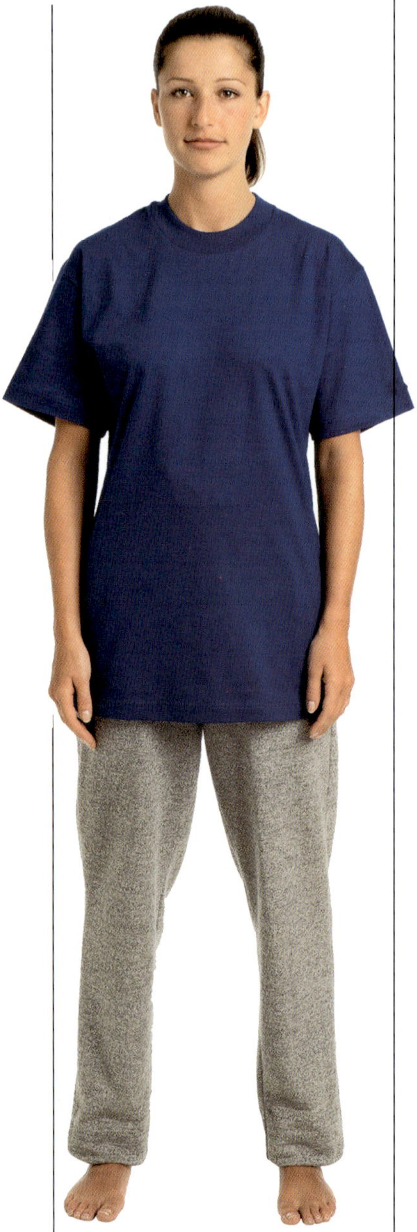

*1 Stellen Sie sich bequem hin, die Füße nach vorn gerichtet, die Schultern weit auseinander. Halten Sie die Knie locker, und entspannen Sie den Unterleib, die Arme und die Schultern.*

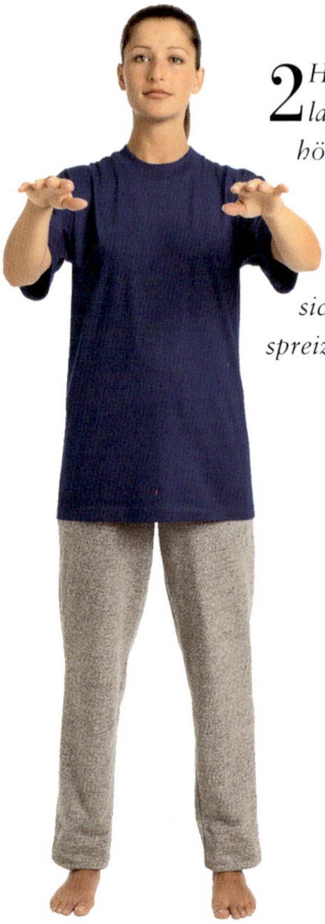

*2 Heben Sie die Arme langsam auf Brusthöhe, wobei Sie die Handflächen nach unten drehen. Lassen Sie zu, daß sich die Finger leicht spreizen.*

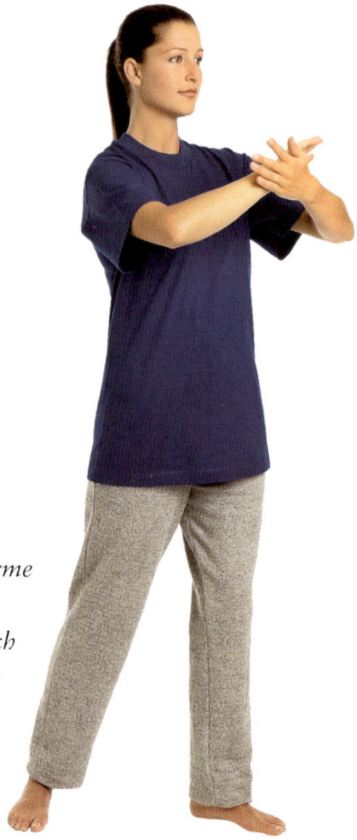

*3 Legen Sie die Arme quer über die Brust. Stoßen Sie sich leicht mit dem rechten Bein ab, um Ihr Gewicht auf den linken Fuß zu verlagern.*

## Tai Chi praktizieren

Tai Chi muß man bei einem erfahrenen Lehrer erlernen, aber die Illustrationen auf dieser Doppelseite sollen Ihnen einen kleinen Vorgeschmack geben. Da die Einheit mit dem Universum und der Natur angestrebt wird, praktiziert man die Übungen häufig im Freien. In chinesischen Städten strömen die Menschen schon frühmorgens in die Parks, um Tai Chi und andere Übungen zu absolvieren.

Es gibt einige Grundregeln bezüglich der Körperhaltung, die für alle Tai-Chi-Bewegungen gelten. Das Rückgrat sollte gerade sein, der Kopf aufrecht und die Schultern entspannt – Regeln, die auch allgemein für eine gute Haltung sorgen.

Der Theorie zufolge liegt der Körpermittelpunkt *(dan tien)* unterhalb des Nabels und ein Stück weit vor dem Rückgrat. Tai-Chi-Schüler lernen, diesen Punkt als Zentrum des Körpers zu visualisieren, von dem alle Bewegungen ausgehen. Die Ellbogen und die Knie sind während der Übungen niemals gerade durchgestreckt, sondern immer leicht angewinkelt. Auf den ersten Blick erweckt Tai Chi den Eindruck, daß die Arme der aktivste Teil des Körpers seien. Wenn man es aber selbst versucht, lernt man sehr schnell, daß die Beine, die Hüften und der Rumpf am meisten gefordert werden – die Arme bewegen sich frei und fast mühelos.

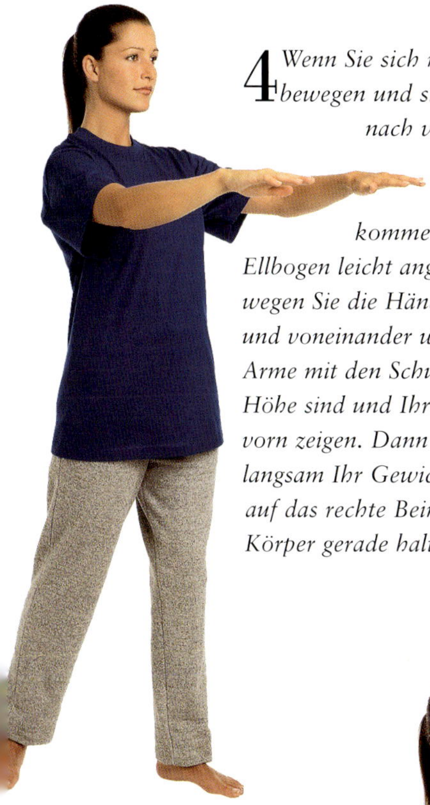

**4** *Wenn Sie sich nach links bewegen und sich Ihr Gewicht nach vorn verlagert, lassen Sie die Arme hochkommen. Lassen Sie die Ellbogen leicht angewinkelt, bewegen Sie die Hände nach außen und voneinander weg, bis Ihre Arme mit den Schultern auf gleicher Höhe sind und Ihre Finger nach vorn zeigen. Dann verlagern Sie langsam Ihr Gewicht wieder zurück auf das rechte Bein, wobei Sie den Körper gerade halten.*

**Siehe auch:**

| | |
|---|---|
| *Yoga* | *86* |
| *Qi Gong* | *100* |
| *Chinesische Medizin* | *128* |


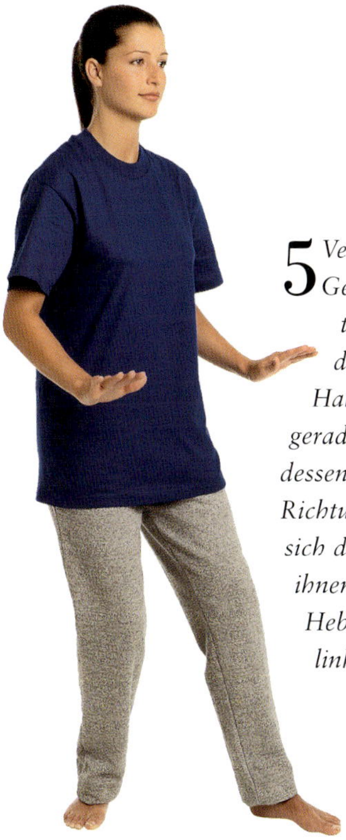

**5** *Verlagern Sie Ihr ganzes Gewicht nun auf den rechten Fuß, und beugen Sie dabei leicht das Knie. Halten Sie den Rücken gerade. Führen Sie währenddessen Ihre Hände diagonal in Richtung Ihrer Hüften, so daß sich der Abstand zwischen ihnen allmählich vergrößert. Heben Sie die Zehen Ihres linken Fußes.*

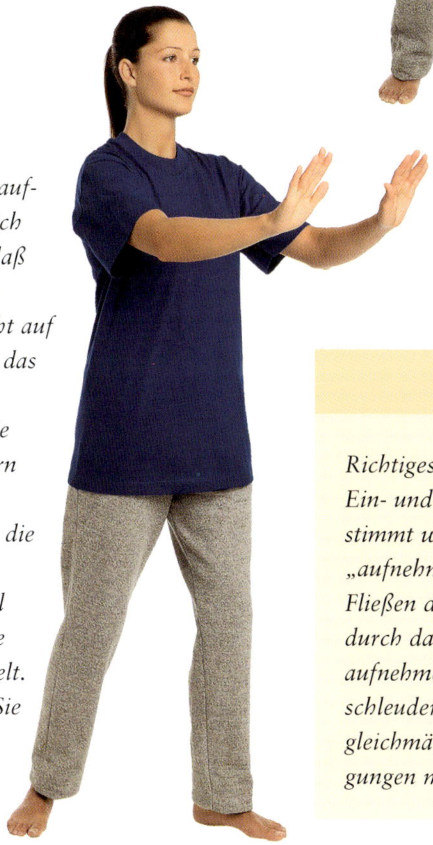

**6** *Während Sie den Rumpf aufrecht halten, stoßen Sie sich mit dem rechten Fuß ab, so daß Sie nach oben und nach vorn kommen und sich Ihr Gewicht auf den linken Fuß verlagert und das linke Bein eine waagerechte Position einnimmt. Führen Sie zugleich Ihre Hände nach vorn und nach oben, bis sie auf Schulterhöhe sind. Heben Sie die Finger leicht an, so daß die Hände einen 45-Grad-Winkel zum Boden bilden. Halten Sie die Ellbogen leicht angewinkelt. Beenden Sie die Übung, wie Sie sie angefangen haben, Füße weit auseinander und Arme an den Seiten.*

## ATMUNG UND TAI CHI

*Richtiges Atmen ist sehr wichtig im Tai Chi. Das Ein- und Ausatmen muß auf die Übungen abgestimmt werden. Die Bewegungen unterteilt man in „aufnehmende" und „herausschleudernde". Das Fließen des Chi, so glaubt man, wird am besten durch das Ausatmen gefördert. Eingeatmet wird bei aufnehmenden Bewegungen, ausgeatmet bei herausschleudernden. Das Ziel ist, während der Übungen gleichmäßig und natürlich zu atmen und die Bewegungen mit dem Atemrhythmus zu synchronisieren.*

# Qi Gong

*Qi Gong ähnelt dem Tai Chi in vieler Hinsicht, aber statt eine Abfolge von bis zu hundert Bewegungen auszuführen, soll man beim Qi Gong lernen, das Fließen der Lebensenergie im Körper durch ruhige, manchmal fast statische Übungen zu fördern.*

Auch Qi Gong beruht auf den Prinzipien des Taoismus, der alten chinesischen Philosophie und Religion. Es gilt als Vorläufer des Tai Chi und ist mit Sicherheit viele Jahrhunderte älter.

Archäologen haben herausgefunden, daß Qi Gong schon um 600 v. Chr. in China praktiziert wurde. Bis zum 16. Jh. war es eng mit dem Taoismus und den buddhistischen Klöstern in China verbunden – die Vermischung seiner Regeln mit den Kampfsportarten der Mönche führte vermutlich zur Entstehung von Tai Chi.

Auch heute noch wird Qi Gong täglich von Millionen Menschen in China praktiziert. Trotz seiner scheinbar einfach aussehenden Übungen ist Qi Gong sehr kompliziert und kann sich als eine relativ schwierig zu erlernende Therapie erweisen. Im Lauf der Jahrtausende entstanden verschiedene Schulen oder Strömungen.

Die Qi-Gong-Übungen lenken die Aufmerksamkeit des Übenden auf den Fluß des Qi im Körper und sollen den Aufbau der „inneren Stärke" in einem beweglichen, entspannten Körper fördern. Diese steht im Gegensatz zur „äußeren Stärke" gut trainierter Muskeln, die man durch Kampfsportarten wie Karate erlangen kann.

## Qi Gong und Ihr Rücken

Anders als das verwandte Tai Chi kann Qi Gong nur wenig dazu beitragen, schwache oder beschädigte Muskeln oder Bänder zu kräftigen, aber es kann Menschen mit Rückenbeschwerden auf eine andere, weniger direkte, aber oft genauso effektive Weise helfen.

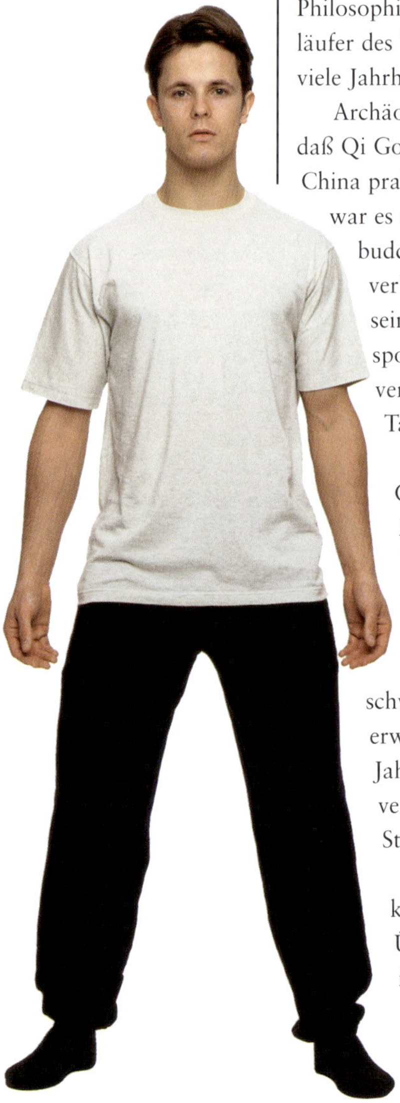

1 *Ihre Fußsohlen sollten Kontakt mit dem Boden haben, sich aber weder nach innen noch nach außen drehen.*

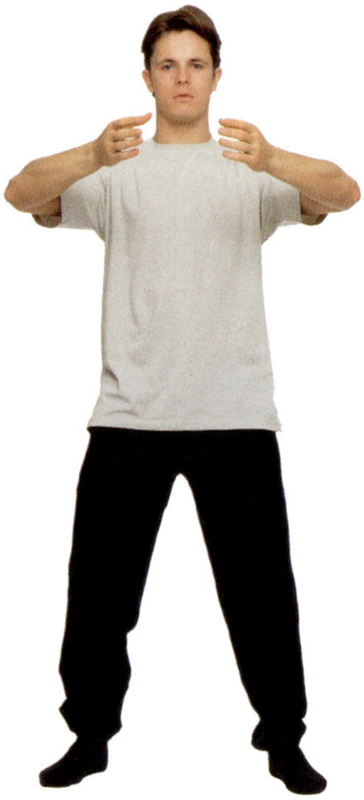

2 *Halten Sie das Kinn eingezogen, und heben Sie die Hände bis auf Schulterhöhe.*

Da Rückenschmerzen eine Folge chronischer Muskelverspannung sein können, ist Qi Gong eine ausgezeichnete Methode, um Streß zu bekämpfen und die geistige und körperliche Entspannung zu fördern. Regelmäßiges Üben kann das erneute Auftreten eines Rückenproblems verhindern. Qi Gong soll bei vielen chronischen Beschwerden hilfreich sein, vor allem bei Störungen des Immunsystems.

## Qi Gong praktizieren

Der grundlegende Unterschied zwischen den östlichen Bewegungs- und Gleichgewichtstherapien wie Tai Chi und Qi Gong und dem westlichen Fitneß-Denken besteht darin, daß die östlichen Therapien darauf zielen, Energie zu erzeugen und zu erhalten, während die westlichen Fitneß-Übungen darauf hinauslaufen, Energie zu verbrauchen und die Muskeln zu kräftigen.

Wie beim Tai Chi bemüht man sich auch im Qi Gong, die Muskeln und Gelenke möglichst nicht zu überlasten. Anders als in den fließenden Bewegungen des Tai Chi muß man beim Qi Gong oft lange Zeit stillstehen und sich auf die Bewegung des Qi im Körper konzentrieren. Durch behutsame Streck- und Beugeübungen versucht man, den Fluß des Qi durch bestimmte Körperteile anzuregen.

Weil manche Qi-Gong-Haltungen relativ einfach sind, kann man sie sich in den Grundzügen auch durch ein Buch aneignen. Um jedoch alle Vorzüge dieser Therapieform nutzen zu können, sollte man sich einen guten Lehrer suchen.

**Siehe auch:**
*Yoga* 86
*Tai Chi* 96
*Chinesische Medizin* 128

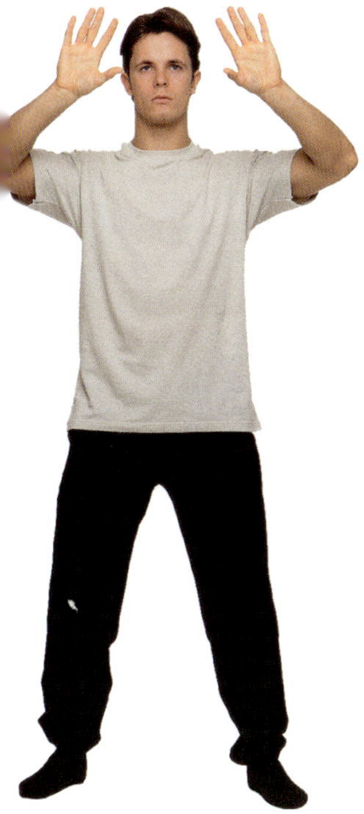

3 *Beim Einatmen drehen Sie die Hände nach außen und heben die Hände etwas über Augenhöhe.*

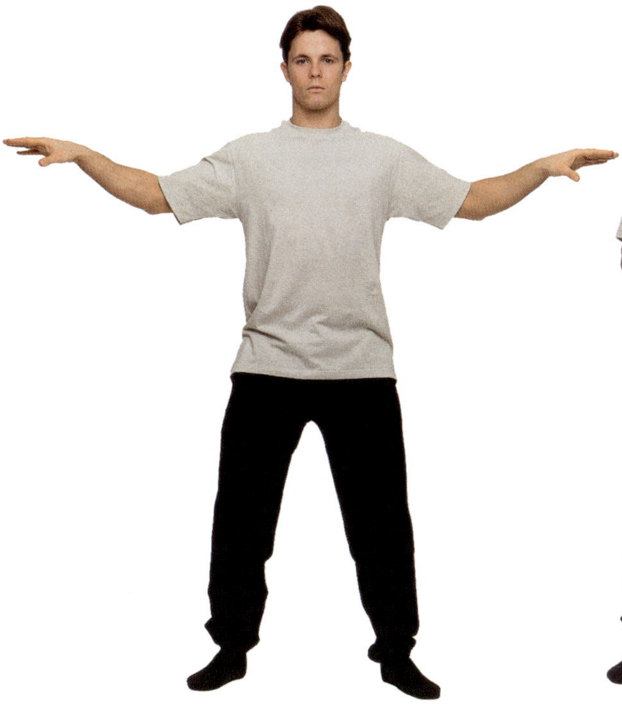

4 *Während Sie unbeirrt geradeaus blicken, strecken Sie die Arme aus, die Handflächen nach unten.*

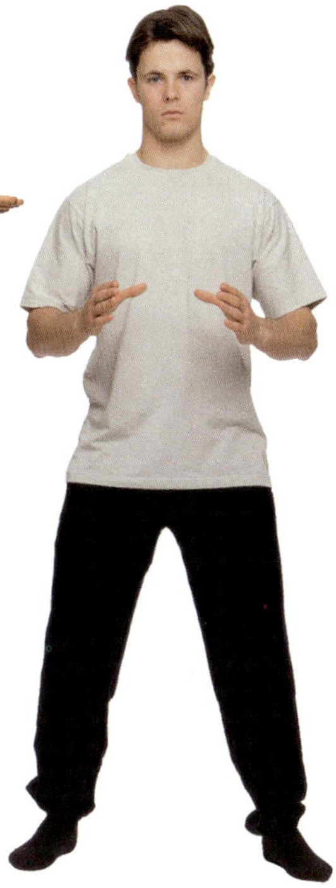

5 *Beim Ausatmen führen Sie die Hände vor der Brust aufeinander zu, die Handflächen nach innen.*

# Meditation

*Meditation gilt in ihren vielfältigen Formen seit Jahrtausenden als ein Weg zur spirituellen Erleuchtung, heute aber wird sie weltweit von Millionen Menschen aus einem viel praktischeren Grund eingesetzt – zur Erhaltung der Gesundheit.*

Untersuchungen haben bestätigt, daß Meditation die geistige und körperliche Gesundheit verbessert. Sie führt zu einem Zustand tiefer Entspannung, der besser als Schlaf geeignet ist, Geist und Körper zu erfrischen und zu heilen. In der Meditation können die Herzschlag- und die Atmungsfrequenz sinken, und auch die Gehirnaktivität kann sich verändern.

Regelmäßiges Meditieren kann hohen Blutdruck senken, streßbedingte Beschwerden lindern und viele andere Störungen, wie zum Beispiel chronische Schmerzen, Muskelschmerzen, Asthma, Schlaflosigkeit und Herz- und Kreislaufprobleme, positiv beeinflussen. Die emotionale Stabilität verbessert sich, die Konzentrationsfähigkeit nimmt zu, und Suchtabhängigkeiten oder negative Verhaltensweisen lassen sich leichter überwinden.

## Meditation und Rücken

Wenn Ihre Rückenschmerzen von Muskelverspannungen durch mentale Streß-

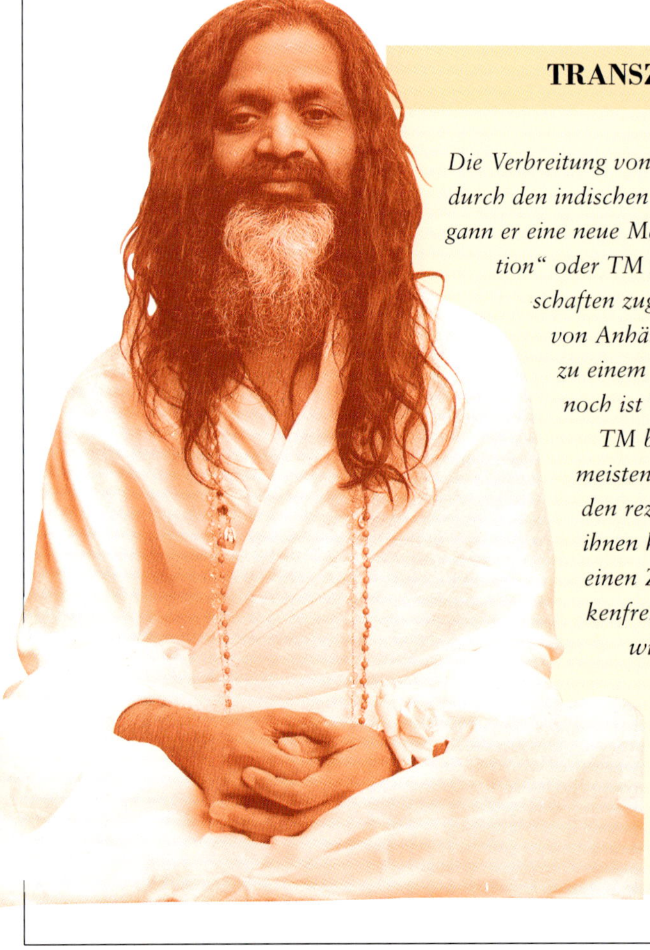

### TRANSZENDENTALE MEDITATION

*Die Verbreitung von Meditationstechniken im Westen wurde stark gefördert durch den indischen Guru Maharishi Mahesh Yogi. Ende der 50er Jahre begann er eine neue Meditationsform zu lehren, die er „Transzendentale Meditation" oder TM nannte und die auf die Bedürfnisse der westlichen Gesellschaften zugeschnitten war. Maharishi gewann rasch eine große Schar von Anhängern, darunter auch die Beatles, und TM entwickelte sich zu einem Bestandteil der Popkultur in den 60er Jahren. Auch heute noch ist TM die beliebteste Meditationsform im Westen.*

*TM beruht auf der Philosophie des Vedanta, die auch den meisten modernen Hindu-Schulen zugrunde liegt. Die Meditierenden rezitieren kurze Worte oder Sätze, sogenannte Mantras, die ihnen helfen, das bewußte Denken hinter sich zu lassen und in einen Zustand tiefer Bewußtheit zu gleiten, der auch als „gedankenfreie Bewußtheit" oder als „ruhige Wachsamkeit" bezeichnet wird. Dadurch soll das Denken transzendiert, überschritten werden – deshalb „Transzendentale Meditation" – und der Mensch direkten Zugang zu seiner Energie und seinem schöpferischen Zentrum erhalten. Das Mantra wird sorgfältig auf die Persönlichkeit und den Beruf des Meditierenden abgestimmt. Die meisten TM-Anhänger meditieren zweimal täglich 15–20 Minuten lang.*

## GEHIRN- UND MUSKELAKTIVITÄT

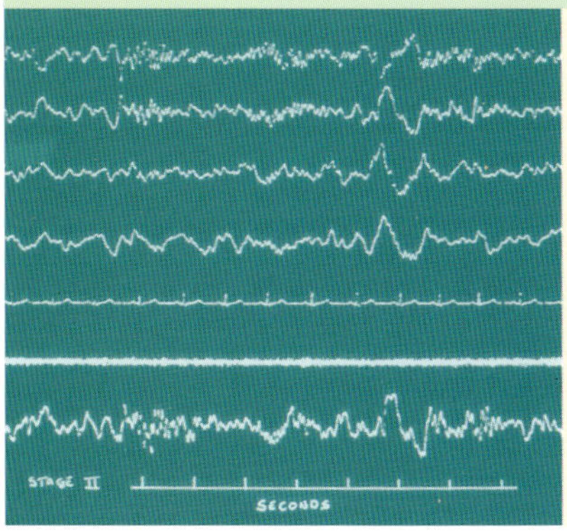


*In der Meditation ähneln die Muster der Gehirn- und Muskelaktivität jenen, die für den Schlaf charakteristisch sind. Die Kurven* **1** *und* **2** *zeigen die Gehirnaktivität (EEG),* **3** *und* **4** *die Bewegungen des rechten bzw. linken Auges,* **5** *die Herzaktivität,* **6** *und* **7** *die Muskeltätigkeit im Hals bzw. im Nacken.*

**Siehe auch:**

| | |
|---|---|
| *Yoga* | *86* |
| *Tai Chi* | *96* |
| *Selbsthypnose* | *104* |

belastung herrühren, könnte Meditation die richtige Therapie für Sie sein.

Selbst wenn Ihre Rückenschmerzen physische Ursachen haben, kann regelmäßiges Meditieren sehr nützlich sein, sobald das akute Problem behoben ist. Meditation kann helfen, die Muskelverspannungen zu lockern und eine Wiederkehr der Beschwerden zu verhindern.

### Meditation praktizieren

Sie können in jeder sitzenden Haltung meditieren, die bequem ist und Ihnen erlaubt, den Rücken gerade zu halten. Sehr wichtig ist, dafür zu sorgen, daß der Raum warm und behaglich ist, Sie nicht durch Lärm gestört oder durch helle Lichter oder andere Dinge (zum Beispiel Telefon) abgelenkt werden.

Atmen Sie durch die Nase, statt durch den Mund. Atmen Sie tief, aber behutsam ein, und zwar in den Bauch, nicht in die Brust. Ihr Bauch sollte sich aufblähen, wenn Sie einatmen, und flach werden, wenn Sie ausatmen. Wenn Sie so atmen, dürfte sich Ihre Brust kaum bewegen.

Meditierende halten es meist für hilfreich, sich auf einen Gegenstand zu konzentrieren, zum Beispiel eine Kerze, oder ihre Augen zu schließen und ein Mantra aus einigen Worten oder einem kurzen Satz in Gedanken zu wiederholen. Manche stellen sich eine schöne Szene vor, vielleicht einen Bach oder einen See. Andere konzentrieren sich auf den gleichmäßigen, tiefen Atem. Probieren Sie aus, was Ihnen am besten hilft.

Das Ziel der Meditation besteht darin, den Geist von der Kontrolle durch das Bewußtsein zu befreien, ihm zu gestatten, leer zu werden, einfach nur zu „sein", statt über irgend etwas nachzudenken. Sie sollen lernen, Gedanken und Befürchtungen loszulassen und die tieferen, ruhigeren Teile Ihres Selbst in sich emporsteigen zu lassen. Unweigerlich wird Ihr Geist umherzuschweifen beginnen. Akzeptieren Sie es, und lassen Sie sich dadurch nicht irritieren. Sobald Sie merken, daß dies geschieht, richten Sie Ihre Konzentration wieder auf die Kerze, den Fluß oder Ihren Atem. Mit etwas mehr Übung werden Sie lernen, diese Abschweifungen fast ohne zu denken zu korrigieren und sich in Ihrer Meditation nicht stören zu lassen.

Nehmen Sie sich Zeit, und lassen Sie sich nicht entmutigen, wenn Sie spüren, daß Sie keine Fortschritte machen. Wenn Sie sich zu etwas zwingen, können Sie nicht meditieren.

# Hypnose und Selbsthypnose

*Aufgrund ihrer Fähigkeit, Zugang zum Unterbewußtsein des Menschen zu erlangen, ist die Hypnose ein wichtiges Mittel zur Heilung. Seit einigen Jahren gewinnt die angewandte Hypnose in Form der Hypnosetherapie zunehmend Anerkennung. Aber wegen ihrer Geschichte wird die Hypnose noch immer von vielen Menschen mit Argwohn und Skepsis betrachtet.*

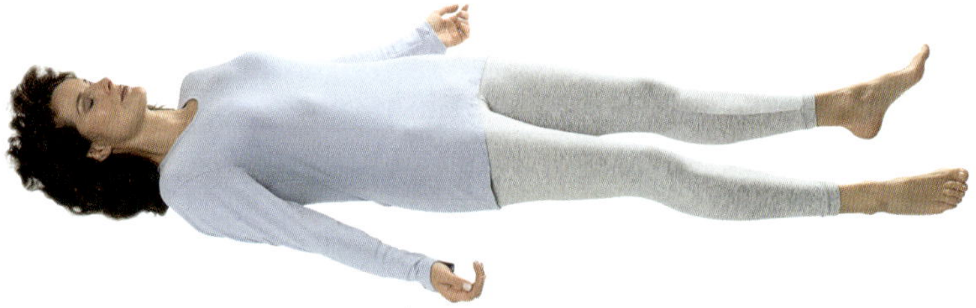

*Wenn Sie die Technik der Selbsthypnose erlernt haben, kann regelmäßiges Üben Ihnen helfen, Ihre Rückenbeschwerden besser unter Kontrolle zu bekommen*

Schon immer gab es Heiler, die im Ruf standen, Kranke kurieren zu können, indem sie sie in einen schlafähnlichen Zustand versetzten. Weit verbreitet, wenn auch unbegründet, ist die Befürchtung, wenn ein Mensch im „Bann" eines Hypnotiseurs stehe, könne er zu außergewöhnlichen, ihm wesensfremden Handlungen verleitet werden.

Die moderne Medizin begann sich im 18. Jahrhundert nach den Experimenten des österreichischen Arztes Franz Anton Mesmer für die Heilkraft der Hypnose zu interessieren. Mesmer, der in Paris lebte und arbeitete, setzte als erster eine Art Hypnose und Psychoanalyse in der Medizin ein.

Mesmer hielt es für möglich, die geistige Energie, die damals als animalischer Magnetismus bezeichnet wurde, nutzbar zu machen, und verwendete Magnete zur Behandlung. Später verband er die Behandlung mit Ritualen, die auf die Patienten eine hypnotisierende oder „mesmerisierende" Wirkung hatten. Eine Zeitlang war Mesmer sehr gefragt, schließlich aber wurde er von der Französischen Akademie für Medizin als Scharlatan gebrandmarkt.

In den 1840er Jahren griff der schottische Arzt James Braid Mesmers Arbeiten auf. Braid prägte den Begriff „Hypnose" und zeigte, daß sich eine Trance relativ leicht herstellen ließ und daß ein Mensch in diesem Zustand nicht dazu gebracht werden konnte, gegen seinen Willen zu handeln. In der Folge begannen sich die Mediziner ernsthaft für Hypnose zu interessieren, die sogar bis zur Entwicklung sicherer Anästhetika bei Operationen zur Schmerzlinderung eingesetzt wurde.

Ende des 19. Jahrhunderts bediente sich auch Freud der Hypnose, um seinen Patienten zu helfen, sich an Traumata in ihrer Kindheit zu erinnern, später allerdings ging er zur Psychoanalyse über.

Heute setzt man Hypnose zur Behandlung einer Vielzahl physischer und psychischer Beschwerden ein, zum Beispiel bei chronischen Schmerzen, Migräne, Muskelverspannungen, Angstzuständen, streßbedingten Beschwerden, Suchtabhängigkeit und Phobien. Zahnärzte versuchen durch Hypnose ihren Patienten die Angst zu nehmen, und in der Geburtshilfe wird sie zur Schmerzlinderung eingesetzt.

## Hypnose in der Praxis

Die hypnotische Trance ist ein Zustand zwischen Wachen und Schlafen. In diesem Zustand nimmt man alles wahr, was um einen herum vorgeht, aber man fühlt sich völlig abgeschnitten davon. Man kann jedoch sprechen und die Trance aufheben, wenn man es wünscht.

Seit langem versuchen die Wissenschaftler die Wirkungsweise von Hypnose zu erklären. Heute glaubt man, daß Hypnose zu einem intensiveren Austausch zwischen den beiden Gehirnhälften führt – der linken, die für Sprache und Logik, und der rechten, die für Emotionen und Symbole zuständig ist. Dadurch lassen sich die Verbindungen zwischen dem Verhalten des Menschen und den ihm zugrundeliegenden Ursachen besser erkennen und verstehen.

Da Hypnose gefährlich sein kann, wenn sie unsachgemäß angewendet wird, sollte man sich immer nur einem fachlich ausgebildeten Therapeuten anvertrauen, am besten einem klinischen Psychologen oder einem Therapeuten, der auch Arzt oder Zahnarzt ist. Die meisten Menschen lassen sich relativ leicht hypnotisieren, nach einigen Sitzungen können Sie sich auch in Selbsthypnose unterweisen lassen. Das ermöglicht es Ihnen, sich regelmäßig für ein paar Minuten in einen „autohypnotischen" Zustand zu versetzen.

Untersuchungen haben gezeigt, daß sich der Körper in der hypnotischen Trance tief entspannt und die Herzschlagfrequenz, die Atmung und der Blutdruck ähnlich positiv beeinflußt werden wie bei der Meditation.

## Eine Hypnosesitzung

Die Therapie findet in der Praxis des Therapeuten statt, bei gedämpftem Licht und mit bequemen Möbeln. Nachdem Sie sich gesetzt oder hingelegt haben, erklärt Ihnen der Therapeut den Ablauf. Sie sollen sich entspannt, ruhig und vor allem geborgen fühlen. Wenn Ihnen der Therapeut aus irgendeinem Grund nicht behagt, scheuen Sie sich nicht, die Sitzung auch noch in diesem Stadium abzubrechen.

Der Therapeut wird versuchen, Ihre Entspannung zu vertiefen, indem er Sie bittet, sich vorzustellen, wie Sie immer tiefer in einen Ruhezustand gleiten, oder indem er Ihnen eine schöne, friedliche Landschaft ausmalt. Wenn Sie sich entspannen, werden Ihre Augenlider schwerer werden, und Ihre Augen werden allmählich zufallen.

Sobald Sie sich in einer leichten Trance befinden, kann der Therapeut damit beginnen, nach den Ursachen für Ihre Beschwerden zu suchen und Ihnen Lösungen vorschlagen, wenn er sie entdeckt hat. In diesem Zustand sind Sie sehr empfänglich für Ratschläge, können aber nicht dazu gebracht werden, etwas zu tun oder zu akzeptieren, was Ihnen innerlich widerstrebt.

**Siehe auch:**


*Meditation* 102
*Therapeuten-Suche* 146


*Um in einen hypnotischen Zustand zu gelangen, kann es hilfreich sein, sich eine friedliche, beruhigende Landschaft vorzustellen*

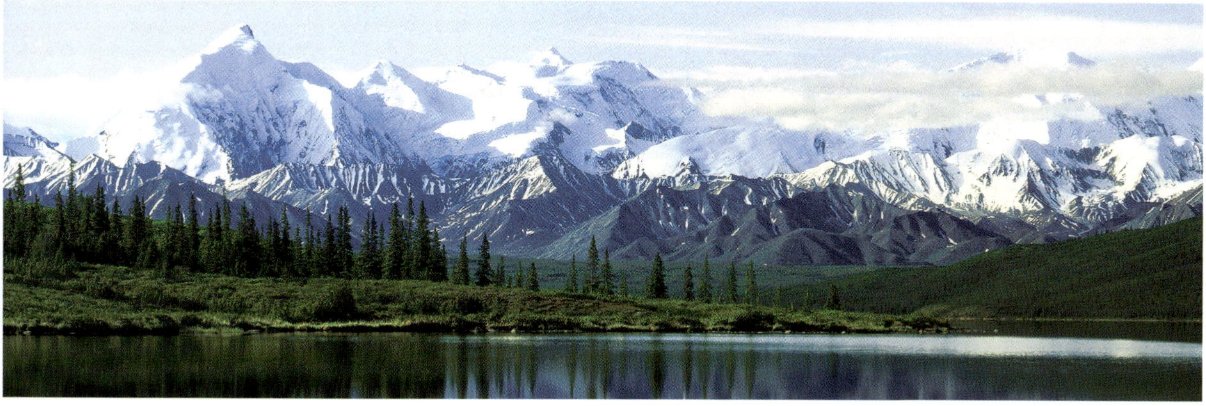

# Behandlung durch Therapeuten

*Selbstbehandlung und therapeutenbezogene Behandlungen gehen in der Komplementärmedizin ineinander über. Aber immer ist der Patient selbst für seine Heilung verantwortlich, nicht der Heiler.*

Wenn man sie regelmäßig praktiziert und sich allgemein um eine gesunde Lebensweise bemüht, können Selbsthilfe-Therapien die Fitneß erhalten und einem erneuten Auftreten von Rückenschmerzen vorbeugen. In bestimmten Situationen jedoch ist es besser, einen erfahrenen Therapeuten zu Rate zu ziehen. Die Behandlung durch einen Therapeuten ist auch wichtig als Vorbereitung auf die Selbstbehandlung.

Die in diesem Abschnitt aufgeführten Behandlungsformen zeichnen sich durch folgende gemeinsame Prinzipien aus:

- Der menschliche Körper besitzt die Fähigkeit zur Selbstheilung.
- Gesundheit ist ein Zustand körperlicher, geistiger und seelischer Ausgeglichenheit.
- Ein Mensch wird schneller gesund und bleibt es, wenn er selbst die Verantwortung für seine Gesundheit übernimmt.
- Jeder Mensch ist einzigartig und muß auf individuelle Weise behandelt werden. Alternativ-Therapeuten interessieren sich für Sie als ganze Person, nicht nur für Ihre Symptome.
- „Wahre" Heilung kann es erst geben, wenn die Wurzel des Problems erkannt ist. Die Therapeuten bemühen sich zwar, Ihre Symptome zu lindern, ihr Hauptziel besteht jedoch darin, die Ursachen aufzudecken und zu beheben.
- Soziale und Umweltfaktoren spielen eine wichtige Rolle für das Wohlbefinden und haben eine ebenso starke Auswirkung auf die Gesundheit eines Menschen wie physische und psychologische Faktoren.

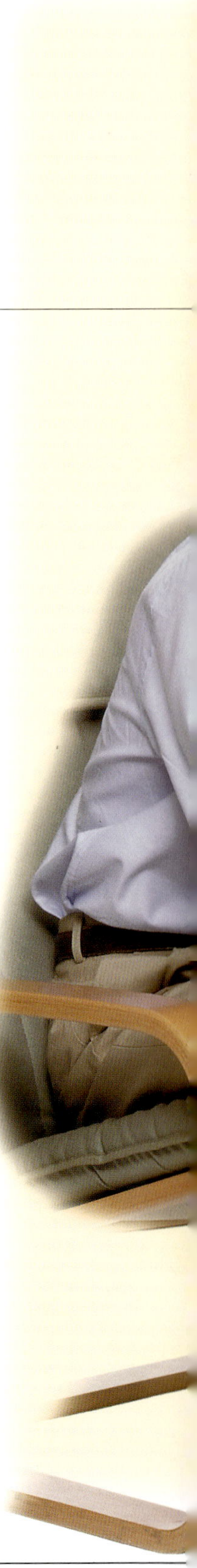

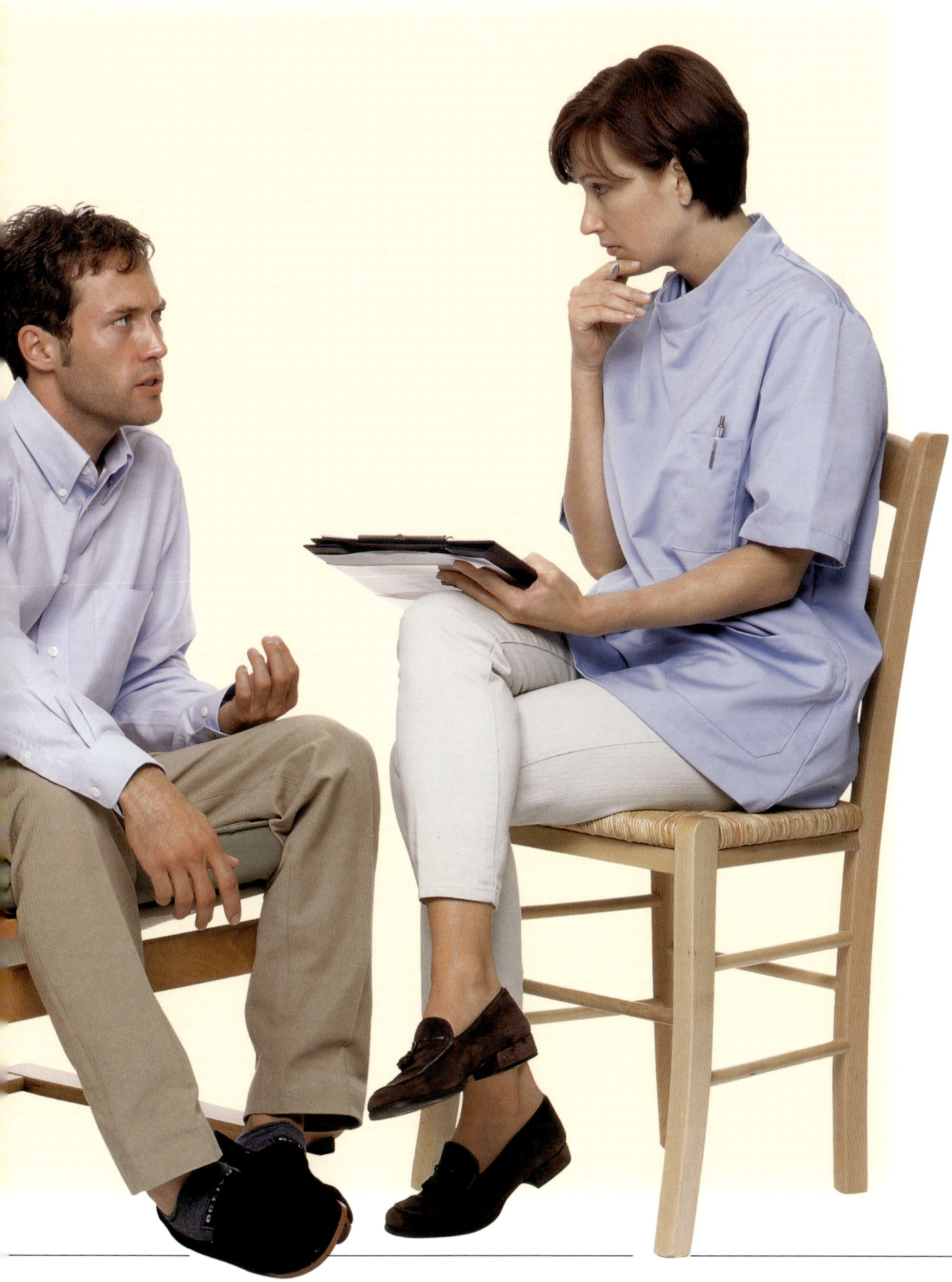

# Akupressur und Akupunktur

*Akupressur und Akupunktur sind ein integraler Bestandteil der Traditionellen Chinesischen Medizin. Im Westen werden sie heute häufig unabhängig voneinander angewendet.*

*Durch Drehen sehr feiner Nadeln, die an genau festgelegten Punkten in die Haut eingestochen werden, versucht der Akupunkteur die Wiederherstellung des natürlichen Gleichgewichtszustands im Körper zu unterstützen*

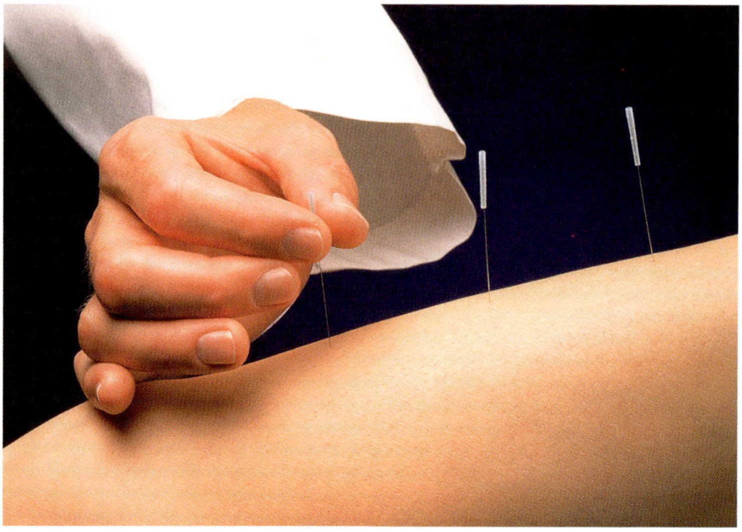

Akupressur gilt als eines der ältesten Heilverfahren der Welt, sogar älter als Akupunktur – sie wird schon seit 4000 Jahren praktiziert. Akupressur wie Akupunktur beruhen auf der Vorstellung von Energiebahnen oder Meridianen.

Die alte chinesische Medizin besitzt ein grundlegend anderes Verständnis vom Funktionieren des menschlichen Körpers als die westliche Wissenschaft. Die Chinesen glauben, daß die Wirkungsweise des menschlichen Körpers eingebunden ist in die Wirkungsweise des Universums und daß beide von einer fundamentalen, lebensspendenden Energie durchströmt werden, dem Qi oder Chi. Das Qi besteht aus den beiden gegensätzlichen Kräften Yin und Yang, die im Körper ausgeglichen werden müssen, um Gesundheit und Wohlbefinden aufrechtzuerhalten.

Der chinesischen Medizin zufolge fließt das Qi in 14 Hauptkanälen oder Meridianen durch den Körper. Die Yin- und Yang-Energien befinden sich in ständigem Fluß, der Ausgleich und Harmonie ermöglicht. Wenn sich zwischen diesen Energien ein Ungleichgewicht bildet oder der Energiefluß blockiert wird, sind Krankheit und Schmerzen die Folge.

Die Meridiane folgen nicht den anatomischen Bahnen der westlichen medizinischen Wissenschaft, aber nach den Erkenntnissen der chinesischen Medizin wirkt jeder Meridian auf ein bestimmtes Organ oder Körperteil. Über die 14 Meridiane sind mehr als 350 Akupunkturpunkte verteilt. Sowohl in der Akupressur als auch der Akupunktur werden diese Punkte manipuliert, um den Energiefluß zu regulieren.

## Akupressur

Schon seit Jahrtausenden ist die Praxis bekannt, durch Druck auf Akupunkturpunkte Krankheiten und Schmerzen zu behandeln. Bei chinesischen Ärzten gehört die Akupressur zum regulären Behandlungsrepertoire, viele Menschen nutzen diese Technik auch zur Selbstbehandlung.

Die Akupressur beruht auf demselben System von Meridianen und Druckpunkten wie die Akupunktur. Die Therapeuten lokalisieren die Punkte, die sich auf die Beschwerden beziehen und üben mit den Fingerspitzen oder Daumen, dem stumpfen Ende eines Nagels oder kleinen runden Holzstöckchens leichten Druck auf sie aus. Gelegentlich werden auch Rollen eingesetzt, mit denen man gleichzeitig mehrere Punkte erreichen kann. Der Druck, manchmal auch mit kleinen Drehbewegungen, wird in der Regel in derselben Richtung ausgeübt, in der die Lebensenergie durch den Meridian fließt.

Mit Akupressur und Akupunktur lassen sich viele Probleme behandeln, darunter Rückenschmerzen, Atmungsprobleme, Kopfschmerzen und Verstopfung. Anders als bei der Akupunktur kann man Akupressur relativ leicht erlernen und sie als wirksames Mittel in der Selbstbehandlung einsetzen.

## Akupunktur

Auch die Akupunktur will das Fließen der Lebensenergie im Körper regulieren. Der Akupunkteur sticht feine Nadeln – teilweise kaum dicker als ein Menschenhaar – in die relevanten Akupunkturpunkte auf den Meridianen ein.

Chinesische Ärzte setzen Akupunktur seit alters her zur Behandlung bestimmter Erkrankungen und zur Vorbeugung ein. Die Praxis der Akupunktur wird detailliert beschrieben in dem Buch *Das Klassische Werk des Gelben Kaisers über Innere Medizin*, einem Lehrbuch der alten chinesischen Heilkunde, das zwischen 770 und 476 v. Chr. entstand.

Der Begriff Akupunktur leitet sich aus den lateinischen Worten acus („Nadel") und pungere („stechen") ab. Ende des 17. Jahrhunderts machte ein holländischer Seefahrer diese Technik im Westen bekannt. Heute wird die Akupunktur in China auch anstelle moderner Anästhetika zur Schmerzlinderung eingesetzt, auch bei schweren Operationen. ▶

**Siehe auch:**


| | |
|---|---|
| *Wahl einer Therapie* | 82 |
| *Massage* | 116 |
| *Chinesische Medizin* | 128 |


### MOXIBUSTION

*Moxibustion ist eine alte Methode zur Stimulierung der Akupressurpunkte, bei der getrocknete Kräuter, normalerweise Beifuß (Artemisia vulgaris oder Moxa), auf den betreffenden Hautarealen verbrannt werden. Sie wird zur Behandlung von Schmerzen im unteren Rücken, bei steifem Hals und steifer Schulter eingesetzt.*

*Beifuß wird in Wolle gepackt und zu kleinen Kegeln geformt. Diese werden am Ende einer eingestochenen Akupunkturnadel befestigt und verbrannt, wodurch sich die Nadel und der Akupunkturpunkt leicht erwärmen. Das kann vor allem bei Arthritis und Gelenkschmerzen hilfreich sein. Man kann die Kegel auch direkt auf die Haut über dem Akupunkturpunkt setzen. Dann wird die Spitze des Kegels angezündet, aber wieder gelöscht, sobald Wärme empfunden wird.*

*Bei einer anderen Methode werden zusammengerollte, zigarrenähnliche Moxa-Stäbchen angezündet und dicht über die Haut gehalten, bis sie den Akupunkturpunkt erwärmen. Das ist die sicherste Form.*

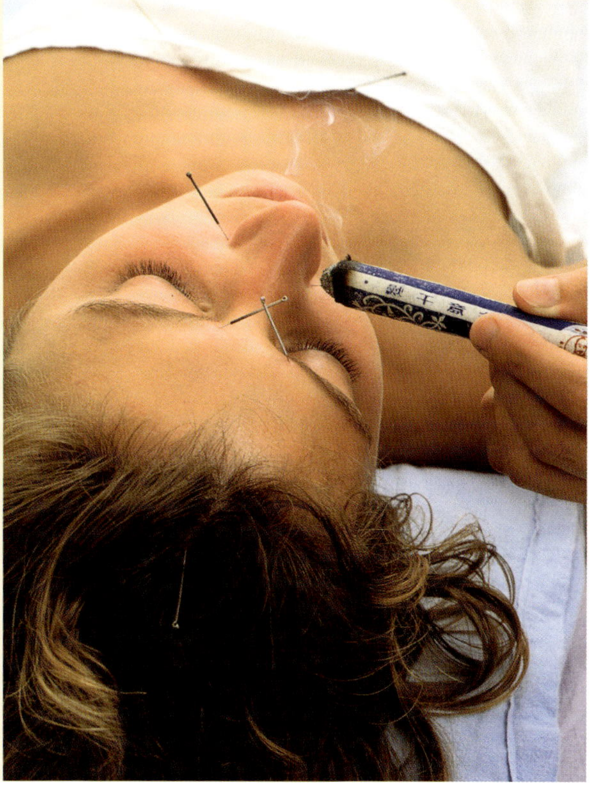

# Akupressur und Akupunktur

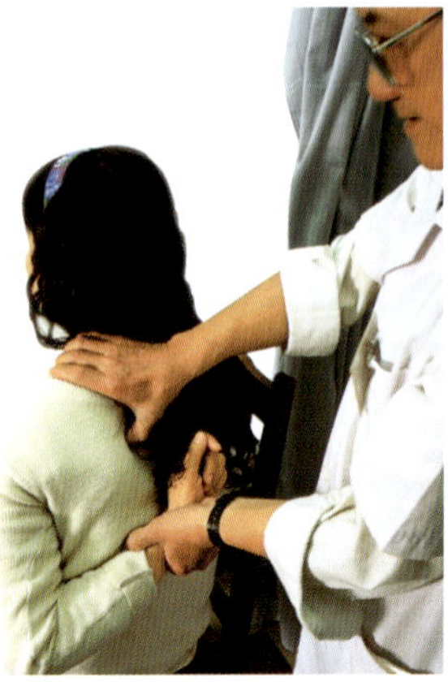

*In der Traditionellen Chinesischen Medizin können die Tastpunkte an den Meridianen sowohl zur Diagnose als auch für die Therapie genutzt werden*

▶ Im Westen findet die Akupunktur seit den 70er Jahren immer mehr Anhänger und wird heute zur Behandlung von Rückenschmerzen, Arthritis und Rheuma, Atmungsproblemen, Kopfschmerzen, Migräne, Verdauungsstörungen und vieler andererer Beschwerden eingesetzt.

Viele wissenschaftliche Studien haben sich mit den Wirkungen der Akupunktur beschäftigt, die sich vor allem bei streß- und angstbedingten Beschwerden, die von Muskelverspannungen und -schmerzen begleitet werden, bei Suchtproblemen, in der Schmerzlinderung bei der Geburt und bei der Unterdrückung von Übelkeit nach Operationen als hilfreich erwiesen hat.

Auch Mediziner, die sich nicht der chinesischen Medizin verschrieben haben, müssen zugeben, daß Akupunktur wirkt, aber sie wissen nicht genau, wie. Viele westliche Fachleute glauben heute, daß Akupunktur die körpereigenen schmerzstillenden Substanzen, die Endorphine, freisetzt.

Die Nadeln werden an den Akupunkturpunkten unterschiedlich tief eingestochen, normalerweise ein paar Millimeter. Jedem Punkt wird eine Reihe von Indikationen zugeschrieben. Bei der Behandlung von Rückenschmerzen zum Beispiel wird der Therapeut auch Akupunkturpunkte auf dem Fuß miteinbeziehen, die auf dem Harn- und Gallenblasen-Meridian liegen, der der Länge nach über den Rücken verläuft.

Nur sehr selten schmerzen die Einstiche der Nadeln, man spürt meist nur ein schwaches Prickeln. Manchmal werden die Nadeln einige Minuten stecken gelassen, in der Regel aber bewegt sie der Therapeut behutsam, um den Qi-Fluß an der betreffenden Stelle anzuregen. Es gibt

## FALLBEISPIEL

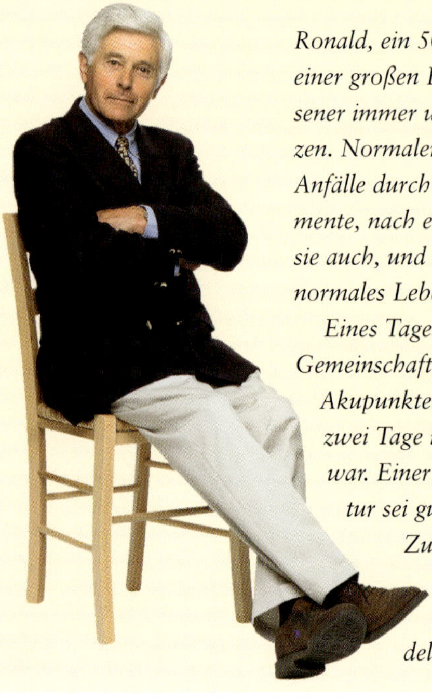

*Ronald, ein 50jähriger Buchprüfer bei einer großen Baufirma, litt als Erwachsener immer wieder unter Rückenschmerzen. Normalerweise bekämpfte er die Anfälle durch schmerzstillende Medikamente, nach einiger Zeit verschwanden sie auch, und er konnte wieder ein normales Leben führen.*

*Eines Tages erfuhr er, daß eine Gemeinschaftspraxis am Ort mit einem Akupunkteur zusammenarbeitete, der zwei Tage in der Woche in der Praxis war. Einer der Ärzte sagte, Akupunktur sei gut gegen Rückenschmerzen. Zunächst war Ronald nicht sonderlich begeistert und hatte Angst vor den Nadeln. Schließlich aber ließ er sich überreden. Beim ersten Besuch war er überrascht, wieviel Zeit sich der Therapeut dafür nahm, sich nach seiner Krankengeschichte zu erkundigen und ihn zu untersuchen. Ronald fühlte sich sehr wohl in der Praxis, und als die Behandlung schließlich begann, hatte er seine Angst vor den Nadeln überwunden. Er spürte es nicht einmal, als die winzigen Nadeln eingestochen wurden.*

*Schon nach der ersten Behandlung fühlte Ronald, daß sein Rücken weniger steif wirkte, und nach weiteren Sitzungen stellte er fest, daß sich sein Zustand deutlich verbessert hatte. Auch nach einem Jahr sucht Ronald noch ab und zu den Akupunkteur auf. Seine Rückenschmerzen sind seitdem nicht wieder aufgetreten.*

## AKUPUNKTURNADELN

*Eine Akupunkturnadel besteht aus rostfreiem Stahl, manchmal auch aus Silber oder Gold. Die Nadel ist ungefähr 2,5 cm lang und hat einen ebenso langen Griff. Die Nadeln sind fest und haben ein abgerundetes Ende, anders als die spitzen Subkutannadeln, die für Injektionen verwendet werden. Das runde Ende teilt das Fleisch und durchsticht es nicht, wenn sie aufgesetzt wird, so daß die Prozedur schmerzlos ist. Akupunkturnadeln werden entweder weggeworfen oder nach jeder Behandlung sterilisiert.*

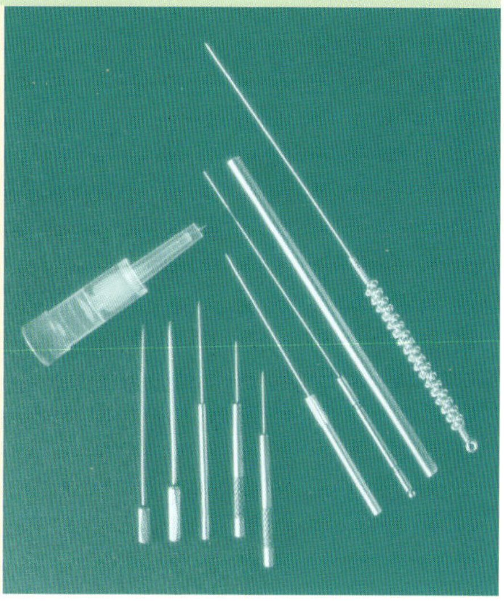

**Siehe auch:**


*Wahl einer Therapie* 82
*Chinesische Medizin* 128
*Therapeuten-Suche* 146


viele verschiedene Manipulationsmöglichkeiten, die in Akupunktur-Handbüchern ausführlich beschrieben werden.

Normalerweise manipuliert der Therapeut die Nadeln, bis er spürt, daß das Qi an der Stelle angekommen ist. Manche Therapeuten beschreiben die Ankunft des Qi als ein leichtes Ziehen an der Nadelspitze. Als Patient verspürt man während der Behandlung in der Regel Entspannung, Behaglichkeit und Wärme.

### Westliche Akupunkturtechniken

Die westliche Vorliebe für High-tech-Geräte führte zur Entwicklung zahlreicher neuer Therapieformen, wie zum Beispiel der Elektro- und Laser-Stimulation der Akupunkturpunkte.

Es wurden Geräte entwickelt, die in der Lage sein sollen, die elektrische Spannung an den Meridianen zu messen und die besten Punkte für die Behandlung der verschiedenen Beschwerden ausfindig zu machen. Inzwischen gibt es sogar Geräte für die Selbstbehandlung zu Hause.

Manche Menschen betrachten die Einführung moderner Technik in dieses alte Heilverfahren als Hinweis darauf, daß der Westen wieder einmal etwas nicht richtig verstanden hat – nämlich daß Heilung mit der Beziehung zwischen dem Heilkundler und dem Patienten zu tun hat und daß die Technik dabei oft nur im Wege steht.

### Weitere Techniken

Die Ohr-Akupunktur beruht auf der Vorstellung, daß bestimmte Punkte im Ohr jeweils inneren Organen des Körpers entsprechen. Winzige metallene Nägel werden an diese Punkte gepreßt und durch Pflaster befestigt.

Durch Schröpfen kann man örtliche Stagnationen behandeln oder die Ausscheidung von Schadstoffen anregen. Ein Schröpfkopf aus Glas wird erwärmt und auf die Haut aufgesetzt. Durch den beim Abkühlen entstehenden Unterdruck wird die Haut in den Schröpfkopf angesaugt.

# Homöopathie

*Homöopathie ist wahrscheinlich die am weitesten verbreitete aller komplementären Therapien, gehört aber nach wie vor auch zu den umstrittensten. Trotz langjähriger wissenschaftlicher Forschungen kann noch niemand genau erklären, wie sie funktioniert.*

*Homöopathische Medikamente werden aus Pflanzen, Mineralien und anderen natürlichen Stoffen hergestellt. Die aus den Ausgangsstoffen gewonnenen Extrakte werden in mehreren Stufen immer weiter verdünnt*

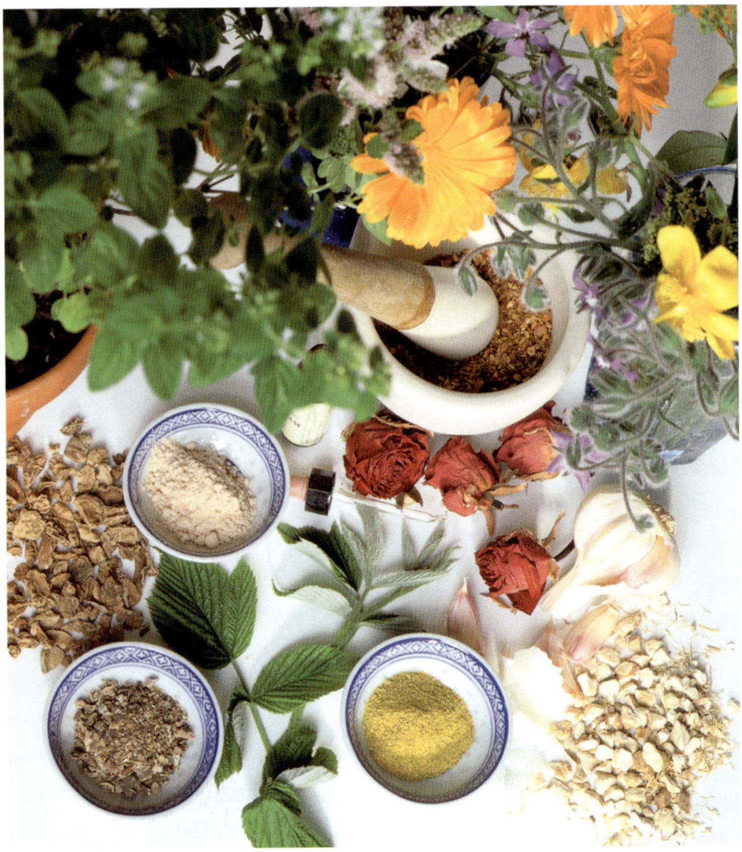

Die Bezeichnung Homöopathie bedeutet, Ähnliches mit Ähnlichem zu behandeln. Sie ist aus den griechischen Worten *homios* („ähnlich") und *pathos* („Leiden") abgeleitet. Die Homöopathie geht davon aus, daß eine Substanz, die bei einem Gesunden Symptome einer bestimmten Krankheit hervorruft, auch dazu eingesetzt werden kann, ähnliche Symptome zu heilen, wenn sie durch eine Krankheit hervorgerufen werden. Die Homöopathie hilft dem Körper, sich selbst zu heilen.

Das Prinzip, Ähnliches mit Ähnlichem zu behandeln, hat eine lange Tradition in der Medizin. Schon Hippokrates, der Begründer der medizinischen Wissenschaft, kannte dieses Konzept, und auch im Ayurveda, der alten indischen Naturmedizin, wurde es angewendet.

Der deutsche Arzt und Chemiker Dr. Samuel Hahnemann formulierte auf der Grundlage dieses Prinzips eine zusammenhängende Theorie und verfaßte 1810 das erste Lehrbuch der Homöopathie. Hahnemanns Interesse für diese Thematik wurde durch Chinin geweckt, das Anti-Malaria-Mittel, das aus der Chinarinde gewonnen wird. Er stellte fest, das Chinin, wenn man es einem Gesunden verabreichte, dieselben Symptome (Fieber und Schüttelfrost) hervorrief wie Malaria.

Hahnemann fragte sich, ob das Prinzip „Ähnliches heilt Ähnliches" auch für andere Krankheiten galt und testete mehr als 4000 Substanzen. Er verabreichte sich selbst hohe Dosierungen und notierte seine Reaktionen – die sogenannte Arzneiprüfung. Auch heute noch werden homöopathische Medikamente durch Versuche mit gesunden Probanden getestet.

Dann testete Hahnemann die Substanzen in verdünnter Form an Patienten. Er wählte Personen aus, die an bestimmten Symptomen litten, verabreichte ihnen eine Substanz, die ähnliche Symptome bei Gesunden hervorrufen konnte, und stellte fest, daß es ihnen danach besser ging. Ein Patient, der zum Beispiel an Bauchkrämpfen, Erbrechen und Durchfall litt, bekam *Nux vomica*, eine Substanz, die aus dem

Brechnußbaum gewonnen wird und in hoher Dosierung dieselben Symptome hervorruft.

Hahnemann stellte fest, daß sich der Zustand der Patienten häufig zunächst verschlechterte, bevor es besser wurde. Um diese Reaktion zu unterbinden, begann er die Dosis der Substanzen immer stärker zu reduzieren. Das führte zur Entwicklung des umstrittensten Lehrsatzes der Homöopathie. Hahnemann fand heraus, daß die fortschreitende Reduzierung der Dosis durch Verdünnung der Substanz und Schütteln der Mixtur in jedem Stadium die Wirksamkeit des Medikaments erhöhte und seine Nebenwirkungen verminderte. Dieser Vorgang, die sogenannte Potenzierung, liegt auch heute noch der Herstellung homöopathischer Arzneimittel zugrunde.

## Herstellung der Medikamente

Zunächst legt man Extrakte der natürlichen Stoffe in eine Alkohollösung und läßt sie bis zu einem Monat stehen, ab und zu wird geschüttelt. Dann wird die Flüssigkeit abgeseiht.

Diese Flüssigkeit ist die „Muttertinktur", die anschließend systematisch verdünnt wird, um homöopathische Medikamente unterschiedlicher Stärke herzustellen. In jedem Stadium des Verdünnungsprozesses wird die Lösung „potenziert", indem man sie kräftig schüttelt. Dann werden die Mittel zu Tabletten, Kügelchen oder Pulvern verarbeitet. ▶

**Siehe auch:**


| | |
|---|---|
| *Pflanzenmedizin* | *132* |
| *Umweltmedizin* | *142* |
| *Ayurveda* | *143* |


### FALLBEISPIEL

*Niki, eine Künstlerin von Ende 20, stand vor dem großen Durchbruch in ihrer Karriere. Nachdem sie jahrelang um Anerkennung gerungen hatte, bot sich ihr die Möglichkeit, ihre Werke in einer namhaften Galerie auszustellen.*

*Zehn Tage vor der Eröffnung der Ausstellung bekam sie heftige Schmerzen im unteren Rücken. Sie legte sich einen halben Tag mit einer Wärmflasche unter dem Rücken ins Bett und rief ihren Hausarzt an, der ihr aber erst für den nächsten Abend einen Termin geben konnte.*

*Eine Freundin empfahl ihr eine Homöopathin ein paar Häuser weiter. Niki nahm Schmerzmittel ein und ging zu der Therapeutin. Sie unterhielt sich fast zwei Stunden lang mit Niki und verschaffte sich ein detailliertes Bild ihrer Symptome, ihres Hintergrunds, ihrer häuslichen Situation und ihrer Persönlichkeit, erkundigte sich auch nach ihren Gefühlen angesichts der bevorstehenden Ausstellung und nach ihren Ernährungsgewohnheiten. Schließlich verschrieb sie ihr Argentum nit., das von Homöopathen häufig verwendet wird, um Ängste vor einschneidenden Ereignissen zu bekämpfen. Sie wies Niki aber auch darauf hin, daß sich ihr Zustand zunächst verschlechtern könne, bevor sich eine Besserung einstellte.*

*Niki nahm die Medizin wie vorgeschrieben. Am nächsten Tag schienen ihre Rückenschmerzen schlimmer zu werden, aber in den folgenden Tagen verschwanden sie, und Niki konnte sich wieder mit ganzer Kraft in die Vorbereitung ihrer Ausstellung stürzen.*

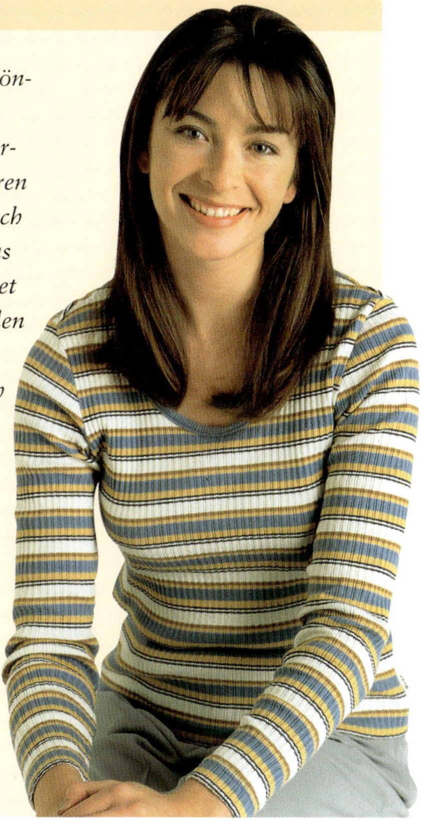

# Homöopathie

▸ Die Homöopathen glauben, daß die Substanzen durch das Schütteln veranlaßt werden, ihre „Energie“ in die Flüssigkeit der Lösung abzugeben. Dadurch verändere sich die grundlegende Struktur der Flüssigkeit, weil auf jedem ihrer Moleküle ein Abdruck der ursprünglichen Substanz zurückbleibe, ähnlich wie ein Fußabdruck.

Auch in Verdünnungen, in denen die Ursubstanz chemisch nicht mehr nachzuweisen ist, besitze die Flüssigkeit noch eine „Erinnerung“ an deren Energie, und allein diese Information genüge, um das Medikament wirksam zu machen. Die höchsten Potenzierungen gelten sogar als die stärksten Medikamente. Vor allem dieses „Weniger ist mehr“ hat die Kritik der orthodoxen Wissenschaft hervorgerufen.

Heute verwenden Homöopathen weitgehend sogenannte D-Potenzen (2 Tropfen Ursubstanz auf 98 Tropfen Alkohol) und gehen manchmal sogar bis zu 200er Potenzen. Das heißt: Zweihundertmal wird ein einziger Tropfen aus einer Verdünnung genommen und noch einmal verdünnt. Homöopathische Medikamente in niederigeren Potenzierungen sind in Apotheken frei erhältlich.

## Ein Besuch beim Homöopathen

Die Homöopathie beruht auf der Grundannahme, daß jeder Mensch ein Individuum ist und auch als solches behandelt werden muß. Die Homöopathen beziehen neben den Symptomen auch die Persönlichkeit, die emotionale und körperliche Verfassung, sogar die Vorlieben und Abneigungen eines Menschen in die Betrachtung mit ein. Deshalb dauert ein erster Besuch beim Homöopathen oft auch mehr als eine Stunde, und Patienten mit gleichen Symptomen erhalten nicht selten unterschiedliche Arzneien.

Homöopathen glauben an die „Heilungsgesetze“. Diese besagen, daß eine Medizin im Körper von oben nach unten wirkt, von innen nach außen und von den großen zu den kleinen Organen, und daß Symptome in umgekehrter Reihenfolge verschwinden, wie sie in Erscheinung getreten sind. Dieser „Von innen nach außen“-Effekt wird als „Gesetz der Richtung“ bezeichnet und bedeutet zum Beispiel, daß beim Abklingen von Asthma-Symptomen Hautbeschwerden wie etwa Ekzeme auftreten können. Auch die konventionelle Medizin sieht heute einen engen Zusammenhang zwischen Asthma und Ekzemen.

Im Lauf der Behandlung, wenn sich Ihr Zustand verbessert, können unterschiedliche Mittel verschrieben werden, jedoch immer nur eines. Am sichersten ist es, die Arzneien zusammen mit konventionellen Medikamenten zu nehmen, obwohl manche davon die Wirkung homöopathischer Arzneien einschränken oder aufheben

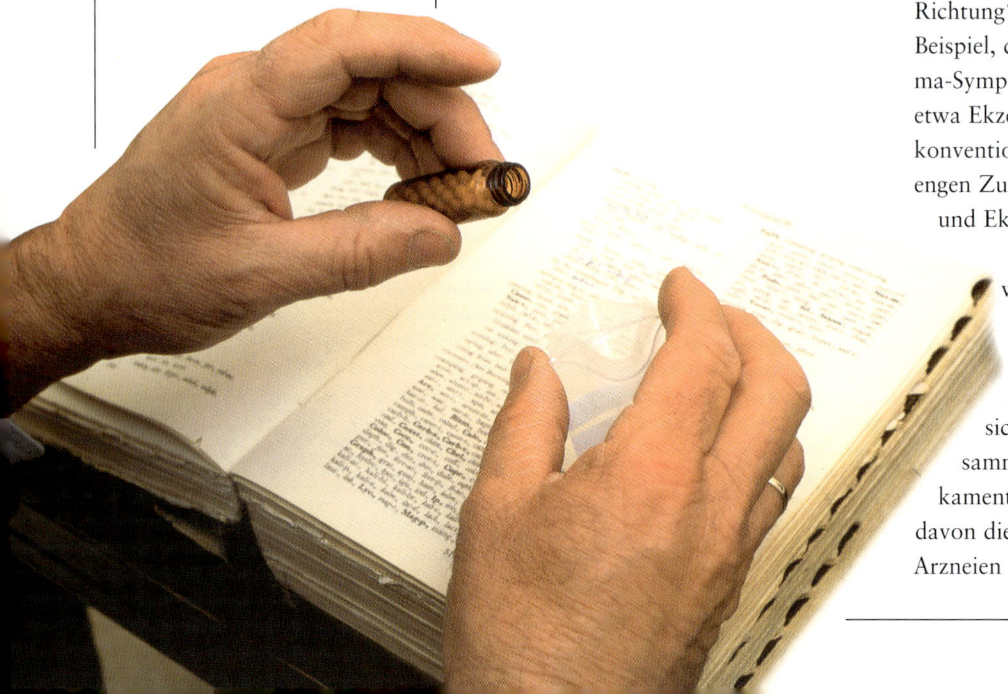

*Tausende von Arzneien sind in der* Materia Medica *aufgeführt, dem Grundlagenwerk der Homöopathie*

können. Auch bestimmte Speisen, Getränke oder Gegenstände können die Wirksamkeit beeinträchtigen. Dazu gehören Alkohol, Kaffee, Tabak, aber auch bestimmte Zahnpasten, starke Parfüme oder aromatische Öle.

Viele Menschen nutzen Homöopathie bei leichteren Beschwerden zu Hause als Selbsthilfe-Technik, eine Behandlung unter Begleitung eines Therapeuten ist allerdings wirkungsvoller.

Heute gibt es mehr als 3000 homöopathische Arzneien. Gegen Rückenschmerzen gibt es verschiedene Mittel. Die nachfolgende Liste kann nur ein allgemeiner Wegweiser sein.

**Siehe auch:**
*Pflanzenmedizin* 132
*Umweltmedizin* 142
*Ayurveda* 143

## HOMÖOPATHISCHE MITTEL BEI RÜCKENSCHMERZEN

| | |
|---|---|
| Arnica | Zerrungen und Entzündungen |
| Apis | Arthritis |
| Belladonna | entzündliche Arthritis |
| Bryonia | Arthritis mit starken Schmerzen, Rückenschmerzen |
| Calcium carb. | Zerrungen und Schmerzen im unteren Rücken |
| Ferrum phos. | rheumatische Gelenke |
| Hepar sulf. | Gelenkschmerzen |
| Lycopodium | Rückenschmerzen mit Steifheit und Wundsein |
| Mercurius vivus | Rückenschmerzen mit brennenden, stechenden Schmerzen im unteren Rückenbereich |
| Natrium mur. | leichte Rückenschmerzen |
| Rhus tox. | heftige Schmerzen, die sich bei Bewegungen verschlimmern |
| Ruta grav. | andauernde Rückenschmerzen, Schmerzen und Steifheit bei Muskelzerrungen, Sehnenverletzungen |
| Sepia | Rückenschmerzen, Schwäche im unteren Rücken |
| Sulfur | steife Gelenke, Muskelkrämpfe, Schmerzen im unteren Rücken |
| Urtica | rheumatische Schmerzen |

**ACHTUNG: Die Informationen und Empfehlungen in diesem Buch sollen kein Ersatz für medizinischen Rat sein. Wenn Sie sich in ärztlicher Behandlung befinden, fragen Sie Ihren Arzt, bevor Sie Empfehlungen aus diesem Buch befolgen.**

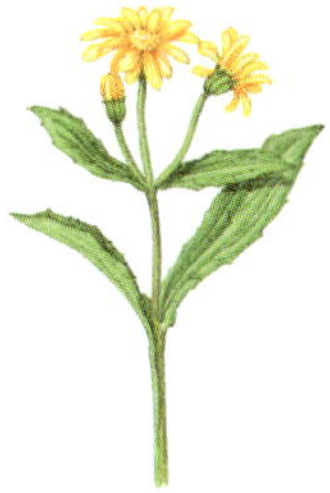

Arnika

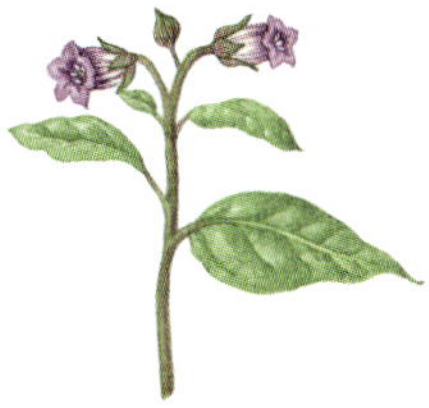

Belladonna

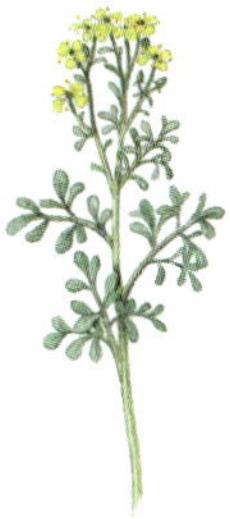

Ruta

# Massage

*Massage als Therapieform ist wahrscheinlich vor mehr als 5000 Jahren in China und Mesopotamien entstanden. Auch im antiken Griechenland war sie sehr beliebt. Hippokrates empfahl „ein duftendes Bad und eine Ölmassage jeden Tag" als Mittel zu einem gesunden Leben.*

Massage war jahrhundertelang ein wichtiger Bestandteil der ärztlichen Praxis und wurde erst mit dem Aufkommen „wissenschaftlicher" Behandlungsmethoden im 19. Jh. aus den medizinischen Lehrbüchern verdrängt.

Die meisten heute verwendeten Massage-Methoden gehen auf die Arbeiten des Schweden Per Henrik Ling zurück, der im 19. Jh. bei einem Besuch in China die orientalische Massage kennenlernte. Ling brachte diese Techniken nach Europa und entwickelte die sogenannte Schwedische Massage. Sie umfaßt vier Basistechniken: Effleurage oder Streichen, Perkussion, Petrissage oder Kneten und Friktion oder Reiben.

Ein Masseur verwendet meist ein Massageöl oder ein ätherisches Öl, um die Streichbewegungen glatt und ohne an der Haut zu zerren ausführen zu können. Die Haut läßt sich natürlich auch mit reinem Pflanzenöl oder Babyöl einreiben.

Diese Massagetechniken sind leicht zu erlernen und die Grundlage für die meisten Arten der therapeutischen Massage.

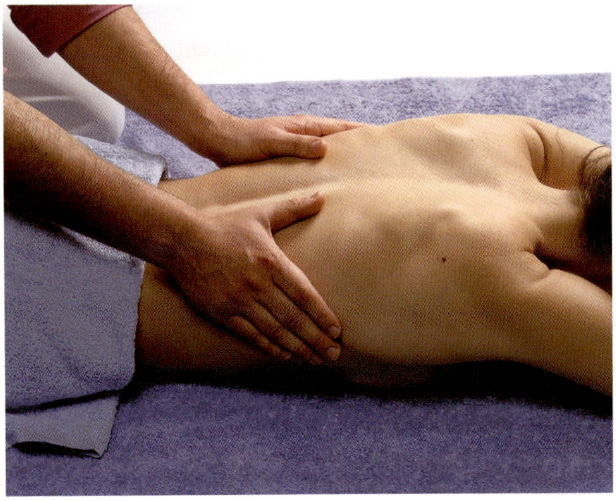

### Effleurage oder Streichen

*Das sind langsame, streichende und rhythmische Bewegungen, die wärmend und entspannend wirken. Sie werden mit den Handflächen ausgeführt, während man die Hände eng beisammen hält. Mit den Fingerspitzen oder dem Handballen kann man stärkeren Druck ausüben. Soll die Massage belebend wirken, kann man sie schneller ausführen.*

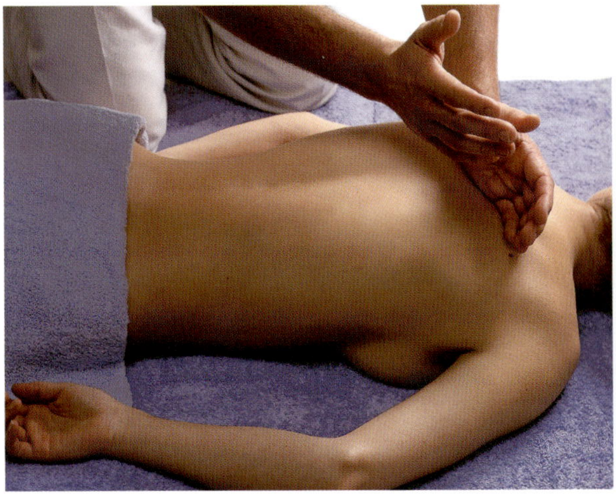

### Perkussion

*Das ist eine kräftige, stimulierende Massage. Dabei klopft oder schlägt man mit den Handkanten auf fleischige, von Muskeln durchzogene Bereiche wie Gesäß, Oberschenkel und den unteren Rückenbereich. An knochigen Stellen oder in der Nähe von Krampfadern darf diese Art der Massage nicht angewendet werden.*

## WEITERE HÄUFIGE MASSAGETECHNIKEN

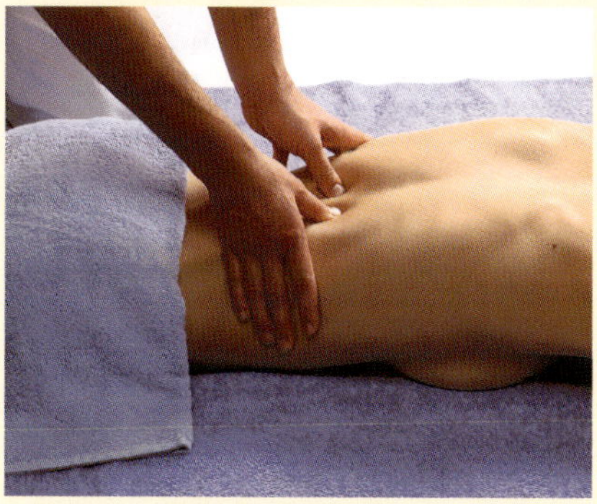

**Pressen:** *Dabei wird mit Hilfe der Fingerballen oder der Daumen stärkerer Druck auf bestimmte Stellen ausgeübt. Diese Technik kann auch im unteren Rücken angewendet werden, man darf aber keinen direkten Druck auf das Rückgrat ausüben.*

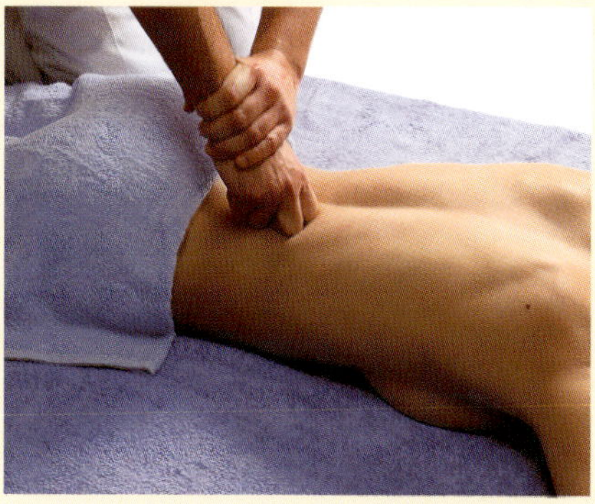

**Streichen mit den Fingerknöcheln:** *Hierbei ballt man die Hände locker zu Fäusten und vollführt mit dem mittleren Teil der Finger kleine, kreisförmige Streichbewegungen – meist an den Schultern, den Handflächen und an den Fußsohlen.*

**Siehe auch:**


*Aromatherapie* 92
*Reflexologie* 136
*Weitere Körpertherapien* 140


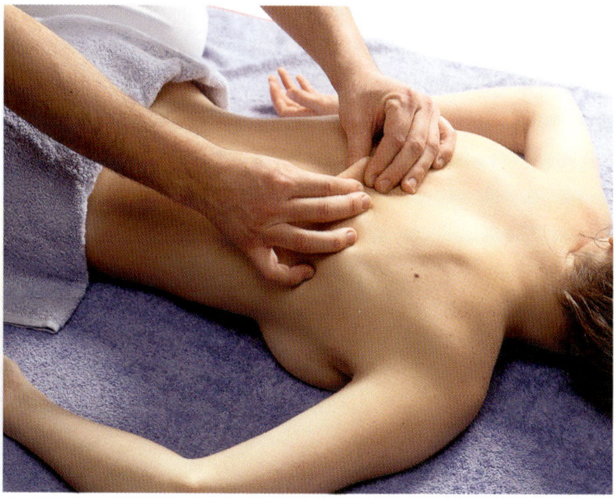

## Petrissage oder Kneten

*Dabei wird mit den Fingern und dem Daumen die Haut hochgezogen und das Gewebe durchgeknetet, ähnlich wie beim Kneten von Teig. Beim Kneten wird stärkerer Druck als bei der Effleurage ausgeübt, ideal für Schultern, Hüften und Oberschenkel. Petrissage hilft verspannte Muskeln zu entspannen und regt die Blutzirkulation an.*

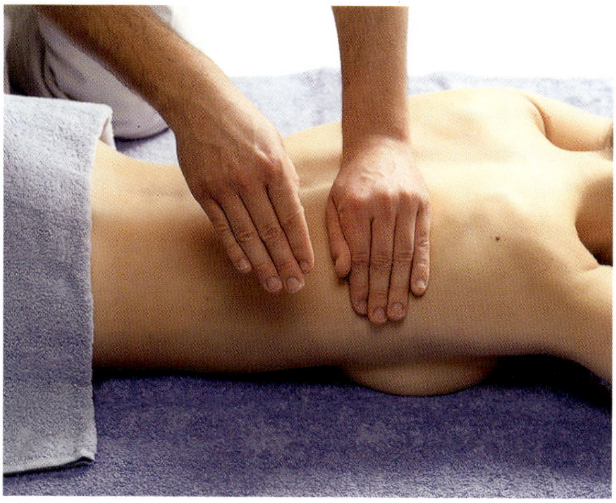

## Friktion oder Reiben

*Hierbei vollführt man kleine, kreisförmige Bewegungen mit den Fingern oder den Handballen über muskulären Stellen. Die Hände wirken direkt auf die Muskeln unter der Oberfläche, ohne über die Haut zu gleiten. Wenn man sie mit leichtem Druck verbindet, löst diese Massagetechnik Muskelverspannungen und verbessert die Blutzirkulation.*

# Massage

## Berührungen

Berühren gehört zu den natürlichen, instinktiven Formen menschlicher Kommunikation. Wir berühren gern andere und lassen uns gern berühren. Die Haut mit ihren Millionen winziger Nervenenden ist das größte Organ unseres Körpers. Durch Berühren erforscht schon das Ungeborene im Mutterleib seine Umgebung. Untersuchungen haben gezeigt, daß Babys, die nicht berührt und gestreichelt werden, weniger gut gedeihen.

Regelmäßige Körpermassage kann Angstgefühle abbauen, verspannte oder verkrampfte Muskeln lösen und steife Gelenke wieder beweglicher machen und führt allgemein zu mehr Vitalität und Wohlbefinden. Massage beeinflußt eine Vielzahl von Beschwerden positiv und ist hervorragend geeignet bei Rücken- und Nackenschmerzen. Aber auch bei Schmerzen oder Steifheit in Muskeln und Gelenken, bei Depressionen, streßbedingten Störungen, Kopfschmerzen und Migräne kann sie hilfreich sein.

Eine Massage kann von einigen Minuten bis zu einer halben Stunde oder länger dauern. Wenn Sie zu Hause jemanden massieren, suchen Sie sich einen ruhigen, warmen Raum mit gedämpfter Beleuchtung. Die zu massierende Person sollte auf einer Couch oder einer Matratze oder auf Tüchern auf dem Boden liegen. Tragen Sie bequeme, lockere Kleidung, und decken Sie die Körperbereiche, die gerade nicht massiert werden, mit einem Handtuch ab. Sie können auch Öl verwenden, entweder ein Trägeröl oder verdünnte ätherische Öle oder Talkum-Puder, um die Reibung

### FALLBEISPIEL

*Sabine, eine junge Mutter mit zwei Kindern, arbeitete in Teilzeit an der Kasse eines Supermarkts. Die Arbeit war nicht schwierig, sie kam gut mit ihren Kolleginnen aus, und sie war froh, ein paar Tage in der Woche aus dem Haus zu kommen und die Kinder bei ihrer Mutter unterzubringen.*

*Sabine arbeitete in der Regel zwei Tage hintereinander. Am Ende des zweiten Tages aber verspürte sie häufig einen ziehenden Schmerz im Rücken, zwischen den Schulterblättern, der sich auch durch wiederholtes Strecken nicht lindern ließ.*

*Eines Tages unterhielt sie sich mit ihrer Kollegin Doris, die auch in Teilzeit arbeitete, aber für das Auffüllen der Regale zuständig war. Doris sagte ihr, sie wolle Aromatherapeutin werden und habe gerade einen Wochenend-Kurs über Massage absolviert. Sabine sprach von ihren Rückenbeschwerden, und Doris sah darin eine Möglichkeit, ihre neu erworbenen Kenntnisse auszuprobieren.*

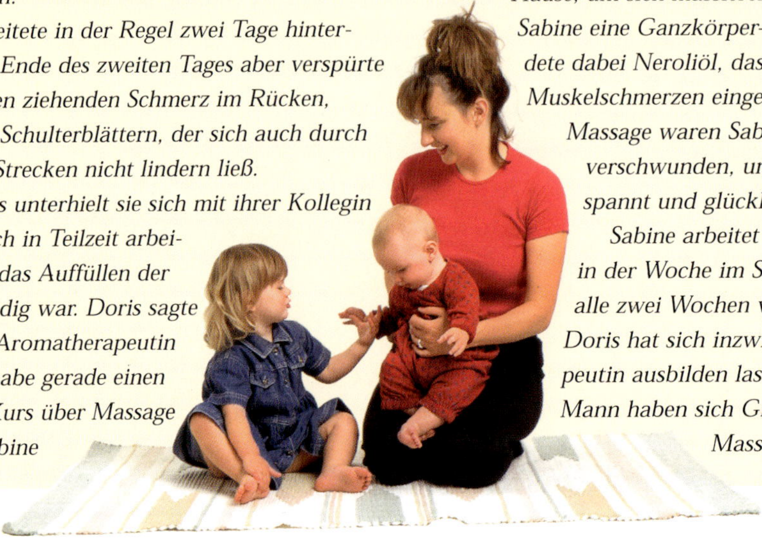

*Am nächsten Abend, es war wieder das Ende ihres zweiten Arbeitstages, besuchte Sabine Doris zu Hause, um sich massieren zu lassen. Doris gab Sabine eine Ganzkörper-Massage und verwendete dabei Neroliöl, das häufig bei Rücken- und Muskelschmerzen eingesetzt wird. Nach der Massage waren Sabines Rückenschmerzen verschwunden, und sie fühlte sich entspannt und glücklich.*

*Sabine arbeitet nach wie vor zwei Tage in der Woche im Supermarkt und läßt sich alle zwei Wochen von Doris massieren. Doris hat sich inzwischen zur Aromatherapeutin ausbilden lassen. Sabine und ihr Mann haben sich Grundkenntnisse der Massage angeeignet.*

während der Massage zu reduzieren. Wenn Sie kalte Hände haben, reiben Sie sie aneinander, um sie warm zu machen, bevor Sie anfangen. Machen Sie rhythmische und fließende Streichbewegungen. Wenn Sie eine Ganzkörper-Massage geben, beginnen Sie mit dem Rücken.

## Shiatsu

Shiatsu verbindet die Techniken der Massage und der Akupressur und beruht wie die alte chinesische Medizin auf dem Konzept des Qi und der Energie-Meridiane.

Ein Shiatsu-Therapeut erstellt wie ein traditioneller chinesischer Arzt eine Diagnose, indem er sich nach Ihren Beschwerden und Ihrer Lebensweise erkundigt, den Puls mißt und die Zunge untersucht. Zusätzlich kann er den Unterleib abtasten.

Der Patient sitzt oder liegt auf einer Matte auf dem Boden. Die Behandlung wird durch die Kleidung ausgeführt; der Patient muß sich also nicht ausziehen, wie bei den meisten anderen Massagetechniken. Indem er mit den Fingern, Daumen, Knöcheln und Fäusten oder sogar mit den Knien und Füßen Druck auf die Akupunkturpunkte ausübt, versucht der Therapeut das Qi in Bewegung zu setzen und zu regulieren.

Ein großer Unterschied zwischen Shiatsu und anderen Massageformen besteht darin, daß der Druck größtenteils statisch ausgeübt wird und nicht mit Bewegungen verbunden ist. Der Druck kann nur ein paar Sekunden, aber auch mehrere Minuten lang ausgeübt werden. Eine Behandlung kann eine Stunde oder länger dauern, wobei der Therapeut oft auch mit Streckübungen arbeitet, um Muskelverspannungen zu lösen, und behutsame Manipulationsgriffe einsetzt, um den Körper korrekt auszurichten und steife Gelenke wieder beweglich zu machen.

Shiatsu kann gegen unterschiedliche Beschwerden helfen, auch gegen Rücken- und Nackenschmerzen, Verdauungsstörungen, Reizkolon und Kopfschmerzen.

**Siehe auch:**


*Aromatherapie* 92
*Reflexologie* 136
*Weitere Körpertherapien* 140


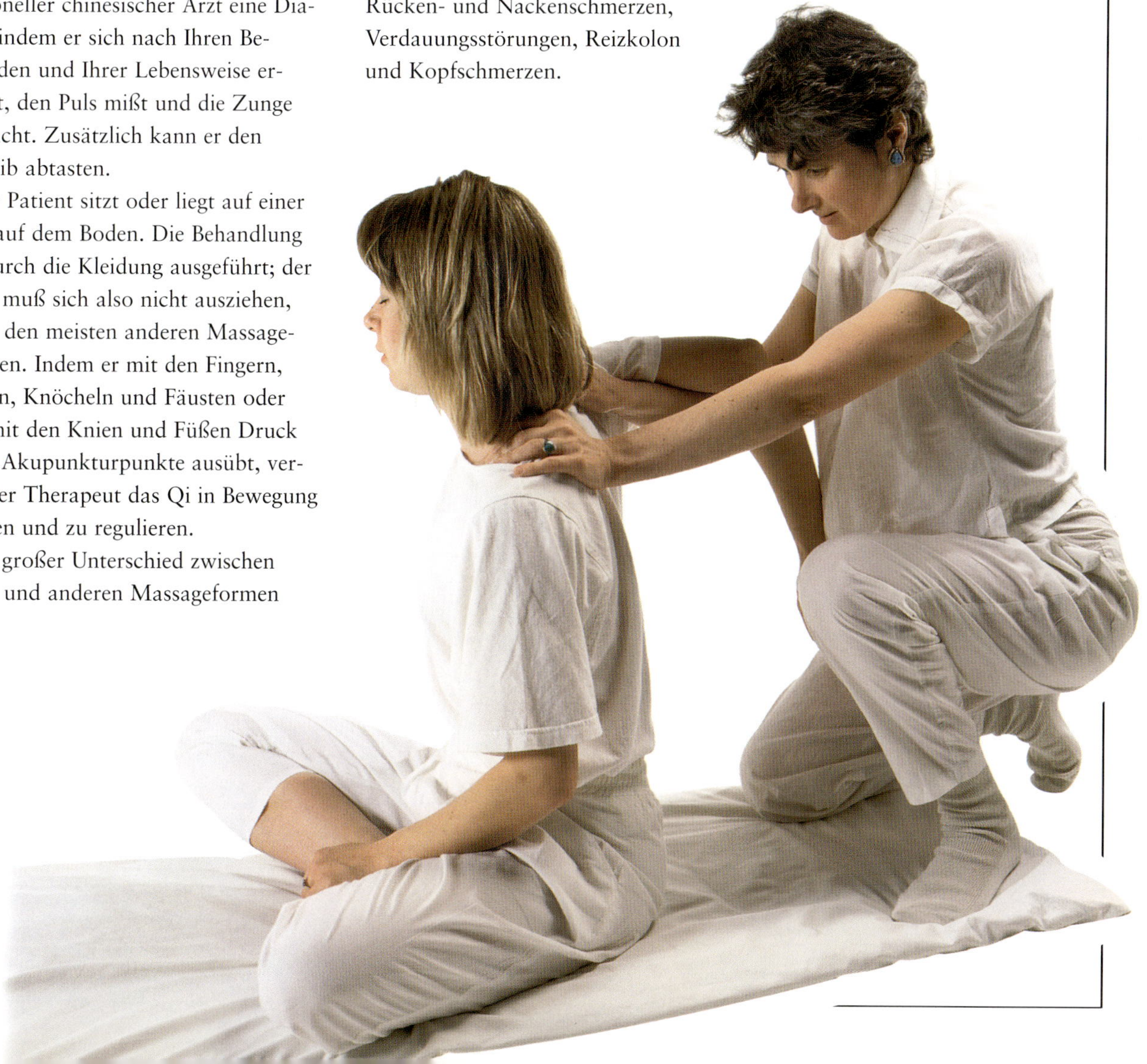

*Ein Shiatsu-Therapeut konzentriert sich auf die Energie-Meridiane des Körpers, verwendet aber auch Strecktechniken und setzt an den Gelenken Manipulationsgriffe ein*

# Osteopathie

*Die Osteopathie ist vor allem in den angelsächsischen Ländern inzwischen so weit etabliert, daß man sie eigentlich nicht mehr als „alternative“ Therapieform bezeichnen kann. In den USA besitzen Osteopathen denselben Status wie Ärzte. Die Osteopathie wird auch zur Behandlung von Rückenproblemen empfohlen.*

Die manuelle Behandlung des Bewegungssystems zur Erhaltung oder Wiedererlangung der Gesundheit wurde erstmals im alten Ägypten praktiziert. Im Lauf der Zeit entstand vor allem in China, Japan, Indien und Nord- und Südamerika eine Reihe von Manipulationstechniken.

Im antiken Griechenland schrieb Hippokrates über die Manipulation der Wirbelsäule, in Rom befaßte sich der aus Griechenland stammende Arzt Galen mit dieser Heilmethode. Im Mittelalter gab es in Europa sogenannte „Knochenrichter“, Heiler, die Massage, Manipulation und Kräutermedizin zur Behandlung von Kranken einsetzten. Die antiken Manipulationstechniken wurden auch von den arabischen Kulturen übernommen.

*Bei der ersten Sitzung erkundigt sich der Osteopath ausführlich nach Ihren Beschwerden und deren möglichen Ursachen*

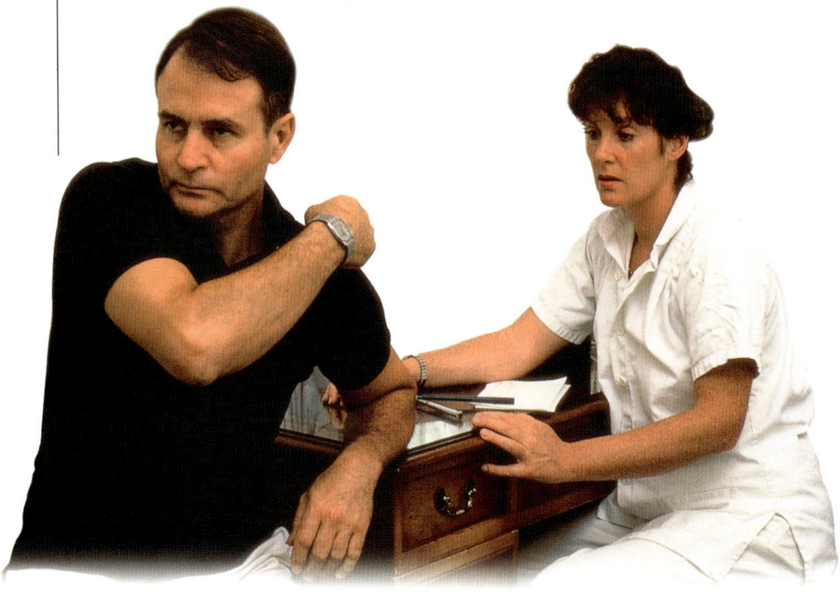

Wie viele andere traditionelle Therapieformen geriet auch die Manipulation in Vergessenheit, als im 19. Jh. die moderne, auf Medikamenten beruhende Medizin ihren Siegeszug antrat. 1874 aber entwickelte Andrew Taylor Still die Osteopathie, die zu einer Wiederbelebung der alten Manipulationstechniken führte.

Still, der 1828 in Virginia, USA, geboren wurde, arbeitete 20 Jahre lang als Schulmediziner und war im Amerikanischen Bürgerkrieg in der Armee der Nordstaaten als Chirurg tätig. 1864 starben drei seiner Kinder während einer Meningitis-Epidemie. Diese Tragödie erschütterte Stills Glauben an die herkömmliche Medizin und veranlaßte ihn, nach neuen, ganzheitlichen Therapien zu suchen, die ihn den Rest seines Lebens beschäftigten.

Still ging davon aus, daß der menschliche Körper eine integrierte Einheit ist und daß man den gesamten Körper, auch das Knochengerüst, die Muskeln, die Organe, die Blutzirkulation und die übrigen Systeme in die Betrachtung einbeziehen muß, wenn man Gesundheit oder Krankheit richtig verstehen will. Er war überzeugt, daß ein Problem in einem bestimmten, begrenzten Bereich den gesamten Körper beeinflußt. Dieser Denkansatz liegt auch den meisten anderen alternativen Therapien zugrunde.

Still interessierte sich besonders für den Bewegungsapparat, weil er der Auffassung war, daß man ein System, das 60 Prozent der Körpermasse ausmacht,

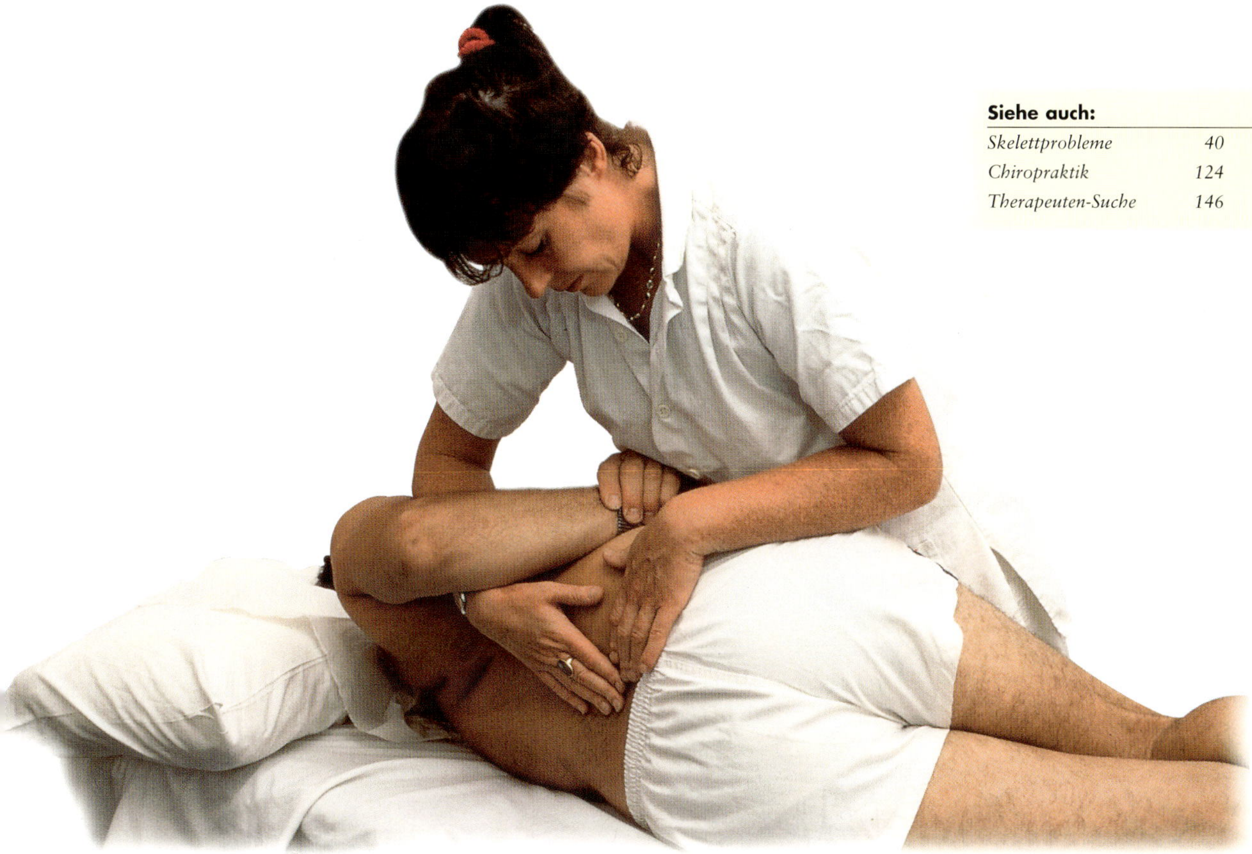

**Siehe auch:**



nicht ignorieren dürfe. Er stellte fest, daß Gelenkprobleme in einem bestimmten Teil des Körpers, die lokale Symptome hervorriefen, auch weiter entfernte Regionen beeinflussen konnten. Andererseits konnten Störungen in entfernten Körperteilen manchmal auch Symptome wie bei örtlichen Gelenkproblemen vortäuschen.

Still war überzeugt, daß chronische Muskelverspannungen, die durch Haltungsfehler, Verletzungen oder starke Gefühle wie Angst hervorgerufen wurden, den Körper insgesamt auf eine ungesunde Weise belasteten. So gelangte er zu der Auffassung, daß Manipulation als Teil einer ganzheitlichen Therapie Schmerzen lindern, die Beweglichkeit verbessern und das Wohlbefinden wiederherstellen könne.

Still bezeichnete seine Methode als „Osteopathie". In dieser ursprünglichen Form war die Osteopathie jedoch noch ein umfassender, weitgesteckter Therapieansatz, während sich die heutigen Osteopathen auf Manipulationstechniken beschränken. Still zufolge konnte die Osteopathie, in der die Manipulation nur ein Teilgebiet darstellte, zur Behandlung aller Gesundheitsprobleme eingesetzt werden. Anfangs praktizierte er seine neue Methode in Verbindung mit der herkömmlichen Schulmedizin der damaligen Zeit. Allmählich jedoch entwickelte er eine Abneigung gegen die Medikamente, die oft Nebenwirkungen hervorriefen, und ab 1884 verzichtete er ganz auf ihren Einsatz.

1892 gründete Still die American School of Osteopathy in Kirksville, Missouri. Unter ihren 18 Schülern befanden sich auch drei Frauen. 1898 schaffte sich diese Schule als eine der ersten medizinischen Einrichtungen die neu entwickelten Röntgengeräte an.

*Die Osteopathie konzentriert sich auf den Bewegungsapparat. Sie hat sich bei der Behandlung vieler Rückenbeschwerden als sehr erfolgreich erwiesen*

# Osteopathie

▶ Andrew Stills Studenten erhielten zuerst eine konventionelle medizinische Ausbildung, anschließend wurden sie in Osteopathie unterwiesen. Auch heute noch sind die Osteopathen in den USA approbierte Ärzte, es gibt 15 Osteopathie-Schulen, von denen zehn staatlich gefördert werden. Sie bringen jährlich 1600 geprüfte Osteopathen hervor.

Auch in Europa gibt es Osteopathen. In Deutschland sind es etwa 3000. Sie beschränken sich jedoch in der Regel auf die Behandlung von Problemen, die aus der Beschädigung oder Verschiebung von Knochen oder Gelenken resultieren.

## Osteopathie und Ihr Rücken

Osteopathie und Chiropraktik sind die beiden bedeutendsten komplementären Therapieformen. Mittlerweile sind sie in manchen Ländern so populär, daß man sie fast schon zur etablierten Medizin zählen muß.

Studien in Europa und den USA haben gezeigt, daß Rückenbeschwerden und Schmerzen an anderen Gelenken die weitaus häufigste Ursachen sind, die Patienten veranlassen, sich alternativen Therapieformen zuzuwenden. Und bei Untersuchungen über die Zufriedenheit mit komplementären Therapien stehen Osteopathie und Chiropraktik ganz oben auf der Liste. Man darf daher die Empfehlung aussprechen, daß bei Rückenschmerzen, die aus physischen Problemen herrühren, diese beiden Therapieformen in die engere Wahl gezogen werden sollten.

Die Osteopathen betrachten den Körper als ein einheitliches Ganzes und glauben, daß ein Problem in einem bestimmten Bereich auch in anderen Regionen zu Störungen und Schmerzen führen kann. Wenn zum Beispiel ein verlagerter Wirbel auf einen benachbarten Nerv drückt, kann dies, so glauben sie, Dysfunktionen in verschiedenen inneren Organen und in den hormonproduzierenden Drüsen hervorrufen. Wird die Störung in der Wirbelsäule behoben, dann soll auch der Körper in der Lage sein, sich selbst zu heilen.

### WARNUNG

*Osteopathie ist eine sehr sichere Therapie, die dem körperlichen Zustand angepaßt werden kann. Sie darf jedoch nicht angewendet werden bei Beschwerden, die unmittelbar Knochen oder Gelenke betreffen, wie etwa Rheumatoide Arthritis, Osteoporose und Knochenkrebs. Konsultieren Sie stets Ihren Hausarzt, und legen Sie dem Therapeuten Ihre Krankengeschichte ausführlich dar, bevor Sie eine alternative Therapie beginnen.*

## Osteopathie in der Praxis

Beim ersten Besuch bei einem Osteopathen wird der Therapeut die Ursachen Ihrer Rückenschmerzen auf zwei Wegen diagnostizieren.

Zunächst wird er versuchen, wie es auch bei anderen alternativen Therapien üblich ist, sich ein möglichst vollständiges Bild von Ihnen und Ihren Symptomen zu machen. Seien Sie nicht überrascht, wenn das eine Weile dauert. Osteopathen sind überzeugt, daß für eine Diagnose alle Aspekte Ihrer Gesundheit und Ihrer Lebensweise in die Betrachtung einbezogen werden müssen.

Anschließend wird der Osteopath nicht nur den betroffenen Bereich am Rücken untersuchen, sondern auch Ihren übrigen Körper, um herauszufinden, ob Probleme in anderen Bereichen zu Ihren Rückenschmerzen beitragen.

Er wird die Beweglichkeit Ihrer Gelenke überprüfen und testen, wie Ihr Körper die alltäglichen Anforderungen bewältigt, wie zum Beispiel Hinsetzen, Stehen und Gehen. Nach der Diagnose wird der Osteopath durch verschiedene Manipulationstechniken das Problem zu beheben versuchen. Dazu gehören auch Beugen, Strecken und Massage.

Osteopathie kann besonders bei Rücken- und Nackenschmerzen, Ischialgie, Zerrungen und Verstauchungen sowie Kopfschmerzen hilfreich sein.

**Siehe auch:**


| | |
|---|---|
| *Skelettprobleme* | 40 |
| *Chiropraktik* | 124 |
| *Therapeuten-Suche* | 146 |


## CRANIAL-OSTEOPATHIE

*Die Cranial-Osteopathie, die in den 30er Jahren von dem amerikanischen Osteopathen William Sutherland entwickelt wurde, beruht auf der Theorie, daß eine Störung in der Ausrichtung der Schädelknochen das Fließen der Gehirn-Rückenmarks-Flüssigkeit behindert, die das Gehirn und das Rückenmark umspült (s. auch Nervensystem, S. 18–19).*

*Die Schädelknochen sind bei der Geburt noch geteilt, wachsen dann aber schnell zusammen. Die Cranial-Osteopathen glauben, daß diese Knochen auch bei Erwachsenen noch in der Lage sind, sich zu verschieben. Die daraus folgende Beeinträchtigung der Zirkulation der Gehirn-Rückenmarks-Flüssigkeit soll zu Störungen auch in anderen Regionen des Körpers führen.*

*In solchen Fällen arbeiten die Cranial-Osteopathen mit einer leichten Form der Manipulation, um die Schädelknochen korrekt auszurichten und das normale Fließen der Gehirn-Rückenmarks-Flüssigkeit wieder zu ermöglichen. Cranial-Osteopathie wird manchmal auch eingesetzt, wenn an dem Körperteil, der behandelt werden soll, eine direkte Manipulation zu schmerzhaft wäre. Sie kann auch zur Behandlung verschiedener Störungen bei Kindern herangezogen werden, etwa bei Eßstörungen, Hyperaktivität, Koliken, Lernschwierigkeiten und Einschlafproblemen. Bei Erwachsen versucht man durch Cranial-Osteopathie oft Kopfschmerzen zu kurieren.*

*Cranial-Osteopathie verlangt eine besondere Ausbildung. Viele Schulmediziner haben zwar inzwischen die Osteopathie anerkannt, für die Cranial-Osteopathie jedoch gilt dies nicht; sie wird nach wie vor meist abgelehnt.*

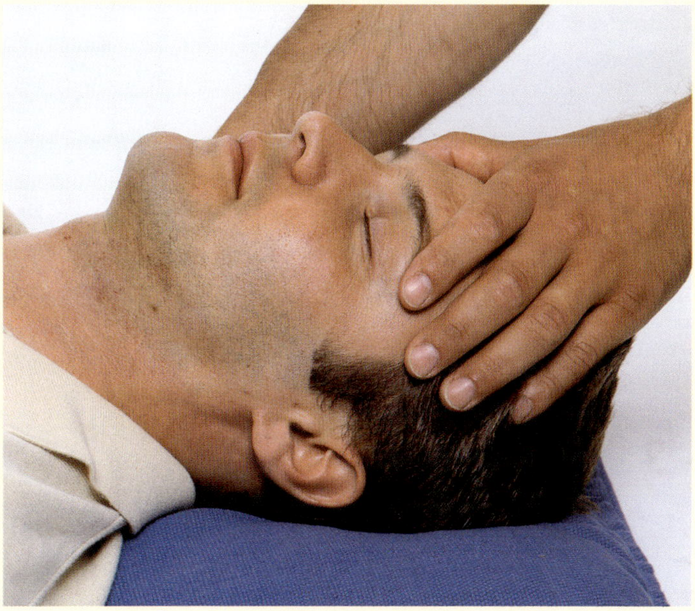

Cranial-Osteopathen behandeln den gesamten Körper durch vorsichtige Manipulation des Schädels

# Chiropraktik

*Die meisten der Millionen Menschen, die jedes Jahr Chiropraktiker aufsuchen, kommen wegen chronischer Rücken- oder Nackenschmerzen. Patientenbefragungen haben einen hohen Anteil an Zufriedenheit ergeben, und Studien belegen, daß diese Therapie bei Rückenbeschwerden tatsächlich sehr wirksam ist.*

Wie die Osteopathie entstand auch die Chiropraktik im 19. Jahrhundert im Mittleren Westen der USA und aus Unzufriedenheit mit der Schulmedizin der damaligen Zeit. Beide Therapien beschäftigen sich mit der manuellen Behandlung des Bewegungsapparats, vor allem der Wirbelsäule.

Die Chiropraktik jedoch stieß beim medizinischen Establishment auf mehr Skepsis und Ablehnung. Das liegt zum Teil daran, daß zumindest in den USA die Osteopathen, anders als die Chiropraktiker, auch ausgebildete Ärzte sind.

Die Therapie wurde 1895 von dem kanadischen Heiler Daniel David Palmer begründet, der in Iowa in den USA eine Chiropraktiker-Schule einrichtete, die auf zwei Prinzipien beruhte: Rückgrat-Probleme, die benachbarte Nerven in Mitleidenschaft ziehen, sind die Ursache vieler Krankheiten, und Manipulationen am Rückgrat sind deshalb die Grundbehandlung.

Palmer glaubte, daß durch manuelle Behandlung des Rückgrats nicht nur Probleme wie das Ischiassyndrom, sondern auch innere Beschwerden wie Verdauungsstörungen und sogar Asthma geheilt werden könnten.

Palmers erster Patient war Harvey Lillard, der Hausmeister des Gebäudes, in dem er seine Praxis unterhielt. Lillard, der taub war, litt immer wieder unter heftigen Anfällen von Rückenschmerzen. Nachdem Palmer sein Rückgrat manuell behandelt hatte, verschwanden Lillards Schmerzen – und ebenfalls seine Taubheit! Zuerst dachte Palmer, er habe durch Zufall ein Heilmittel gegen Taubheit entdeckt, aber obwohl sich die Chiropraktik als hilfreich bei allen Arten von Rücken- und Nackenschmerzen erwies, gelang es Palmer nie mehr, einen Fall von Taubheit zu heilen.

Die neue Therapie wurde schnell bekannt, und um die Jahrhundertwende hatte sie schon viele Anhänger. Doch von Anfang an war die Chiropraktik umstritten, und Hunderte angehender Therapeuten wurden eingesperrt, weil sie sich ohne Erlaubnis als Mediziner betätigt hatten. Auch Palmer selbst mußte 1906 einige Zeit im Gefängnis verbringen.

Die Ablehnung durch die etablierte Medizin begleitete die Chiropraktik bis in unsere Zeit und erreichte 1990 einen vorläufigen Höhepunkt, als der Oberste Gerichtshof der USA das Urteil einer unteren Instanz aufhob, die die American Medical Association einer Verletzung der Anti-Trust-Gesetze für schuldig befunden hatte, weil diese sich an einer Kampagne zur „Eindämmung und Auslöschung" der Chiropraktik beteiligt hatte.

Anders als die Osteopathie ist die Chiropraktik eng bei ihren Wurzeln geblieben, denn 52 000 der 56 000 Chiropraktiker der Welt arbeiten in den USA. In Deutschland bieten 1000 Ärzte und 2000 Heilpraktiker diese Therapie an.

Die meisten modernen Chiropraktiker würden Palmers Lehre „Eine Ursache –

**Siehe auch:**
*Skelettprobleme* 40
*Wahl einer Therapie* 82
*Osteopathie* 120

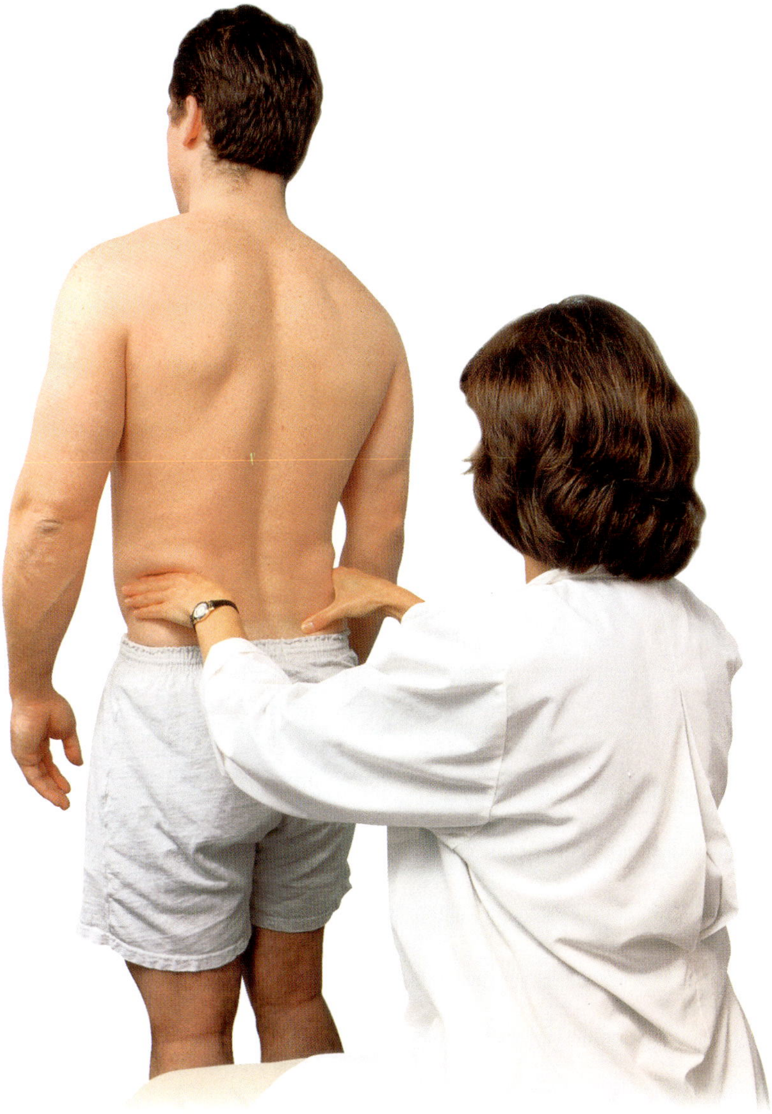

*Ein Chiropraktiker untersucht Ihren Rücken auf Wirbel, die sich nicht in der richtigen Position befinden. Sie können Rückenschmerzen oder andere innere Probleme verursachen*

eine Heilmethode“ als grobe Vereinfachung abtun, aber die Manipulation des Rückgrats bildet noch immer den Schwerpunkt der Therapie. Die Konzentration auf die manuelle Behandlung der Wirbelsäule ist wahrscheinlich auch der Grund für die weitverbreitete Annahme, die Therapie würde sich nur bei Rückenschmerzen eignen.

In Wirklichkeit behandeln Chiropraktiker fast alle mechanischen Probleme im Körper. Die Chiropraktik ist eine ganzheitliche Therapie und teilt daher viele Prinzipien der Naturheilkunde.

Ihre wichtigsten Grundsätze lauten:

- Der Mensch besitzt natürliche Selbstheilungskräfte bzw. eine innere Weisheit des Körpers.
- Diese Kräfte zu stärken, ist die Aufgabe der Heilkunst.
- Der Einsatz von Medikamenten zur Unterdrückung von Symptomen kann die Selbstheilungskräfte des Körpers beeinträchtigen. ▶

# Chiropraktik

▶ Chiropraktiker glauben, daß die Gesundheit vom normalen Funktionieren des Nervensystems abhängig ist – daß Schmerzen und Erkrankungen in einem Körperteil Folge einer Fehlfunktion der Nerven sind, die diesen Bereich versorgen. Physische Probleme in der Wirbelsäule und im Umfeld sind dieser Theorie zufolge die Hauptursache für derartige Fehlfunktionen. Wird zum Beispiel ein Nerv durch ein verlagertes Gelenk eingeklemmt, wird das Fließen der Nervenimpulse unterbrochen, ähnlich wie wenn man mit dem Fuß auf einen Wasserschlauch tritt, was zu Dysfunktionen oder Störungen in dem Organ führt, das von diesem Nerv versorgt wird.

Solche physischen Probleme können auch mechanische Effekte hervorrufen, wenn das daraus resultierende Ungleichgewicht im Rückgrat benachbarte Strukturen belastet, was zu Muskelschmerzen

## FALLBEISPIEL

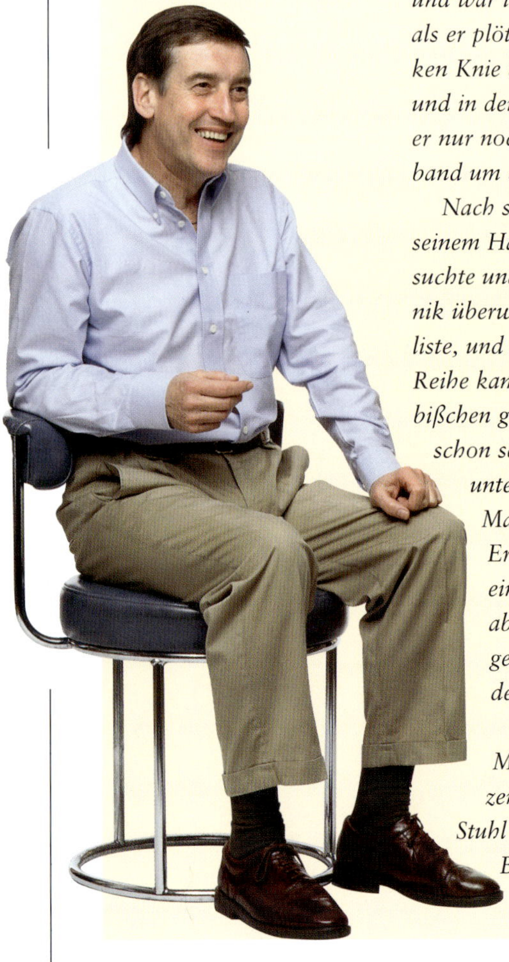

*Mark ist ein 39jähriger Bankangestellter und war im Urlaub auf einer Bergtour, als er plötzlich starke Schmerzen im linken Knie bekam. Das Knie schwoll an, und in den folgenden drei Tagen konnte er nur noch mit einem elastischen Verband um das Knie umherhumpeln.*

*Nach seiner Heimkehr ging Mark zu seinem Hausarzt, der sein Knie untersuchte und ihn in die orthopädische Klinik überwies. Es gab eine lange Warteliste, und als Mark schließlich an die Reihe kam, war sein Knie nur noch ein bißchen geschwollen und hatte sich schon sehr gebessert. Der Orthopäde untersuchte das Knie und sagte Mark, daß alles normal aussehe. Er vermutete, es handle sich um ein leichtes Knorpelproblem, aber da es schon deutlich besser geworden war, meinte er, es werde von selbst wieder heilen.*

*Eine Woche später spürte Mark abermals heftige Schmerzen im Knie, als er im Büro vom Stuhl aufstand. Wiederum ließen die Beschwerden nach einiger Zeit nach. Etwa eine Woche darauf erzählte ihm einer der Kollegen, er sei wegen Rückenbeschwerden bei einem Chiropraktiker in Behandlung. Mark wußte nicht viel über Chiropraktik, informierte sich aber darüber in einem Buch über alternative Therapien.*

*Am nächsten Tag ließ sich Mark von seinem Kollegen die Nummer des Chiropraktikers geben und machte einen Termin aus. Bei seinem ersten Besuch verschaffte sich der Chiropraktiker einen Überblick über Marks Gesundheit. Er untersuchte sein Knie und seinen übrigen Körper und machte mehrere Röntgenaufnahmen der Wirbelsäule. Dabei stellte er an einem der Wirbelgelenke im unteren Rücken ein Problem fest und sagte, dies sei die Ursache für Marks Knieschmerzen. Mark kompensiere die Versteifung im unteren Rücken unbewußt dadurch, daß er seinen Gang leicht verändere. Dadurch werde mehr Gewicht auf sein linkes Knie verlagert, was eine Überbeanspruchung zur Folge habe.*

*Der Chiropraktiker behandelte in mehreren Sitzungen Marks Rückgrat mit Manipulationstechniken, seitdem sind die Kniebeschwerden verschwunden.*

und -verkrampfungen führen kann. Sie können aber auch in entfernteren Regionen Wirkungen nach sich ziehen. Ein strukturelles Problem im unteren Rückenbereich zum Beispiel kann eine zusätzliche Belastung eines oder beider Knie zur Folge haben, und in solchen Fällen führen Kniebeschwerden statt Rückenschmerzen den Patienten zum Chiropraktiker.

## Ein Besuch beim Chiropraktiker

Wie auch alle anderen Alternativ-Therapeuten wird der Chiropraktiker bei Ihrem ersten Besuch viel Zeit darauf verwenden, Ihre Krankengeschichte und Ihre Lebensweise kennenzulernen. Er wird wahrscheinlich Röntgenaufnahmen der Wirbelsäule machen, um die Diagnose abzusichern und eventuelle andere Erkrankungen auszuschließen. Die Röntgenbilder werden möglichweise unter Belastung des Rückgrats gemacht – wenn Sie sitzen oder stehen –, denn der Chiropraktiker glaubt, daß er daran erkennen kann, wie sich Ihre Bandscheiben und Wirbelgelenke unter alltäglichen Belastungen verhalten.

Nach der Diagnose wird der Chiropraktiker mittels unterschiedlicher Manipulationstechniken das Problem zu beheben versuchen. Bei einem verlagerten Wirbelgelenk zum Beispiel wird die Behandlung sehr präzise Einrenkgriffe beinhalten, die es wieder in die richtige Position bringen sollen.

Wenn andererseits ein Gelenk versteift ist, wird der Chiropraktiker vorsichtig seine Beweglichkeit zu verbessern oder wiederherzustellen versuchen. Wenn es zu beweglich ist, vielleicht als Folge schlaffer oder überdehnter Bänder (siehe Bänder unter Skelettprobleme, S. 41), wird sich der Therapeut darauf konzentrieren, benachbarte Gelenke, die vielleicht versteift oder bewegungseingeschränkt sind, zu befreien, um die Fehlstellung des anderen zu kompensieren. Außerdem wird er durch Übungen die Muskeln um das lockere Gelenk zu kräftigen versuchen, um es besser zu stützen.

## Warnung

Chiropraktik ist eine sehr sichere Therapie, die sich dem Alter und dem körperlichen Zustand angepaßt werden kann. Sie sollten sich jedoch nicht in chiropraktische Behandlung begeben, wenn Sie unter Krankheiten oder Beschwerden leiden, die unmittelbar Knochen betreffen, wie zum Beispiel Rheumatoide Arthritis, Osteoporose und Knochenkrebs.

**Siehe auch:**


| | |
|---|---|
| *Skelettprobleme* | 40 |
| *Wahl einer Therapie* | 82 |
| *Osteopathie* | 120 |


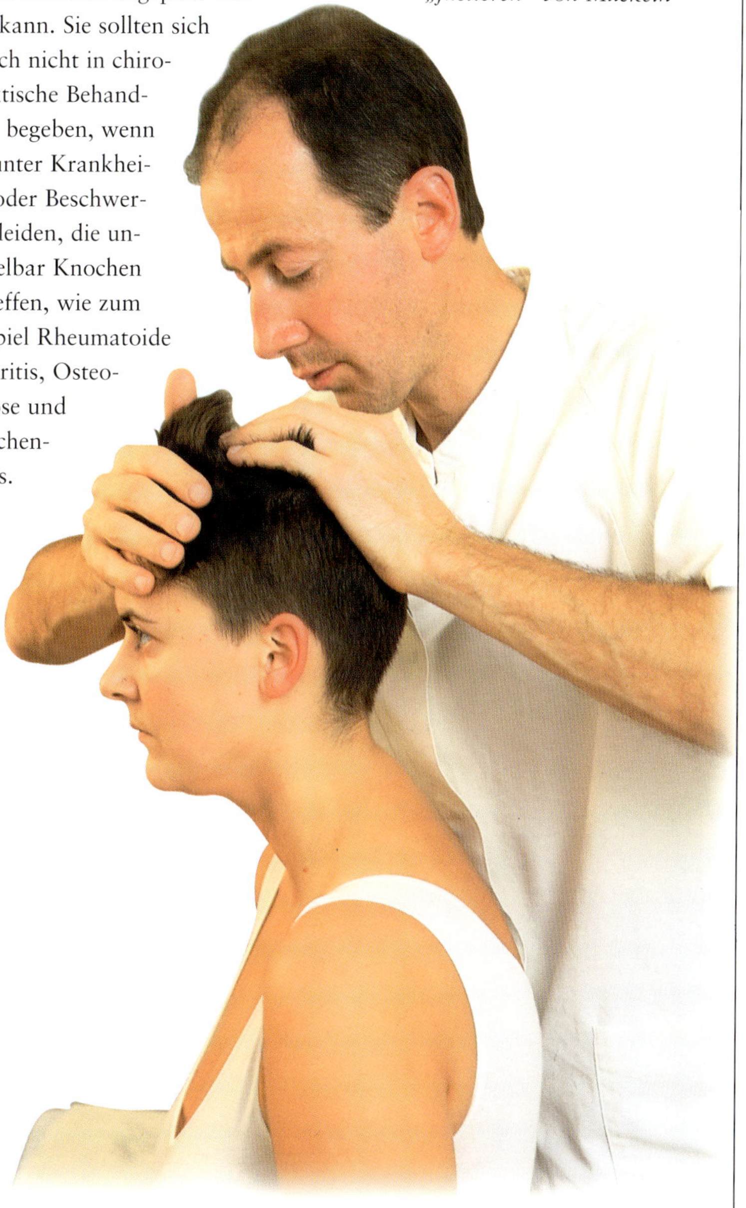

*Zu den chiropraktischen Techniken gehören Stoßen, Ziehen und das „Justieren“ von Muskeln*

# Traditionelle Chinesische Medizin

*Die Traditionelle Chinesische Medizin, die Akupunktur, Moxibustion, Akupressur, Pflanzenheilkunde und Schröpfen umfaßt, wird seit mehr als vier Jahrtausenden praktiziert. Auch im heutigen China bildet sie noch einen wichtigen Zweig des Gesundheitswesens neben der modernen westlichen Medizin.*

*Chinesische Pflanzenheilmittel werden nach dem Rezept des Therapeuten ganz individuell auf die Bedürfnisse des Patienten hergestellt*

Die Traditionelle Chinesische Medizin beruht zum großen Teil auf dem *Klassischen Werk des Gelben Kaisers über Innere Medizin*, einem Text, der zwischen 770 und 476 v. Chr. entstand. Das Werk besteht aus zwei Teilen. Der erste mit dem Titel *Einfache Fragen* behandelt grundlegende Theorien, der zweite, *Geistige Achse*, konzentriert sich auf Akupunktur und Moxibustion.

Nach der Gründung der Republik 1919 hielt die „wissenschaftliche" Medizin des Abendlandes Einzug in China. Die neuen Herrscher wollten eine moderne Medizin für ein neues, modernes China. Die traditionelle Medizin wurde daher von den Nationalisten und den marxistischen Reformern immer mehr zurückgedrängt.

Trotzdem konnte sich die Volksmedizin halten und wurde nach der Gründung der Volksrepublik 1949 unter der Regierung von Mao Tse-tung wieder anerkannt. Es entstanden Schulen für traditionelle Medizin, und man entwickelte das Konzept der „Barfußärzte". Die Absolventen dieser Schulen praktizierten in den ländlichen Gebieten und arbeiteten mit Arzneien aus Pflanzen, die sie selbst sammelten und verarbeiteten.

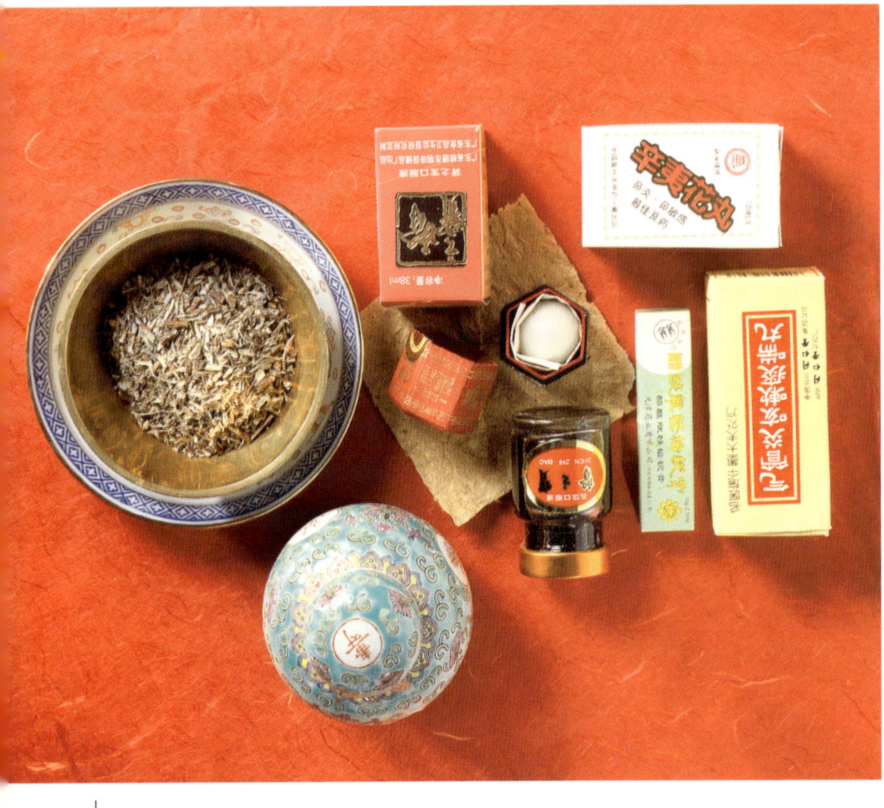

## Theoretische Grundlagen

Die chinesische Volksmedizin beruht auf dem Konzept des inneren Gleichgewichts und auf der Beziehung zwischen Individuum und Umwelt. Ein Mensch ist gesund, wenn er innerlich ausgeglichen ist und in Harmonie mit seiner Umwelt lebt. Störungen dieses Gleichgewichts haben Krankheiten zur Folge.

Ein zentraler Begriff in der Traditionellen Chinesischen Medizin ist Qi, die Lebensenergie des Universums. Qi fließt in allen Lebewesen, auch in den Menschen. Im menschlichen Körper zirkuliert die Lebensenergie in 14 Haupt-Energiebahnen oder Meridianen, die unterhalb der Hautoberfläche liegen.

Die Meridiane folgen nicht den anatomischen Modellen westlicher Ärzte, sondern jeder Meridian ist einem bestimmten Organ oder Körperteil zugeordnet. Entlang dieser Meridiane liegen die Akupunkturpunkte, bestimmte Stellen, an denen man das Chi stimulieren und wieder ausgleichen kann, um Krankheiten zu heilen (siehe auch Akupressur und Akupunktur, Seite 108–111).

## Yin und Yang

Eine wichtige Rolle spielen die beiden widerstreitenden Kräfte Yin und Yang. Sie sind voneinander unabhängig und müssen sich gegenseitig ausgleichen, so wie die Nacht den Tag oder die Wärme die Kälte, wenn der Körper in Harmonie mit dem Universum sein soll.

Yin wird bezogen auf Kälte, Dunkelheit, Nacht, Erde und Wasser. Yang repräsentiert Hitze, Tag, Licht, Himmel und Feuer. Der Therapeut beschreibt die Persönlichkeit und die Krankheiten eines Menschen häufig mit seinem Yin und Yang. Bei einer Person, die blaß ist, häufig fröstelt und über Müdigkeit klagt, würde er wahrscheinlich einen Überschuß an Yin diagnostizieren, während jemand, der schnell errötet, leicht schwitzt und Fieber hat, vermutlich einen Überschuß an Yang besitzt. Durch die Behandlung soll das Yin-Yang-Gleichgewicht wiederhergestellt werden.

Neben Chi verfügt der Mensch über Essenz und Geist. Zusammen bilden sie die „drei Schätze". Die Essenz erbt der Mensch von seinen Eltern, sie ist der Funke des Lebens und die Grundlage aller Körperfunktionen. Sie muß durch Ernährung und Ruhe erhalten werden. Der Geist ist eine Gabe des Himmels und die Intelligenz und Wachheit, die den Menschen charakterisiert.

Ein weiterer Aspekt der alten chinesischen Medizin ist die Lehre von den fünf Elementen – Holz, Feuer, Erde, Metall und Wasser. Um die Gesundheit zu erhalten, müssen diese Elemente ausgeglichen sein. Sie werden durch verschiedene Faktoren wie das Wetter, die Ernährung und die persönlichen Gefühle beeinflußt.

## Traditionelle Chinesische Medizin in der Praxis

Die grundlegende Ursache aller Erkrankungen und Beschwerden ist eine Störung des Chi, doch diese Störungen werden in drei Gruppen unterteilt: äußere Ursachen, innere Ursachen und Ursachen, die weder äußerlich noch innerlich sind.

Die äußeren Ursachen werden als „Übel" bezeichnet; zu ihnen gehören Wind, Kälte, Feuer, Nässe, Sommerhitze und Trockenheit. Zu den inneren Ursachen, auch „Affekte" genannt, zählen Freude, Wut, Angst, Gedanken, Kummer und Furcht.

Zur dritten Gruppe rechnet man schlechte Ernährung oder Unterernährung, körperliche Erschöpfung, Trauma, Parasiten und exzessiven Sex.

## Diagnose

Die Diagnose umfaßt vier verschiedene Elemente: Inspizieren, Zuhören und Riechen, Befragen und Betasten.

Beim Inspizieren wird der Patient in Augenschein genommen. Der Therapeut analysiert seinen Gang, sein allgemeines Verhalten und die Stärke seines „Geistes" und informiert sich über den Zustand seiner Haut, Haare, Augen und Nägel.

Die geistige Verfassung eines Patienten erachtet man als besonders wichtig, und ein „guter Geist" gilt als hervorragendes Zeichen, auch bei schweren Krankheiten. ▶

**Siehe auch:**

| | |
|---|---|
| *Tai Chi* | 96 |
| *Qi Gong* | 100 |
| *Akupunktur* | 108 |

# Traditionelle Chinesische Medizin

▶ Bei der Untersuchung schaut sich der Therapeut auch die Zunge des Patienten an. Farbe, Zustand sowie Belag erlauben ihm Rückschlüsse auf die Gesundheit.

Beim Hören und Riechen prüft er Klang und Qualität der Stimme und die Geräusche im Körper sowie den Geruch des Atems, des Körpers und der Exkremente, vor allem des Urins. Alle diese Einzelheiten können wichtige Hinweise auf Ungleichgewichte im Körper liefern.

Bei der Befragung geht es darum, einen möglichst detaillierten Überblick über die Symptome und den Gesundheitszustand des Patienten zu erhalten. Der Therapeut erkundigt sich nach Schlaf und Ernährung, nach Vorlieben und Abneigungen und nach den allgemeinen Lebensgewohnheiten.

Bei der Betastung werden verschiedene Akupunkturpunkte befühlt und der Puls gemessen. In der alten chinesischen Medizin ist dieser Vorgang wesentlich aufwendiger als bei westlichen Ärzten. Der Puls wird an der Innenseite jedes Handgelenks gemessen, wozu man immer drei Finger verwendet. Jeder Puls korreliert mit einem bestimmten Haupt-Meridian und dem mit ihm verbundenen Organ. Die Qualität des Pulses liefert dem Therapeuten Informationen über den Zustand des Chi und Störungen in den verschiedenen Teilen des Körpers.

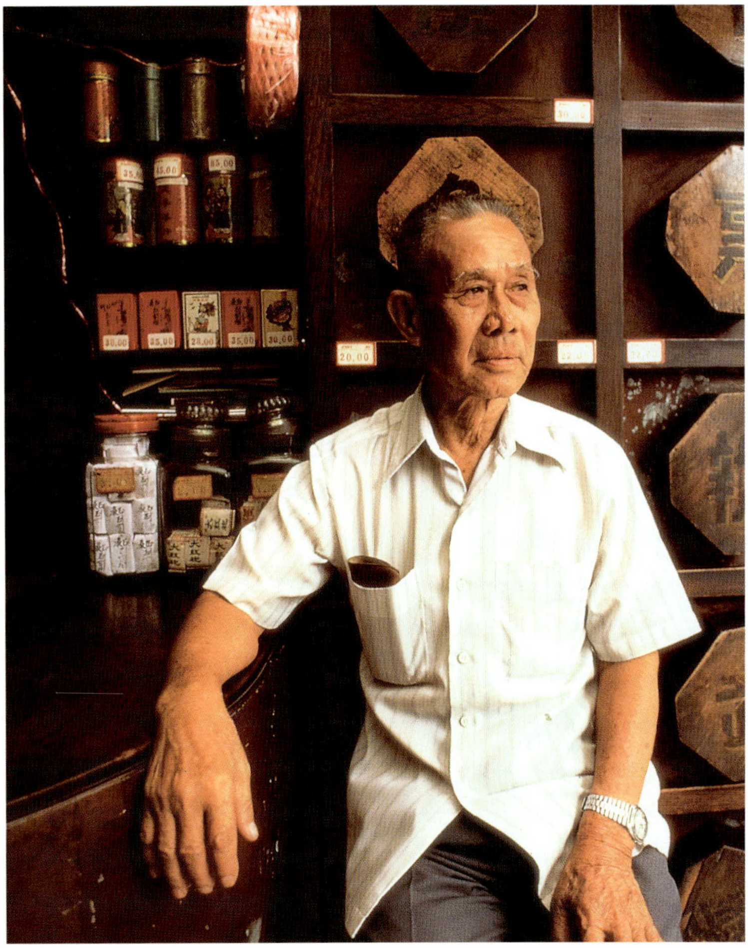

## Chinesische Pflanzenheilkunde

Das bedeutendste Werk der traditionellen chinesischen Heilkunst wurde im 6. Jahrhundert von dem Arzt Li Shizhen verfaßt. Darin werden 2000 Pflanzen und insgesamt 10 000 Arzneimittel aufgeführt. Heute beinhaltet die *Enzyklopädie der Substanzen der Traditionellen Chinesischen Medizin* 5767 Einträge.

Zu den „Ursubstanzen" der chinesischen Pflanzenheilkunde gehören neben Pflanzen auch Stoffe mineralischer oder tierischer Herkunft. Meistens arbeitet die chinesische Medizin mit einer Mischung verschiedener Pflanzen, die genau auf die individuelle Situation des Kranken abgestimmt wird. Bei der Auswahl der Pflanzen berücksichtigt man nicht nur ihre Wirkungen bei bestimmten Krankheiten, sondern auch ihre Verträglichkeit untereinander und mit der individuellen Konstitution des Kranken. Die Bestandteile dieses „Kräuter-Cocktails" können während der Behandlung entsprechend dem Genesungsverlauf verändert werden.

Die Pflanzen werden als kalt, kühl, warm, heiß oder neutral eingestuft, je nachdem wie sie das Gleichgewicht des Chi im Körper beeinflussen. Auch der Geruch und der Geschmack einer Pflanze spielen eine Rolle. Manche werden als stechend qualifiziert, andere als süß, bitter, salzig oder adstringierend. Nach der Lehre der fünf Elemente beziehen sich diese Merkmale auf die verschiedenen Organe und die Gefühle.

Die meisten Heilmittel werden in Form von Tees getrunken, einige aber nimmt man roh ein, andere werden zu Pillen oder Cremes verarbeitet.

## Pflanzen und Ihr Rücken

Die chinesische Pflanzenheilkunde wird auch separat zur Behandlung von Rückenschmerzen eingesetzt, meist aber verbindet man sie mit Akupunktur, Akupressur, Moxibustion und Schröpfen.

Manchen Kräutern werden krampflösende, entzündungshemmende oder schmerzstillende Wirkungen zugeschrieben, aber die komplexe und auf das Individuum abgestimmte Art der Diagnose und Behandlung in der alten chinesischen Medizin erschwert es, eine Liste von Heilmitteln zu erstellen – es gibt zu viele Variationsmöglichkeiten.

Die nachfolgende Tafel listet Pflanzen auf, die in der chinesischen Volksmedizin häufig zur Behandlung von Rückenproblemen eingesetzt werden. Ein Arzneimittel kann bis zu 20 Pflanzen enthalten.

**Siehe auch:**

| | |
|---|---|
| *Qi Gong* | *100* |
| *Akupunktur* | *108* |
| *Pflanzenheilkunde* | *132* |


### SCHRÖPFEN

*Schröpfen ist eine traditionelle chinesische Methode zur Behandlung verschiedener Beschwerden, unter anderem auch Rücken-, Nacken- und Schulterschmerzen. Dabei verwendet man runde Schröpfköpfe, die aus Glas, Keramik oder Bambus bestehen.*

*Zunächst wird der Schröpfkopf innen kurz erhitzt, dann setzt man ihn auf die Haut. Durch den beim Abkühlen entstehenden Unterdruck wird Haut in den Schröpfkopf gesaugt, es bildet sich eine Entzündung, die therapeutisch wirksam sein soll.*

### CHINESISCHE PFLANZENHEILMITTEL BEI RÜCKENSCHMERZEN

| MITTEL | TYPISCHE VERWENDUNG |
|---|---|
| WU JIA PI (Acanthopanax) | „Wind-Kälte-Nässe"-Arthritis, vor allem im Alter |
| SHU DI HUANG (verarbeitete Rehmennia-Wurzel) | Schwäche und Wundsein im unteren Rückenbereich |
| HE SHOU WU (Polygonumwurzel) | Schwäche im unteren Rückenbereich |
| DANG GUI (Chinesische Engelwurz) | Arthritis, traumatisierende Verletzungen, Schwellungen |
| CHUAN XIONG (Wurzel aus Szechuan-Liebstöckel) | Steifheit infolge von Arthritis |
| DU ZHONG (Eucommia-Rinde) | Schmerzen im unteren Rückenbereich, besonders bei Schwangerschaft, stärkt Sehnen und Knochen |
| GUI ZHI (Zimtzweige) | rheumatische Beschwerden, vor allem in der Schulter |

In der Pflanzenmedizin werden nicht nur Symptome, sondern auch Persönlichkeit, körperliche Verfassung und Lebensgewohnheiten berücksichtigt. Die oben aufgeführten Pflanzen sind nur einige von vielen.

# Pflanzenheilkunde

*Die Naturvölker lernten den Nutzen – und die Gefahren – von Pflanzen durch Versuche und durch die Beobachtung von Tieren, die bestimmte Pflanzen fraßen, wenn sie krank waren. Dieses Wissen wurde über Generationen weitergegeben und führte zur Entstehung der Pflanzenheilkunde.*

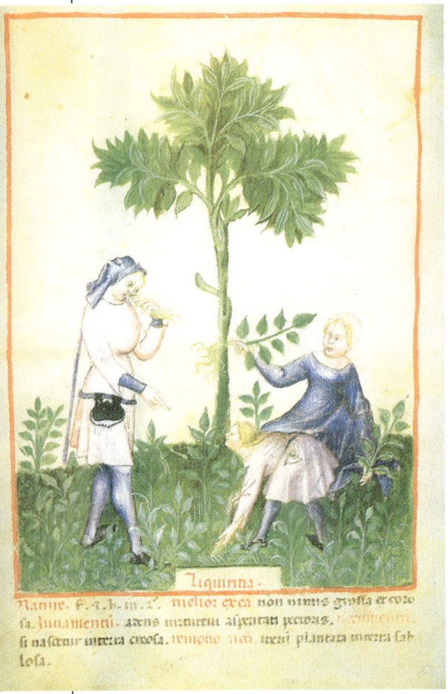

*Die medizinische Wirkung von Pflanzen wurde im Mittelalter in Europa eingehend erforscht und dokumentiert*

Die moderne, auf der Pharmazie beruhende Medizin entstand 1834 mit der Erfindung der Gelatine-Kapsel. Die Pharmakologen nahmen viele der herkömmlichen Arzneipflanzen, extrahierten aus ihnen die therapeutisch nutzbaren Bestandteile, verarbeiteten sie und füllten sie in eine Gelatine-Kapsel. So entstanden die modernen Medikamente.

Die moderne Pharmakologie verdrängte zunehmend die alte Pflanzenheilkunde. Doch seit man sich kritisch mit den Nebenwirkungen der pharmazeutisch hergestellten Medikamente auseinandersetzt, wächst auch wieder das Interesse an alten pflanzlichen Heilmitteln.

Die Pflanzenheilkunde ist eine ganzheitliche Therapieform, in der neben den Symptomen auch die Lebensweise des Patienten, seine Umwelt und seine Persönlichkeit in die Betrachtung einbezogen werden.

Nach Auffassung der Pflanzenheilkundler besitzt jede Pflanze spezifische Eigenschaften. Einige wirken kühlend, andere entspannend, wieder andere stimulierend. Jede Heilpflanze steht in Zusammenhang mit einem bestimmten Organ oder körperlichen System und soll die Selbstheilungskräfte des Körpers anregen.

Heute wählen westliche Pflanzenheilkundler die Pflanzen in erster Linie nach ihrer medizinischen Wirkung aus. Die verschiedenen „Schulen" der Pflanzenheilkunde unterscheiden sich zwar teilweise in Diagnose und Therapie, sie teilen jedoch die allgemeine Grundüberzeugung, daß die Summe aller Bestandteile stärker ist als jeder einzelne Teil einer Heilpflanze. Pflanzenheilkundler verwenden daher anders als die Pharmakologen die gesamte Pflanze für ihre Arzneien.

Bei der Herstellung von Pharmazeutika konzentriert man sich auf einen bestimmten Pflanzenteil, der gegen eine bestimmte Krankheit wirkt, extrahiert ihn und verarbeitet ihn zu Tabletten oder Salben. Diese Medikamente haben daher eine wesentlich stärkere Wirkung als die Pflanze allein; viele sind so stark, daß sie zu unerwünschten Nebenwirkungen führen. Manche Arzneien, vor allem Krebsmittel, wirken nur in solch hohen Dosierungen, daß sie den Rest des Körpers schädigen.

Pflanzenheilkundler meinen dagegen, daß die aktive Substanz nur einer von Hunderten Bestandteilen einer Pflanze ist, daß diese die Wirkung der therapeutisch genutzten Substanz dämpfen und die Pflanze daher ohne schädliche Nebenwirkungen eingesetzt werden kann. Als Beispiel wird Aspirin angeführt, das ursprünglich aus Weidenrinde gewonnen wurde. Aspirin ist ein gutes Schmerzmittel und wirkt entzündungshemmend, seine Einsatzmöglichkeiten sind jedoch häufig begrenzt, weil es die Magenschleimhaut reizt. Weidenrinde dagegen ruft nur sehr selten solche Probleme hervor – Pflanzenheilkundler nutzen sie manchmal sogar zur Behandlung von Magenstörungen.

Weit verbreitet ist daher die Auffassung, daß Pharmazeutika hochwirksam sind, aber lästige Nebenwirkungen haben, während pflanzliche Mittel sanft und frei von Nebenwirkungen sind. Das ist eine unzutreffende Vereinfachung. Auch pflanzliche Heilmittel enthalten die betreffenden Substanzen und können sogar gefährlich sein, wenn sie falsch angewendet werden. Sie sollten sich daher immer an einen erfahrenen Pflanzenheilkundler wenden, bevor Sie solche Mittel einnehmen.

## Pflanzenmedizin in der Praxis

Pflanzliche Arzneien werden auf verschiedene Weise hergestellt. Am gebräuchlichsten ist der Aufguß. Dabei werden die Pflanzen eine Viertelstunde lang in heißem Wasser erhitzt, ähnlich wie beim Brühen von Tee. Dann wird die Flüssigkeit abgeseiht und heiß oder kalt getrunken. Man kann auch Tinkturen herstellen, indem man die Pflanze zerhackt und in einer Lösung aus drei Viertel Wasser und einem Viertel Alkohol einweicht und sie anschließend zwei Wochen stehenläßt. Die abgegossene Flüssigkeit wird oral als Medizin eingenommen. Pflanzliche Heilmittel können auch in Kompressen, Wikkeln, Gurgelwasser, Cremes und Salben und zu Inhalation verwendet werden.

Verschiedene Pflanzenarzneien sollen bei Rückenschmerzen durch Muskelverspannungen und Gelenkentzündungen besonders hilfreich sein. Die nachfolgende Aufstellung soll nur ein allgemeiner Wegweiser sein.

**Siehe auch:**
*Aromatherapie* 92
*Chinesische Medizin* 128

### PFLANZLICHE HEILMITTEL BEI RÜCKENPROBLEMEN

| MITTEL | HAUPTSÄCHLICHE VERWENDUNG |
|---|---|
| Cayenne | Entzündungen und Schmerzen (nur äußerlich) |
| Kamille | Entzündungen (nur äußerlich) |
| Fingerhut, Wurzel | Schmerzen im unteren Rücken |
| Silberkerze | Entzündungen |
| Echtes Mädesüss | rheumatische Schmerzen |
| Sibirischer Ginseng | Entzündungen |
| Notoginseng, Wurzel | Schwellungen und Schmerzen (nur äußerlich) |
| Gelbwurz | arthritische Schmerzen (nur äußerlich) |
| Eisenkraut | allgemeine Schmerzen |
| Schafgarbe | Entzündungen |

**ACHTUNG: Die Informationen und Empfehlungen in diesem Buch sollen kein Ersatz für medizinischen Rat sein. Wenn Sie sich in ärztlicher Behandlung befinden, fragen Sie Ihren Arzt, bevor Sie einer dieser Empfehlungen folgen.**

# Alexander-Technik

*In diesem Buch geht es zwar in erster Linie um die Behandlung von Rückenschmerzen, es wird jedoch genausoviel Wert auf die Vorbeugung gelegt. Beschwerden lindern oder heilen zu können ist gut, aber der Entstehung von Rückenbeschwerden vorzubeugen ist noch viel besser.*

Im 2. Kapitel wird hervorgehoben, wie oft eine falsche Haltung für Rückenschmerzen verantwortlich ist. Wenn man jahrelang in schlechter Haltung geht, sitzt oder steht, geraten die Wirbelsäule und der Rest des Körpers aus dem Gleichgewicht, und es entstehen Gelenk- und Muskelprobleme und schließlich chronische Rückenschmerzen.

Viele der in diesem Buch vorgestellten komplementären Therapien besitzen eine starke präventive Komponente – ein gutes Beispiel ist Tai Chi, das Meditation mit Körperübungen verbindet. Das Trainieren einer richtigen Körperhaltung ist bei Tai Chi nur ein Nebeneffekt, es gibt jedoch eine Therapieform, die speziell zu dem Zweck entwickelt wurde, Rückenschmerzen vorzubeugen – die Alexander-Technik.

Der Erfinder dieser Therapie, der aus Australien stammende Schauspieler Frederick Matthias Alexander, begann diese Technik zu entwickeln, als er sich bemühte, einen vorübergehenden Verlust seiner Stimme zu überwinden. Alexander, 1869 geboren, war aufgefallen, daß er, wenn er auf der Bühne sprach, unwillkürlich die Muskeln am Kopf und im Nacken zusammenzog. Er fragte sich, ob es ihm helfen würde, seine Stimme wiederzuerlangen, wenn er diese Muskeln entspannt hielt.

Als er seine Haltung veränderte und besonders auf die Beziehung zwischen Kopf, Nacken und Rückgrat achtete, erholte sich Alexander bald wieder und konnte sogar seine Stimme und seine Atemkontrolle verbessern. Er hatte, wie er es nannte, den „primären Kontrollmechanismus“ entdeckt: Wenn Kopf, Nacken und Rückgrat korrekt ausgerichtet sind, wird der Rest des Körpers in einen Gleichgewichtszustand gebracht und kann die alltäglichen Anforderungen mit einem Minimum an Anstrengung bewältigen.

In den 1930er Jahren fanden Alexanders Ideen weltweit viele Anhänger, darunter auch prominente Ärzte und andere bekannte Persönlichkeiten, wie etwa Aldous Huxley. Heute gibt es überall in Europa und in den USA Zentren für die Ausbildung von Lehrern der Alexander-Technik.

*Wenn Sie sich mit einer Kopfstütze und angewinkelten Knien hinlegen, kann das Rückgrat flach auf dem Boden ruhen. Diese Haltung hilft Spannungen im Körper zu lösen*

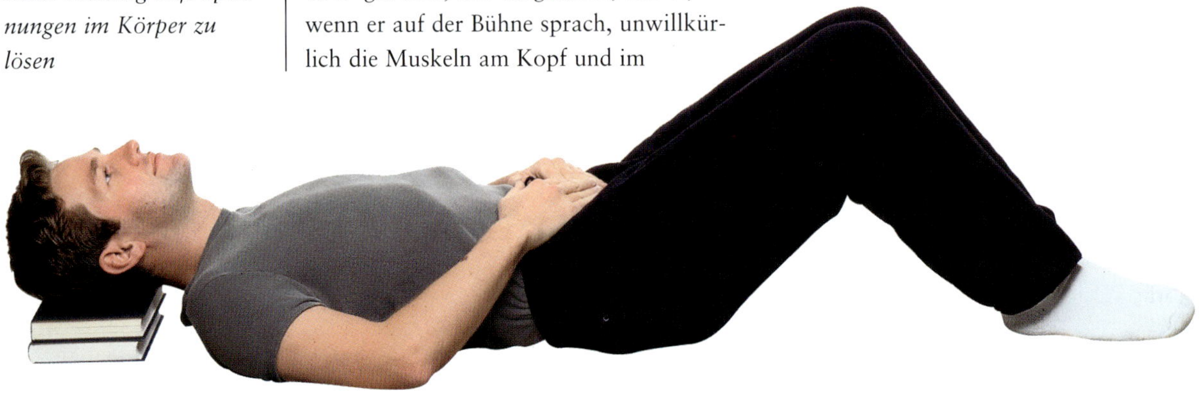

Die Technik lehrt die Koordination von Haltung, Atmung und Stimmkontrolle und ist vor allem bei Sprechern, Tänzern, Sängern, Musikern und Schauspielern sehr beliebt. An vielen Musik- und Schauspielschulen werden Kurse in Alexander-Technik angeboten, aber auch Kliniken, die sich auf Schmerzkontrolle spezialisiert haben, arbeiten damit.

## Alexander-Technik in der Praxis

Der einfache Grundgedanke, der hinter dieser Therapie steht, besagt, daß die Art, wie man seinen Körper nutzt, ausschlaggebend dafür ist, wie gut er funktioniert. Alexander wußte, wie schwer es ist, schlechte Gewohnheiten abzulegen. Er glaubte, daß es mehr schadet als nutzt, wenn man ständig versucht, eine schlechte Haltung zu korrigieren. So gelangte er zu der Auffassung, daß sich Haltungsfehler nur überwinden lassen, wenn man aufs neue lernt, wie man steht, geht, sitzt und sich bewegt.

Kurse in Alexander-Technik dauern in der Regel zehnmal eine Stunde. Das Ziel besteht darin, Sie neu zu erziehen und zu ermutigen, darüber nachzudenken, wie Sie sich bewegen und Ihren Körper halten. Eine gute Haltung wird auf diese Weise zu einem natürlichen Bestandteil des Alltagslebens – ob Sie gehen, sitzen, einen Brief schreiben, arbeiten oder einfach nur auf dem Boden liegen und ein Buch lesen.

Zuerst wird Ihnen der Lehrer mit Hilfe seiner Hände behutsam Ihre richtige Haltung zeigen. Wenn sich eine schlechte Haltung jedoch über viele Jahre eingeschliffen hat, wird Ihnen richtiges Stehen oder Gehen am Anfang falsch und unnatürlich vorkommen. Sie brauchen vielleicht eine ganze Unterrichtsstunde, um immer wieder eine einfache Handlung zu wiederholen, zum Beispiel sich auf einen Stuhl zu setzen, aufzustehen oder im Raum umherzugehen.

## Alexander-Technik und Rücken

Untersuchungen haben gezeigt, daß die Alexander-Technik sehr hilfreich sein kann bei generalisierten chronischen Rücken- und Nackenchmerzen, aber auch bei speziellen Problemen wie Ischialgie und Brachialgie. Durch die richtige Koordination von guter Haltung und entspanntem Atmen kann das Entstehen von geistigen oder physischen Verspannungen, eine häufige Ursache von Rückenschmerzen, verhindert werden.

Die Alexander-Technik läßt sich auch bei streßbedingten Beschwerden einsetzen, etwa bei hohem Blutdruck, Angstgefühlen, Depressionen und Schlaflosigkeit sowie bei Atemproblemen wie Asthma.

**Siehe auch:**


*Richtiges Sitzen* 22
*Stehen und gehen* 27
*Tai Chi* 96


*Es ist wichtig, sich von einem Alexander-Lehrer unterweisen zu lassen, der Ihnen zeigt, wie man richtig steht und sitzt*

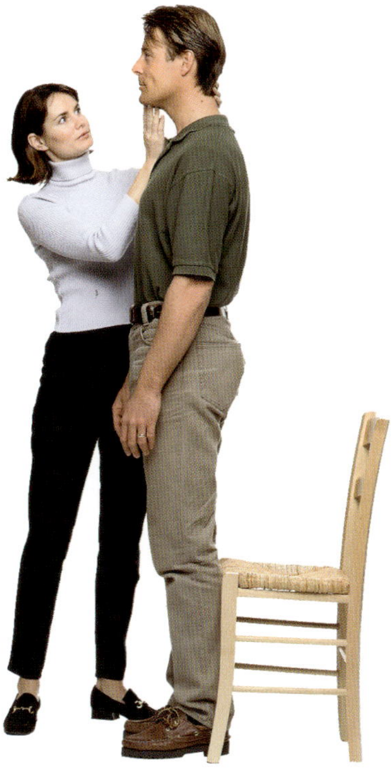

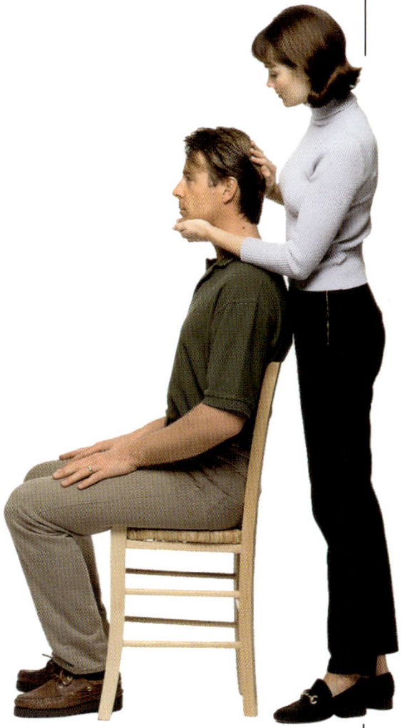

# Reflexzonenbehandlung

*Die Reflexzonentherapie oder Reflexologie ist eine spezielle Art der Fußmassage. Sie beruht auf einem System von Energiebahnen und hat ebenso wie die Akupunktur und die Akupressur ihre Wurzeln im alten China.*

Das Massieren der Füße ist zweifellos so alt wie die Menschheit. Archäologische Funde im alten Ägypten und im antiken Griechenland weisen darauf hin, daß die Fußmassage auch von den damaligen Medizinern schon als eine Art Therapie praktiziert wurde. Moderne Reflexzonentherapeuten behaupten, daß auch schon die Ureinwohner Nord- und Südamerikas die Fußmassage zu Heilzwecken einsetzten.

Die Reflexzonentherapeuten betrachten die Unterseite des Fußes als eine Karte des menschlichen Körpers und glauben, daß sie in verschiedene Reflexzonen eingeteilt ist, die unmittelbar mit bestimmten Organen und Strukturen verbunden sind, wie zum Beispiel dem Rückgrat, den Schultern oder dem Kopf. Sie sind überzeugt, daß Krankheiten die Folge eines gestörten Energiegleichgewichts in den Organen oder den körperlichen Strukturen sind und daß sich dieses Ungleichgewicht in dem entsprechenden Bereich auf der Fußsohle widerspiegelt. Durch das Massieren dieser Gebiete kann der Therapeut das Problem beheben.

Die moderne Reflexzonentherapie wurde zu Beginn unseres Jahrhunderts von dem amerikanischen Arzt Dr. William Fitzgerald und seiner Schülerin Eunice Ingham entwickelt. Fitzgerald formulierte als erster die Vorstellung, daß der Körper in zehn Zonen unterteilt ist, die am Kopf beginnen und an den Zehen enden und daß sich diese Zonen auf den Fußsohlen widerspiegeln. Ingham baute diese Theorie aus und entwickelte die bekannte Reflexzonenkarte.

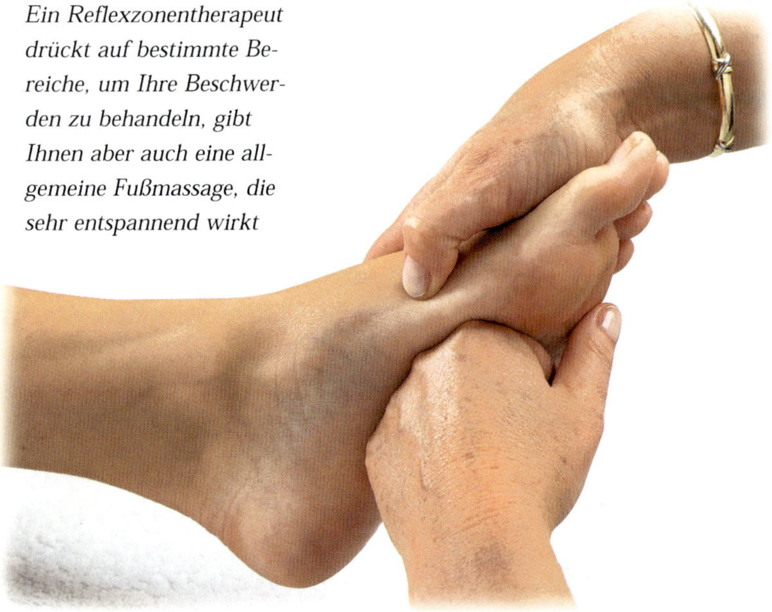

*Ein Reflexzonentherapeut drückt auf bestimmte Bereiche, um Ihre Beschwerden zu behandeln, gibt Ihnen aber auch eine allgemeine Fußmassage, die sehr entspannend wirkt*

## Reflexzonentherapie in der Praxis

Eine Fußzonen-Behandlung dauert in der Regel eine Stunde. Der Therapeut wird sich nach Ihren Symptomen erkundigen und anschließend Ihre Füße untersuchen. Die Behandlung beginnt meist damit, daß der Therapeut Ihre Füße mit Talkum-Puder bestäubt und sie zunächst einmal rundherum massiert. Problemzonen können oft schon in diesem Stadium identifiziert werden, weil sie sich weich oder wund anfühlen sollen. Dann wird der Therapeut mit den Daumen gezielt diese Gebiete massieren. Das kann am Anfang etwas schmerzhaft sein.

Die meisten Reflexzonentherapeuten vertreten die Auffassung, daß mehrere Behandlungen nötig sind, bevor sich Erfolge einstellen. Wenn die Therapie Wirkungen erzielt, können Sie sogenannte

„Reinigungsreaktionen“ wie Kopfschmerzen, Schwitzen und Durchfall erleben und einen verstärkten Harndrang verspüren. Die Therapeuten erklären diese Reaktionen mit der größeren Effizienz des Ausscheidungssystems des Körpers und halten sie für ein gutes Zeichen.

## Reflexzonentherapie und Ihr Rücken

Es gibt keine anerkannte wissenschaftliche Theorie, die die Wirkung der Reflexzonenbehandlung erklären könnte, aber schon viele Menschen haben berichtet, daß sie ihnen bei Rückenbeschwerden, bei Nackenschmerzen und Ischialgie geholfen hat. Ein Therapeut behandelt Nackenschmerzen, indem er auf die Wurzel des großen Zehs drückt, jene Zone, die dem Nacken entspricht.

Rückenschmerzen können behandelt werden, indem man auf die inneren Seiten der großen Zehen drückt und auf Punkte an der Wölbung des Fußes, die mit dem Rückgrat korrespondieren sollen. Auch die Zone, die der Harnblase entspricht, kann massiert werden, denn sie soll mit den stützenden Muskeln und Bändern in Verbindung stehen, die entlang der Wirbelsäule verlaufen. Die Zonen, die dem Ischiasnerv entsprechen, liegen im hinteren Fußbereich.

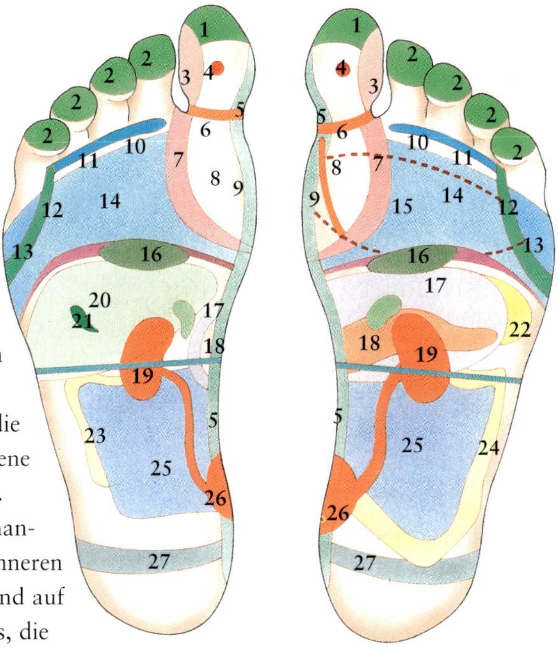

RECHTER FUSS LINKER FUSS

## VACUFLEX

*Das Vacuflex-Reflexzonen-System ist eine High-tech-Version der Fußzonentherapie, bei der eine Vakuumpumpe und Saugwirkung eingesetzt werden. Sie wurde von der dänischen Fußzonentherapeutin Inge Douglas entwickelt.*

*Dabei zieht man ein Paar spezielle Vakuum-Stiefel an. Nachdem die Luft abgepumpt worden ist, drücken die Stiefel auf die Füße und stimulieren alle Reflexzonen auf einmal. Dann werden die Stiefel wieder ausgezogen, Verfärbungen am Fuß sollen auf Zonen mit Ungleichgewichten hinweisen. Die Verfärbungen verschwinden nach 20–30 Sekunden, aber das genügt dem Therapeuten, um Ihren Gesundheitszustand einzuschätzen.*

*Wenn die Problemzonen erkannt sind, stimuliert der Therapeut mit Saugpolstern die entsprechenden Reflexpunkte auf den Energiebahnen oder Meridianen an den Füßen, Beinen, Armen und Händen.*

**Siehe auch:**

*Aromatherapie* 92
*Akupunktur* 108
*Therapeuten-Suche* 146

REFLEXZONEN AUF DEM FUSS

*Jeder Bereich des Fußes entspricht einem bestimmten Organ oder Körperteil. Der rechte Fuß bezieht sich auf die rechte Seite, der linke auf die linke Seite des Körpers.*

1 Gehirn
2 Nebenhöhlen
3 Nackenseite
4 Hypophyse
5 Wirbelsäule
6 Nacken
7 Nebenschilddrüse
8 Schilddrüse
9 Luftröhre
10 Augen
11 Eustachische Röhre
12 Ohr
13 Schulter
14 Lunge
15 Herz
16 Solarplexus
17 Magen
18 Pankreas
19 Niere
20 Leber
21 Gallenblase
22 Milz
23 aufsteigender Kolon
24 absteigender Kolon
25 Dünndarm
26 Harnblase
27 Ischiasnerv

# Psychotherapie und Beratung

*In allen komplementären Therapieansätzen wird der menschliche Körper in einer ganzheitlichen Perspektive gesehen. Der ganze Mensch – Geist, Körper und Seele – muß betrachtet werden, um Erkrankungen zu verstehen und zu behandeln.*

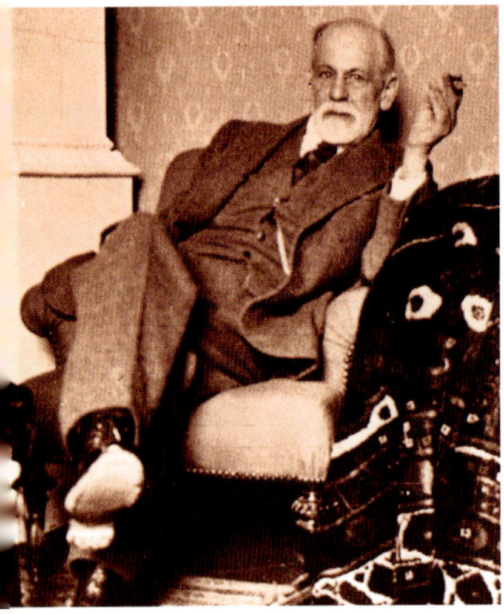

*Die Wurzeln der Psychotherapie liegen in der bahnbrechenden Arbeit, die Sigmund Freud um die Jahrhundertwende leistete. Anhänger von Freud praktizieren eine Therapieform, die man als Psychoanalyse bezeichnet*

In den alternativen Therapien hat man schon seit langem erkannt, daß Geist und Körper in einer engen Beziehung stehen und daß psychische Faktoren die physische Gesundheit beeinflussen und umgekehrt. Auch unsere alltäglichen Erfahrungen demonstrieren diesen Zusammenhang: Wenn wir traurig oder niedergeschlagen sind, gewinnen auch kleine Wehwehchen an Bedeutung, und wenn wir eine schwere Erkältung haben, fühlen wir uns oft deprimiert.

Auch unter Schulmedizinern findet dieser ganzheitliche Ansatz inzwischen zunehmend Anerkennung. Sie akzeptieren, daß psychologische Faktoren – vor allem Sorgen, unterdrückte Wut und Depressionen, ständiger Streß und Angst – mitverantwortlich sind für viele physische Beschwerden wie zum Beispiel Rücken- und Nackenschmerzen, Asthma, Ekzeme, Migräne und Reizkolon. Sie erkennen auch, daß langwierige Erkrankungen zu psychischen Problemen führen können.

## Psychologische Beratung

Fast jeder hat schon einmal erlebt, wie erleichternd es ist, wenn man mit einer Vertrauensperson über seine Probleme sprechen kann. Es liegt viel Wahrheit in dem Sprichwort „Geteiltes Leid ist halbes Leid“. Über ein Problem zu reden leistet einen wichtigen Beitrag dazu, es zu erkennen und zu lösen oder es zu akzeptieren und damit zu leben.

Schon immer haben die Menschen auf diese Weise versucht, mit Sorgen, Ängsten und Streß besser zurechtzukommen. In den früheren Großfamilien, in denen mehrere Generationen leben, konnte man sich gegenseitig zuhören und Trost finden.

In der heutigen individualistischen Gesellschaft jedoch führen viele Menschen ein relativ isoliertes Leben. Das hat zur Folge, daß es oft recht schwierig ist, außerhalb des engsten Familienkreises jemanden zu finden, dem man sich anvertrauen kann. Häufig ist es auch

### BIOENERGETIK

*Die Bioenergetik fußt auf dem Werk des österreichischen Psychotherapeuten Wilhelm Reich, der glaubte, daß der Mensch unbewußt Muskelverspannungen aufbaut, um sich gegen seelische Verletzungen zu schützen, und daß diese Verspannungen in den Körper eingeschlossen werden und schließlich auch die Haltung und die Atmung beeinträchtigen.*

*Die Haltung und die Bewegungen eines Menschen spiegeln daher seine psychische und emotionale Verfassung wider. Die Therapeuten lernen, die Botschaften des Körpers zu entschlüsseln, und arbeiten mit mentalen und Körpertechniken, um die zugrundeliegenden seelischen Probleme bewußt zu machen und zu lösen.*

besser, sich einen professionellen Zuhörer zu suchen, der einem emotional nicht so nahe steht und der in der Lage ist, sich objektiv zu den Problemen zu äußern, die man ihm vorträgt. Das ist die Aufgabe psychologischer Berater.

Die Psychologische Beratung ist heute eine etablierte Therapieform, die bei vielen chronischen Beschwerden eingesetzt wird. Manche Berater praktizieren privat, andere arbeiten in Kliniken. Psychologische Berater schaffen ein geschütztes Umfeld, in dem man frei über seine Sorgen und Probleme sprechen kann.

## Psychotherapie

Die Psychotherapie widmet sich unterbewußten Gefühlen und ihren Auswirkungen auf das Denken und Handeln. Es gibt einen großen Unterschied zwischen Psychotherapie und Psychiatrie. Die Psychiatrie ist ein Zweig der Schulmedizin, und die Psychiater sind Fachärzte, die zur Behandlung auch Medikamente einsetzen.

Psychotherapeuten dagegen sind keine Ärzte und verschreiben auch keine Medikamente. Sie „behandeln" ihre Patienten, indem sie mit ihnen reden oder andere Methoden wie etwa Rollenspiele anwenden, um unterbewußte Probleme zu lösen.

**Siehe auch:**

*Psychischer Streß* 52
*Wahl einer Therapie* 82
*Therapeuten-Suche* 146

## DIE WICHTIGSTEN SCHULEN DER PSYCHOLOGEN

| | |
|---|---|
| ANALYTISCH | Diese Form wurde von Freud und Jung entwickelt und geht davon aus, daß viele Probleme die Folge von unverarbeiteten Erlebnissen in der Kindheit sind. Der Analytiker versucht diese Erlebnisse freizulegen und einen Weg zu finden, mit ihnen zurechtzukommen. |
| HUMANISTISCH | Die Humanistische Psychotherapie erwuchs aus dem Optimismus, der dem Ende des 2. Weltkriegs folgte, und aus der Ablehnung autoritärer Sozialnormen, die die Menschen bis dahin gegängelt hatten. Die Therapeuten versuchen Selbsterkenntnis und Selbstbewußtsein zu fördern und glauben, jeder habe die freie Wahl: Wenn wir bereit sind, Verantwortung für uns und unser Handeln zu übernehmen, können wir unser Leben zum Besseren verändern. |
| VERHALTENSTHERAPIE | Die Verhaltenstherapie wurde zu Beginn des 20. Jh. entwickelt. Sie beruht auf der Vorstellung, daß der Mensch lernen kann, auf die Probleme des Lebens auf positive, statt negative Weise zu reagieren. Sie bemüht sich, praktische Wege dazu aufzuzeigen, und ermutigt den Menschen, sich schwierigen Situationen zu stellen und aus ihnen zu lernen. |
| INTEGRATIV | Die Therapien der Integrativen Schule zielen darauf, Geist, Körper und Seele zu integrieren, und arbeiten mit Elementen vieler Schulen der Psychotherapie. Die Transaktionsanalyse (TA), die in den letzten Jahren populär wurde, ist die bekannteste integrative Therapieform. Sie wurde in den 50er Jahren in den USA von Eric Berne entwickelt und beruht auf der Theorie, daß jede soziale Situation eine Transaktion darstellt, in der die Individuen eine ausgewählte Facette ihrer Persönlichkeit präsentieren, um bestimmte Ziele zu erreichen. Die Transaktionen werden dahingehend analysiert, ob die Individuen darin die Rolle des Kindes, der Eltern oder des Erwachsenen spielen und welche Ziele sie durch diese Rollen zu erreichen versuchen. |

# Weitere Körpertechniken

*Die Stärke individueller Therapien liegt in ihrem ganzheitlichen Ansatz. Sie versuchen dem Menschen keine vorher definierten Regeln aufzuzwingen, die er zu befolgen hat.*

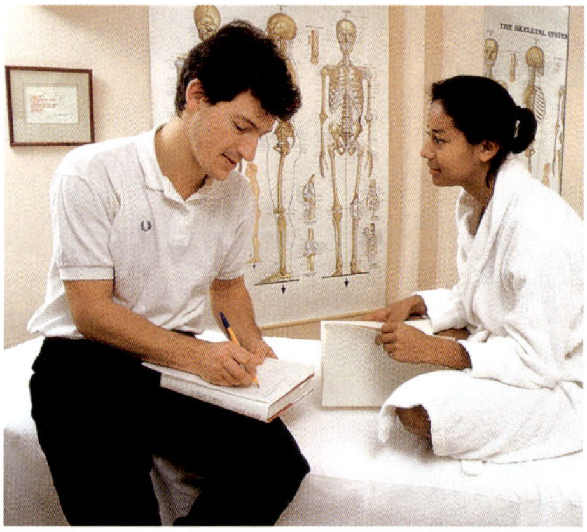

*Ein Rolfing-Therapeut behandelt spezielle Körperregionen mit Manipulationstechniken, zeigt Ihnen aber auch, wie Sie bewußter mit Ihrem Körper umgehen können*

## Rolfing

Viele komplementäre Therapien, die sich gut für die Behandlung von Rückenbeschwerden eignen – Osteopathie, Chiropraktik, Alexander-Technik, Shiatsu und Tai Chi – betonen die Bedeutung einer korrekten Ausrichtung der stützenden Strukturen des Körpers, der Knochen, Bänder, Muskeln und Sehnen.

Dieser Gedanke steht auch hinter dem Rolfing. Die Therapie, die nach ihrer Begründerin Dr. Ida Rolf (1896–1979) benannt ist, verbindet Elemente der Osteopathie, der Alexander-Technik und des Shiatsu. Sie entstand aus Dr. Rolfs Interesse für die manipulative Therapie und das Konzept des Energieflusses im Körper.

Dr. Rolf stellte fest, daß der Körper reibungslos und ohne übermäßige Anstrengung seinen Aufgaben nachkommen kann, wenn seine Strukturen korrekt ausgerichtet sind. Verschiebt sich jedoch eines der Elemente, werden andere Bereiche übermäßig beansprucht, weil sie versuchen, dies auszugleichen, im Lauf der Zeit gerät das gesamte System aus dem Gleichgewicht, was zu Verspannungen, Schmerzen und Verletzungen führt.

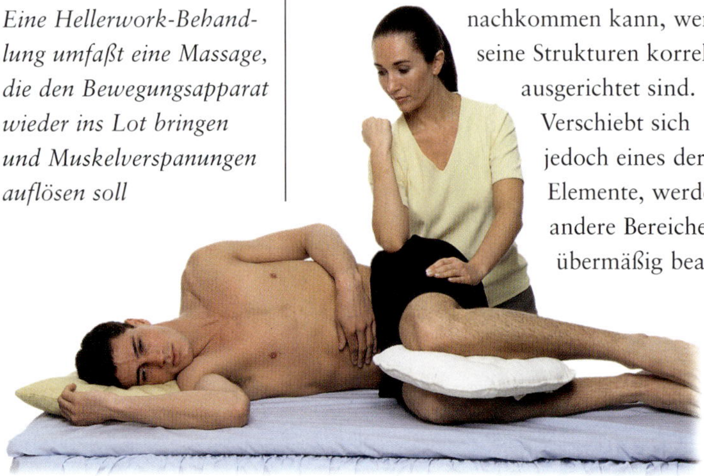

*Eine Hellerwork-Behandlung umfaßt eine Massage, die den Bewegungsapparat wieder ins Lot bringen und Muskelverspanungen auflösen soll*

Rolfing zielt darauf, den Körper durch verschiedene Massagetechniken wieder ins Lot zu bringen. Die Therapeuten glauben, daß nach einer korrekten Ausrichtung des tragenden Gerüsts die Psyche und das Nervensystem wieder besser arbeiten und die Selbstheilungskräfte des Körpers aktiviert werden. Wie Osteopathen und Chiropraktiker befassen sich auch Rolfing-Therapeuten oft mit physischen Problemen. Häufig werden auch andere Beschwerden wie Asthma, Migräne, Müdigkeit sowie Verdauungs- und Menstruationsprobleme behandelt.

Eine vollständige Therapie umfaßt zehn oder mehr Behandlungen von jeweils etwa einer Stunde. In jeder Sitzung konzentriert sich der Therapeut auf eine bestimmte Region des Körpers, so daß schließlich der gesamte Körper wieder korrekt ausgerichtet ist.

## Hellerwork

Hellerwork oder Hellerarbeit, das von Joseph Heller in den 70er Jahren in den USA konzipiert wurde, ist eine Weiterentwicklung des Rolfings. Diese Therapie arbeitet mit Manipulations- und Massagetechniken und Bewegungserziehung mittels Video-Feedback. Sie versucht ebenfalls die tragenden Strukturen des Körpers wieder ins Lot zu bringen und die Selbstheilung zu fördern. Die Therapeuten führen jedoch auch lange Gespräche mit den Patienten, um die Verbindung zwischen Geist und Körper zu stärken.

Aber Achtung: Ebenso wie andere Manipulationstherapien sollten Sie auch Rolfing und Hellerwork meiden, wenn Sie unter Beschwerden leiden, die unmittelbar Knochen oder Gelenke betreffen, wie zum Beispiel Osteoporose, Rheumatoide Arthritis und Knochenkrebs. Wie bei jeder Therapie sollten Sie dem Therapeuten vorher ausführlich Ihren Gesundheitszustand darlegen.

## Feldenkrais-Methode

Wie die übrigen komplementären Therapieformen wird auch die Feldenkrais-Methode dem Patienten angepaßt, statt umgekehrt. Feldenkrais-Therapeuten konzentrieren sich darauf, Ihnen zu der Haltung zu verhelfen, die sie als natürlich und korrekt betrachten.

Ebenso wie Matthias Alexander, der Erfinder der Alexander-Technik (siehe Seite 134–135) glaubte auch Moshe Feldenkrais, daß korrekte Haltung und richtiges Bewegen der Schüssel zur Gesundheit sind. Der israelische Ingenieur und Arzt begann sich für die Mechanik des Körpers zu interessieren, als er sich bemühte, eine langwierige Knieverletzung auszukurieren. Das Ergebnis war die Feldenkrais-Methode, eine Körpertherapie, die Elemente des Yoga und der Alexander-Therapie sowie Streck- und andere Übungen kombiniert.

Hinter der Methode steht die Auffassung, daß der Körper den Geist „umprogrammieren“ könne. Feldenkrais, der 1984 im Alter von 80 Jahren starb, glaubte, daß sich eine manipulative Behandlung des Körpers, die auf die Verbesserung seiner Beweglichkeit zielt, auch im Nervensystem niederschlägt und das Individuum in die Lage versetzt, neue Bewegungsmuster relativ schnell zu erlernen.

Die Methode wird in zwei Formen gelehrt. In der „Funktionellen Integration“ arbeitet der Lehrer einzeln mit dem Klienten. Die Behandlungen dauern jeweils eine Stunde; mittels spezieller Manipulationstechniken zeigt der Therapeut dem Patienten, wie er seinen Körper mit maximaler Effizienz und minimaler Anstrengung bewegen kann.

Die zweite Form, bekannt als „Bewußtheit durch Bewegung“, wird in Gruppensitzungen gelehrt. Unter Anleitung des Therapeuten führen die Schüler eine Reihe von Bewegungsübungen durch. Dadurch werden sie auf Muskelverspannungen aufmerksam, die, wie man glaubt, durch falsche Bewegungsmuster hervorgerufen werden.

Die Feldenkrais-Methode hat sich bei einer Vielzahl von Beschwerden im Bewegungsapparat, vor allem bei Rückenschmerzen, Arthritis und chronischen Schmerzen, als hilfreich erwiesen.

**Siehe auch:**

| | |
|---|---|
| *Osteopathie* | *120* |
| *Chiropraktik* | *124* |
| *Alexander-Technik* | *134* |


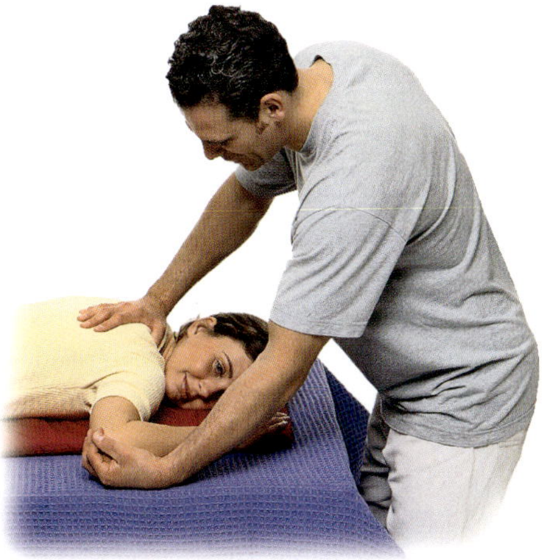

*Ein Feldenkrais-Therapeut versucht durch behutsame Massage das Körperbewußtsein zu wecken*

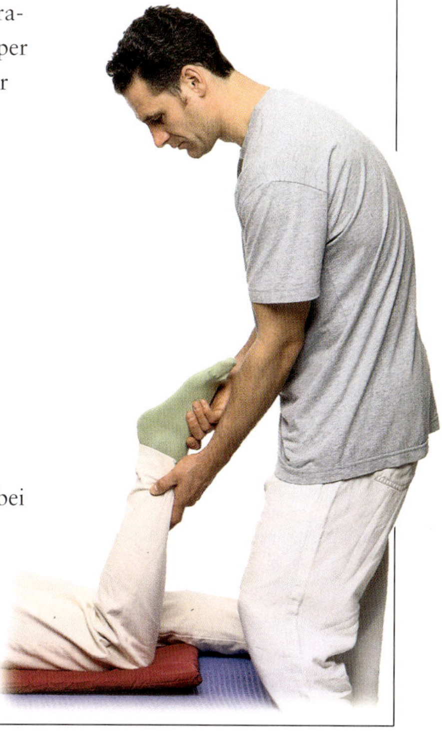

*Durch Manipulation soll während einer Feldenkrais-Behandlung die Beweglichkeit der Gelenke verbessert werden*

# Umweltmedizin

*Zunehmend setzt sich die Erkenntnis durch, daß Umweltfaktoren zu Muskelbeschwerden und Schmerzen im Rücken und anderen Körperteilen führen können. Die Klinische Ökologie oder Umweltmedizin hat eine Reihe von Techniken entwickelt, um Allergien herauszufinden und Umwelteinflüsse auf die Gesundheit zu untersuchen.*

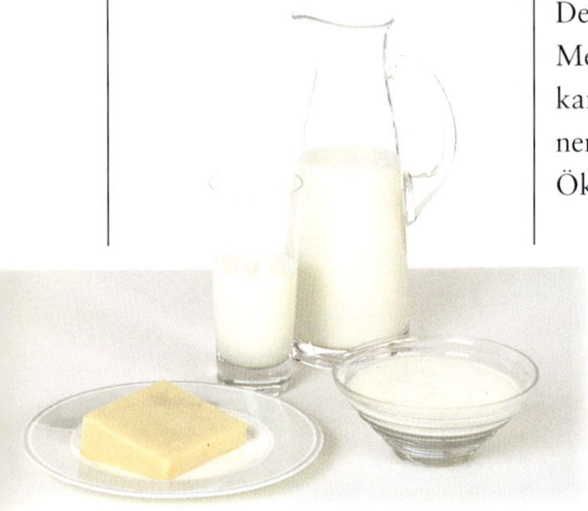

*Molkereiprodukte gehören zu den häufigsten Ursachen von Nahrungsmittelallergien, die etwa jeden fünften betreffen*

*Unverträglichkeit von Gluten, einem Eiweiß in Weizen und Weizenprodukten, ist für viele Gesundheitsprobleme mitverantwortlich, etwa für chronische Müdigkeit und Schmerzen*

Der Gedanke, daß die Umgebung eines Menschen seine Gesundheit beeinflussen kann, ist ein Grundkonzept in der modernen Komplementärmedizin. Klinische Ökologen glauben, daß viele Menschen auf Nahrungsmittel wie Milch oder Weizenprodukte allergisch reagieren.

Die moderne Welt birgt aber noch viele weitere Gesundheitsgefahren. Unsere Nahrungsmitel werden zum größten Teil mit Pestiziden behandelt, und immer mehr Menschen nehmen Nahrungsmittel zu sich, die mit Konservierungsstoffen behandelt wurden. Die Luftqualität verschlechtert sich zunehmend.

Umweltmediziner schätzen, daß bis zu einem Drittel der Bewohner der Industrieländer an umweltbedingten Beschwerden leiden wie zum Beispiel Kopfschmerzen, Asthma und Ekzemen.

Wenn man in der Großstadt lebt, kann man nur wenig tun, um diese Risiken auszuschalten, hilfreich kann es aber sein, auf Nahrungsmittel zu verzichten, die eine hohe Konzentration chemischer Konservierungsstoffe aufweisen, vor allem wenn Ihre Rückenschmerzen Teil einer allergischen Reaktion sind.

## Allergietests

Die einfachste Methode ist die Ausschlußdiät. Dabei werden ein oder zwei Wochen lang bestimmte Substanzen aus Ihrer Ernährung ausgeschlossen und dann allmählich wieder zugeführt, um festzustellen, ob sie eine Unverträglichkeitsreaktion hervorrufen. Ein Ernährungsberater sollte aber sicherstellen, daß Sie sich weiterhin ausgewogen ernähren.

Die Angewandte Kinesiologie beruht auf der Theorie, daß Substanzen, auf die ein Mensch empfindlich reagiert, zu einer Muskelschwächung führen können, weil sie das elektrische Feld des Körpers beeinträchtigen. Verdächtige Substanzen werden unter die Zunge geschoben oder auf die Hand aufgebracht, dann sucht der Therapeut nach Anzeichen von Schwäche.

Ein weiterer Test, der sich auf das elektrische Feld des Körpers bezieht, ist der Aurikular-Cardiac-Reflex. Dabei forscht der Therapeut nach Pulsveränderungen, nachdem verdächtige Substanzen in das elektrische Feld gebracht wurden.

Bei intradermalen Tests wird eine Substanz verdünnt und in die Haut injiziert, um zu sehen, ob sie eine allergische Reaktion hervorruft.

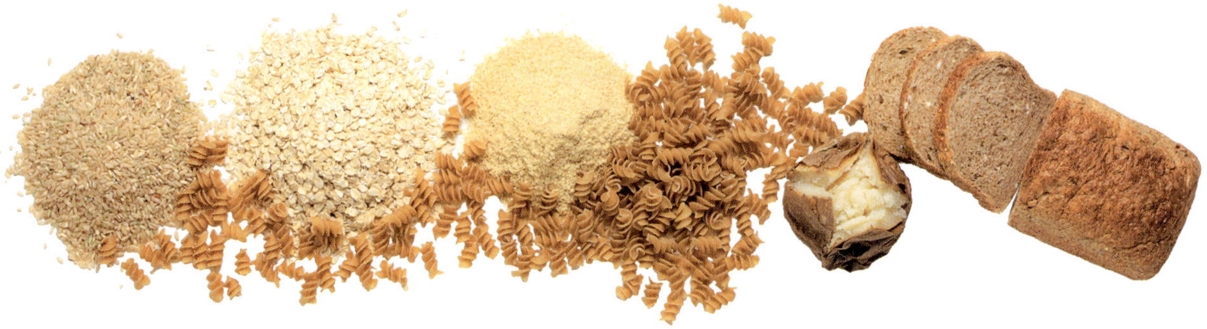

# Ayurveda

*Ayurveda ist ein ganzheitliches System der Krankheitsvorbeugung und Behandlung, das vor ungefähr 5000 Jahren in Indien entstand. Ayurveda-Therapeuten betrachten den Körper als einen Mikrokosmos des Universums.*

**Siehe auch:**


| | |
|---|---|
| *Lebenskräfte* | 87 |
| *Chinesische Medizin* | 128 |
| *Pflanzenmedizin* | 132 |


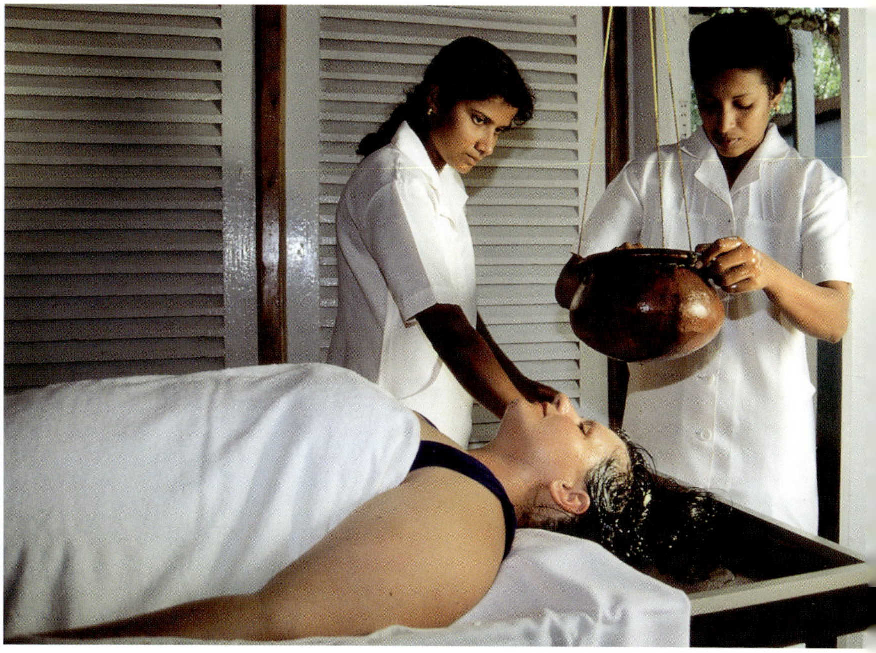

Der Begriff Ayurveda ist aus den Sanskrit-Worten *ayur* („Leben" oder „Lebensspanne") und *veda* („Wissen" oder „Vollständiges Wissen") abgeleitet. Wie die Traditionelle Chinesische Medizin beruht auch diese Therapie auf der Vorstellung einer Lebenskraft. Im Ayurveda heißt sie *prana.*

Nach Ansicht der Therapeuten ist Gesundheit vom richtigen Fließen des prana durch den Körper abhängig. Dies erfordert ein Gleichgewicht zwischen den drei Grundkräften *(doshas)*, die alle körperlichen und geistigen Funktionen steuern. Diese Kräfte heißen Pitta, Vata und Kapha.

- *Pitta*, das in bezug zur Sonne steht, ist die Quelle der Energie, die die Verdauung und alle biochemischen Abläufe im Körper reguliert.
- *Vata*, das Wind-Element, kontrolliert das Nervensystem und die Bewegungen.
- *Kapha*, das mit dem Mond verbunden ist, herrscht über das Zell- und Gewebewachstum und die Körperstrukturen.

Dem Ayurveda zufolge besteht das Universum aus fünf Elementen: Äther, Luft, Feuer, Wasser und Erde. Diese Elemente beziehen sich auf die fünf Sinne – das Hören, Fühlen, Sehen, Tasten und Riechen.

Ayurveda-Therapeuten erkundigen sich detailliert nach der Gesundheit ihres Patienten, bevor sie mit der körperlichen Untersuchung beginnen. Besondere Aufmerksamkeit schenken sie auch der Lebensweise, vor allem der Ernährung und dem Gefühlszustand des Patienten.

Ernährung und Verdauung sind von zentraler Bedeutung in der Ayurveda-Therapie. Die Nahrung gilt als Quelle von Intelligenz, Ordnung und Ausgeglichenheit, und die verschiedenen Nahrungsmittel haben unterschiedliche Auswirkungen auf die Doshas. Durch die Ernährung versucht man die Doshas wieder ins Gleichgewicht zu bringen. Sie wird für jeden Patienten individuell ermittelt, abhängig davon, welcher Dosha-Typ sich im Ungleichgewicht befindet.

Eine sorgfältige Überwachung der Ernährung, verbunden mit Fastenzeiten und Ratschlägen zu Atemtechniken, Entspannung und Meditation, genügen meist, um die Symptome eines Patienten zu lindern.

*Die Ayurveda-Therapie zielt darauf, den ganzen Menschen zu behandeln, nicht nur seine Symptome. Sie betont die Notwendigkeit, selbst die Verantwortung für die Gesundheit zu übernehmen*

# Geistheilen

*Alle Weltkulturen haben berühmte, legendäre Heiler hervorgebracht, die oft auch religiöse Führer und Lehrer waren. Auch heute noch ist diese Tradition lebendig, und geistiges Heilen zählt zu den beliebtesten Formen komplementärer Medizin.*

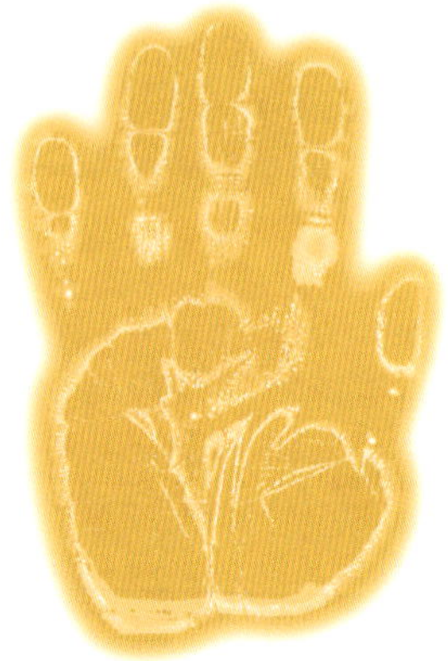

*Die Bilder der Kirlian-Fotografie entstehen aus der Wechselwirkung zwischen Subjekt und einem elektrischen Feld. Die dabei ausgesendeten Lichtwellen erzeugen die Abbildung auf dem Film.*

Geistheilen beruht auf der Vorstellung einer universellen Heilenergie. Die Annahme einer allgemeinen, lebensspendenden Energie ist seit Jahrtausenden Bestandteil der östlichen Philosophie und Medizin.

In der westlichen Tradition der Geistheilung bezeichnet man diese Energie als „feinstofflichen Körper" oder „Astralleib". Er soll aus mehreren Energiefeldern bestehen, die den Körper umschließen. Diese Energiefelder stehen in Bezug zu den körperlichen, geistigen und seelischen Dimensionen des Menschen. Nach Ansicht vieler westlicher Geistheiler entspricht der Astralleib dem christlichen Heiligen Geist.

Geistheiler arbeiten unterschiedlich. Manche berühren die Person, die geheilt werden soll, andere arbeiten im Energiefeld. Einige setzen Farben und Töne ein, andere Edelsteine, manche verbinden Geistheilen mit Massage. Geistheiler behaupten, daß sie viele chronische Beschwerden, zum Beispiel Rückenbeschwerden, sehr gut behandeln können, weisen aber auch darauf hin, daß der Erfolg einer Behandlung stark vom Verhältnis zwischen Therapeut und Patient abhängt.

Viele Geistheiler betonen, daß geistiges Heilen den meisten Menschen nützen kann, warnen aber davor, schnelle „Wunderheilungen" zu erwarten.

# Reiki

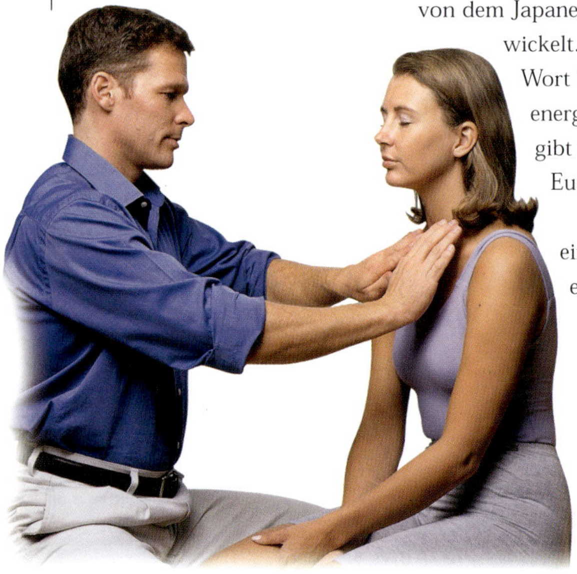

Reiki, die Heilkunst des Handauflegens, wurde im 19. Jahrhundert von dem Japaner Dr. Mikao Usui entwickelt. Reiki ist das japanische Wort für „universelle Lebensenergie". Reiki-Therapeuten gibt es heute überall in Europa und den USA.

Auch Reiki geht von einer universellen Heilenergie aus. Reiki-Lehrer, die als Meister bezeichnet werden, geben ihr Wissen an ihre Schüler in drei „Graden" weiter. Der erste Grad befähigt den Schüler, sich selbst und anderen Heilenergie zu übermitteln. Im zweiten Grad kann er auch Fernheilungen vornehmen. Im dritten Grad darf er selbst Schüler unterrichten.

Manche Reiki-Therapeuten berühren die zu heilende Person, andere arbeiten im Energiefeld, das den Körper umgibt. Reiki kann auch zur Selbsthilfe angewandt werden. Tägliche Selbstbehandlung wird für Gesunderhaltung und geistiges Wachstum empfohlen.

Der Erfolg einer Reiki-Behandlung ist abhängig von einem guten Verhältnis zwischen Heiler und dem zu Heilenden. Es ist wichtig, daß der Patient aktiv an der Behandlung teilnimmt und aufnahmebereit ist. Reiki soll bei Beschwerden aller Art helfen, vor allem bei chronischen Problemen wie Rückenschmerzen.

# Edelsteintherapie

*Die Edelsteintherapie gehört zu den umstrittensten alternativen Behandlungsformen, denn sie entbehrt jeder wissenschaftlichen Grundlage. Ihre Anhänger jedoch glauben an die heilende Wirkung von Edelsteinen und erzielen oft positive Resultate.*

**Siehe auch:**
*Lebenskräfte* 87
*Chinesische Medizin* 128
*Therapeuten-Suche* 146

Heilerfolge der Edelsteintherapie sind zwar wissenschaftlich nicht belegbar, aber schon oft haben Menschen mit chronischen Beschwerden – auch mit Rückenproblemen – berichtet, daß ihnen die Nähe von Edelsteinen geholfen habe. Man muß also selbst ausprobieren, ob es wirkt.

Den Therapeuten zufolge senden Edelsteine und Kristalle Schwingungen aus, die gesundheitsfördernd wirken. Legt man sie auf den Körper oder plaziert sie innerhalb des „Astralleibs" – also innerhalb der Energiefelder, die den Körper umgeben –, sollen sie negative, schädliche Energie absorbieren und positive, heilende Energie freisetzen. Man kann sie auch in Wasser tauchen, das dann ihre Energien aufnimmt. Trinkt man anschließend dieses Wasser, wird die Selbstheilung gefördert.

Unbehauene Steine sollen wirksamer sein als geschliffene Kristalle. Die Edelsteine sollen mit Meersalz gereinigt und gewaschen werden, bevor man sie zu Heilzwecken einsetzt. Später müssen sie regelmäßig mit frischem Wasser gewaschen und „neu aufgeladen" werden, indem man sie in die Sonne legt.

## Elektro-Edelsteintherapie

Diese von dem Amerikaner Harry Oldfield vor 20 Jahren entwickelte Therapie soll das Fließen der universellen Heilenergie durch den Körper wieder ins Gleichgewicht bringen. „Restrukturierung der Energien" nennt Harry Oldfield seine Therapie. Man verschließt Edelsteine in Glasröhren, die mit Salzwasser gefüllt sind, und setzt diese auf bestimmte Meridiane. Dann wird schwacher elektrischer Strom durch die Röhren geleitet. Dies soll eine „heilende Schwingung" erzeugen, die in den Körper des Patienten geleitet wird.

### AUSGEWÄHLTE EDELSTEINE UND KRISTALLE

| KRISTALL | MERKMALE | WIRKUNGEN |
|---|---|---|
| FLUSSSPAT | violette Kristalle (auch in anderen Farben) | fördert körperliche und geistige Koordination |
| JASPIS | durchsichtiger Quarz in vielen Farben | aktiviert behutsam alle Körperfunktionen |
| MALACHIT | grünliche Kristalle aus Kupfercarbonat | stellt Harmonie und Gleichgewicht her |
| ROSENQUARZ | rosafarbene, durchscheinende, meist kleine Kristalle | wirkt ausgleichend auf Herz und Gefühle |
| CITRIN | gold-gelbes oder orange-braunes Gestein | fördert Konzentration, stärkt die Energie |

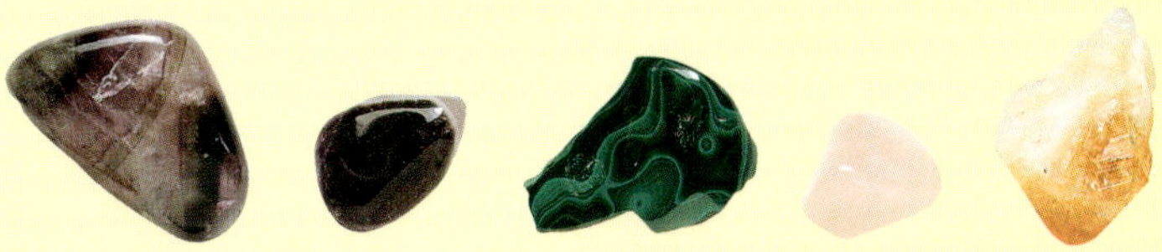

Flußspat Jaspis Malachit Rosenquarz Citrin

# So finden Sie einen Therapeuten

*Rückenschmerzen können aus vielen unterschiedlichen Gründen entstehen, häufig aber sind Muskelzerrungen und/oder mechanische Probleme die Grundursache. Das bedeutet, daß eine manipulative Therapie vielleicht am ehesten helfen könnte. Osteopathie und Chiropraktik sind die am meisten eingesetzten Therapien.*

*Damit eine Therapie erfolgreich ist, müssen Sie sich wohl fühlen und Vertrauen in den Therapeuten haben*

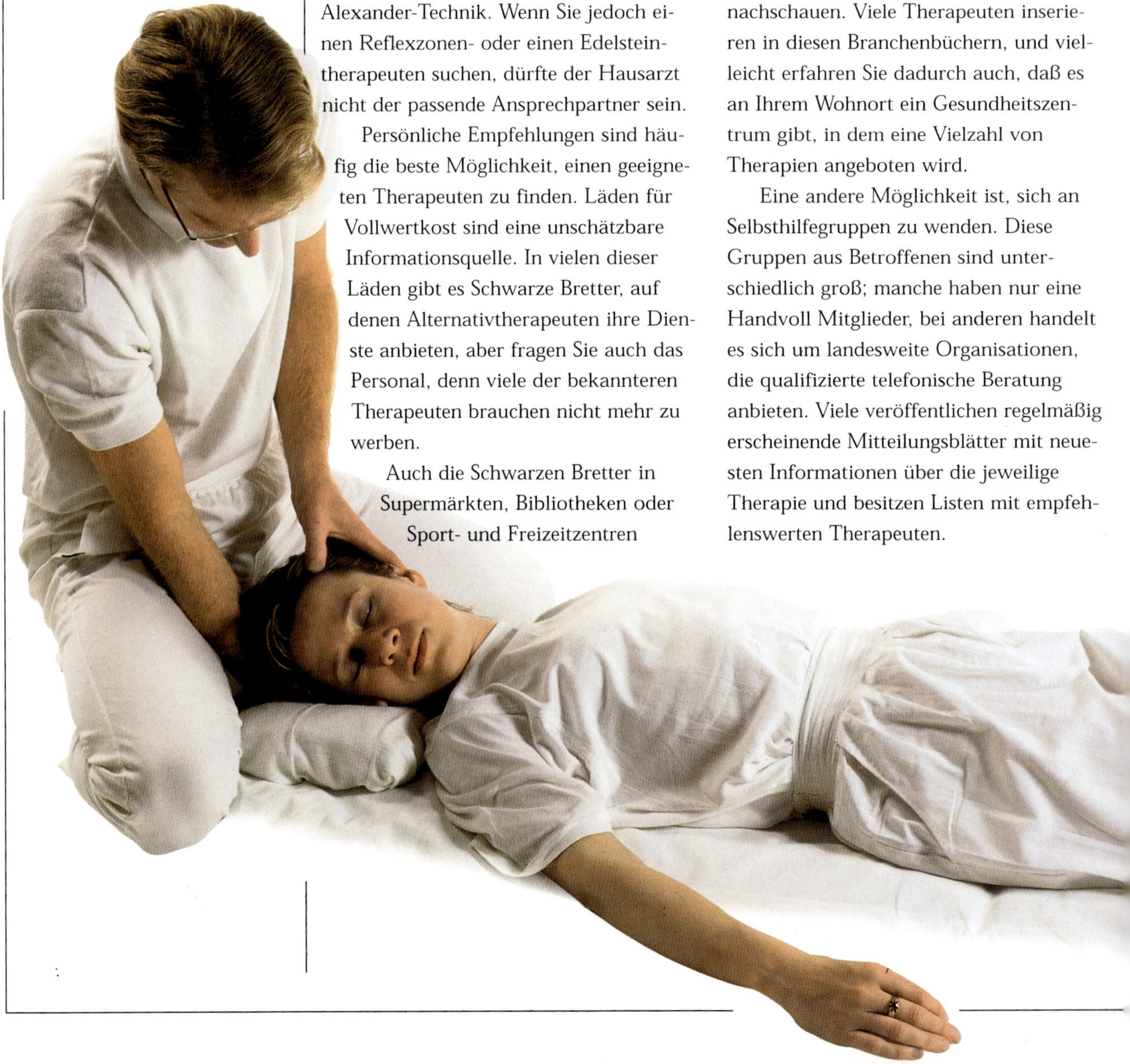

Wenn Sie nach einem Osteopathen oder Chiropraktiker suchen, fragen Sie am besten zuerst Ihren Hausarzt. Das gilt auch für Psychotherapie oder psychologische Beratung, eventuell auch für die Alexander-Technik. Wenn Sie jedoch einen Reflexzonen- oder einen Edelsteintherapeuten suchen, dürfte der Hausarzt nicht der passende Ansprechpartner sein.

Persönliche Empfehlungen sind häufig die beste Möglichkeit, einen geeigneten Therapeuten zu finden. Läden für Vollwertkost sind eine unschätzbare Informationsquelle. In vielen dieser Läden gibt es Schwarze Bretter, auf denen Alternativtherapeuten ihre Dienste anbieten, aber fragen Sie auch das Personal, denn viele der bekannteren Therapeuten brauchen nicht mehr zu werben.

Auch die Schwarzen Bretter in Supermärkten, Bibliotheken oder Sport- und Freizeitzentren lohnen einen Blick. Auch Apotheker oder die Leute in Reformhäusern haben manchmal einen Tip auf Lager.

Sie können auch in den „Gelben Seiten" unter der Therapie Ihrer Wahl nachschauen. Viele Therapeuten inserieren in diesen Branchenbüchern, und vielleicht erfahren Sie dadurch auch, daß es an Ihrem Wohnort ein Gesundheitszentrum gibt, in dem eine Vielzahl von Therapien angeboten wird.

Eine andere Möglichkeit ist, sich an Selbsthilfegruppen zu wenden. Diese Gruppen aus Betroffenen sind unterschiedlich groß; manche haben nur eine Handvoll Mitglieder, bei anderen handelt es sich um landesweite Organisationen, die qualifizierte telefonische Beratung anbieten. Viele veröffentlichen regelmäßig erscheinende Mitteilungsblätter mit neuesten Informationen über die jeweilige Therapie und besitzen Listen mit empfehlenswerten Therapeuten.

**Siehe auch:**
*Wahl einer Therapie* 82
*Wichtige Adressen* 170

Adressen können Sie auch von den nationalen Therapeuten-Verbänden erhalten. Da sich die Komplementärmedizin immer mehr etabliert, wächst auch die Zahl der Therapeuten, die sich zu Vereinigungen zusammenschließen.

Einige davon sind richtige Berufsverbände, die festlegen, welche Qualifikationen die Mitglieder erfüllen müssen, und die in der Aus- und Weiterbildung von Therapeuten eine aktive Rolle spielen. Andere dagegen sind lediglich Zusammenschlüsse, denen jeder Therapeut aus dem betreffenden Gebiet beitreten kann. Bevor Sie sich an eine solche Organisation wenden, sollten Sie sich erkundigen, um welchen der beiden Typen es sich handelt. Ist es ein Berufsverband, können Sie davon ausgehen, daß die Therapeuten entsprechend qualifiziert sind.

Wenn Sie einen geeigneten Therapeuten gefunden haben, werden Sie bereits beim ersten Besuch spüren, ob er vertrauenerweckend ist und ob Sie die Therapie fortsetzen wollen. Vertrauen Sie ganz auf Ihr Gespür. Der Erfolg einer alternativen Therapie hängt zum großen Teil von einer guten Beziehung zwischen Heiler und Patient ab. Es geht um Ihre Gesundheit, und wenn Sie sich bei dem Therapeuten nicht wohl fühlen, scheuen Sie sich nicht, das auch zu sagen und wieder zu gehen.

Bei einer manuellen Therapie sollte der Heilpraktiker kräftig und professionell, aber auch einfühlsam und sensibel wirken. Kein Therapeut sollte Sie an einer intimen Stelle berühren, ohne vorher um Erlaubnis zu fragen und zu erklären, weshalb das nötig ist. Wenn Ihnen das unbehaglich ist, bitten Sie einen Freund, bei der Behandlung dabei zu sein. Kein seriöser Therapeut wird etwas dagegen haben – wenn doch, suchen Sie sich einen anderen.

Ein seriöser Therapeut wird auch keine Vorauszahlung verlangen, außer unter besonderen Umständen, etwa bei speziellen Tests oder Medikamenten. In diesem Fall sollte er genau erklären, wofür das Geld bestimmt ist, und wenn Sie diese Erklärung nicht befriedigt, brechen Sie die Therapie ab.

## CHECKLISTE FÜR THERAPEUTEN

- *Vergewissern Sie sich, daß Ihr Therapeut eine qualifizierte Ausbildung hat. Lassen Sie sich Diplome zeigen.*
- *Bitten Sie ihn, mit zufriedenen Patienten reden zu dürfen.*
- *Besprechen Sie sich mit Ihrem Arzt, bevor Sie eine Alternativtherapie anfangen.*
- *Überprüfen Sie die Qualifikation Ihres Therapeuten über seinen Berufsverband.*
- *Leisten Sie keine Vorauszahlungen, und lassen Sie sich keine Zusatzartikel wie Bücher oder Videos verkaufen.*
- *Überprüfen Sie, ob Ihr Therapeut bereit ist, mit Ihrem Arzt zusammenzuarbeiten und ob die Behandlung von der Krankenversicherung bezahlt wird.*
- *Bestehen Sie darauf, am Anfang gesagt zu bekommen, wie viele Behandlungen Sie ungefähr brauchen werden und was es kosten wird.*
- *Fragen Sie, wie die angebotene Therapie Ihnen helfen wird.*
- *Begeben Sie sich bei keinem Therapeuten in Behandlung, der verspricht, er könne Sie für immer heilen.*

# Konventionelle Therapien

*Bei Rückenschmerzen helfen viele Therapien. Viele Menschen bezeugen die Wirksamkeit komplementärer Behandlungen. In manchen Fällen aber kann eine konventionelle Behandlung besser geeignet sein.*

Die meisten Menschen entscheiden sich nicht bewußt für eine konventionelle Behandlung. Wenn sie krank sind, gehen sie einfach zu ihrem Hausarzt. In vielen Ländern ist die Behandlung beim Hausarzt kostenlos und gibt einem die Gewißheit, daß man nicht ernsthaft erkrankt ist.

Trotz der wachsenden Beliebtheit komplementärer Therapien sind sie für die meisten Leute genau das: eine Ergänzung zur herkömmlichen Medizin. Beim ersten Anfall von Rückenschmerzen suchen die meisten Menschen ihren Hausarzt auf, um sich untersuchen und, falls nötig, behandeln zu lassen. Erst wenn das Problem andauert und eine konventionelle Behandlung keine Wirkung zeigt, überlegen viele Leute, zu einem Chiropraktiker oder einem anderen Alternativ-Therapeuten zu gehen. Vielleicht empfiehlt sogar der Hausarzt eine chiropraktische Behandlung und nennt dem Patienten einen geeigneten Therapeuten.

Wenn Sie zum ersten Mal unter heftigen Rückenschmerzen leiden und sich Ihr Zustand innerhalb einer Woche nicht bessert, ist es am besten, als erstes Ihren Arzt aufzusuchen. Danach können Sie immer noch entscheiden, von wem Sie sich behandeln lassen wollen. Wenn Sie unter wiederkehrenden Rückenschmerzen leiden und früher schon beim Arzt waren, stellt sich die Frage, ob Sie wieder eine herkömmliche Behandlung beginnen oder gleich eine komplementäre Therapie versuchen sollen.

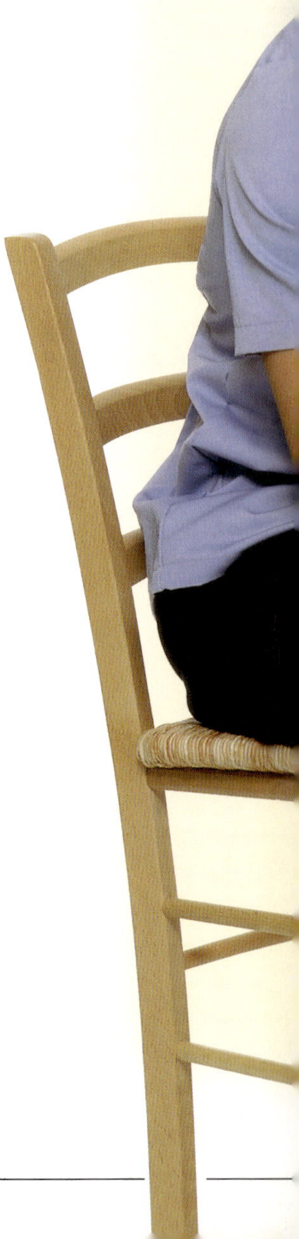

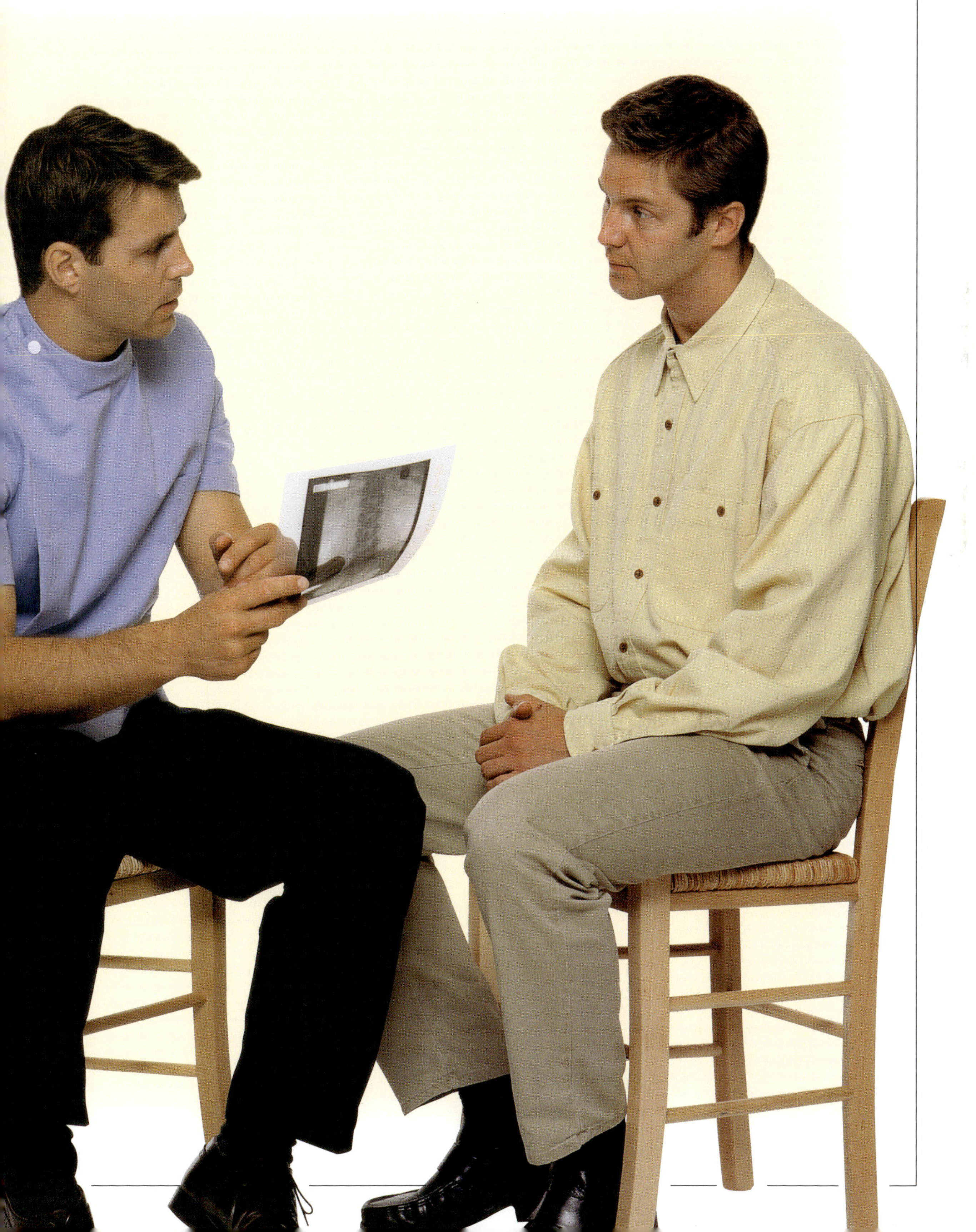

# Untersuchungen

*In den meisten Fällen genügt Bettruhe in Verbindung mit krampflösenden Medikamenten, um Rückenschmerzen zu beseitigen. Aber wenn die Schmerzen nicht verschwinden oder wiederkehren, wird Ihr Hausarzt Sie eventuell zu einem Spezialisten überweisen, der weitere Untersuchungen vornimmt.*

*Eine Röntgenaufnahme zeigt Schädigungen der Knochen, aber nicht der Bänder und Muskeln. Auf diesem Röntgenbild ist eine Metallschiene in einem gebrochenen Rückgrat deutlich sichtbar*

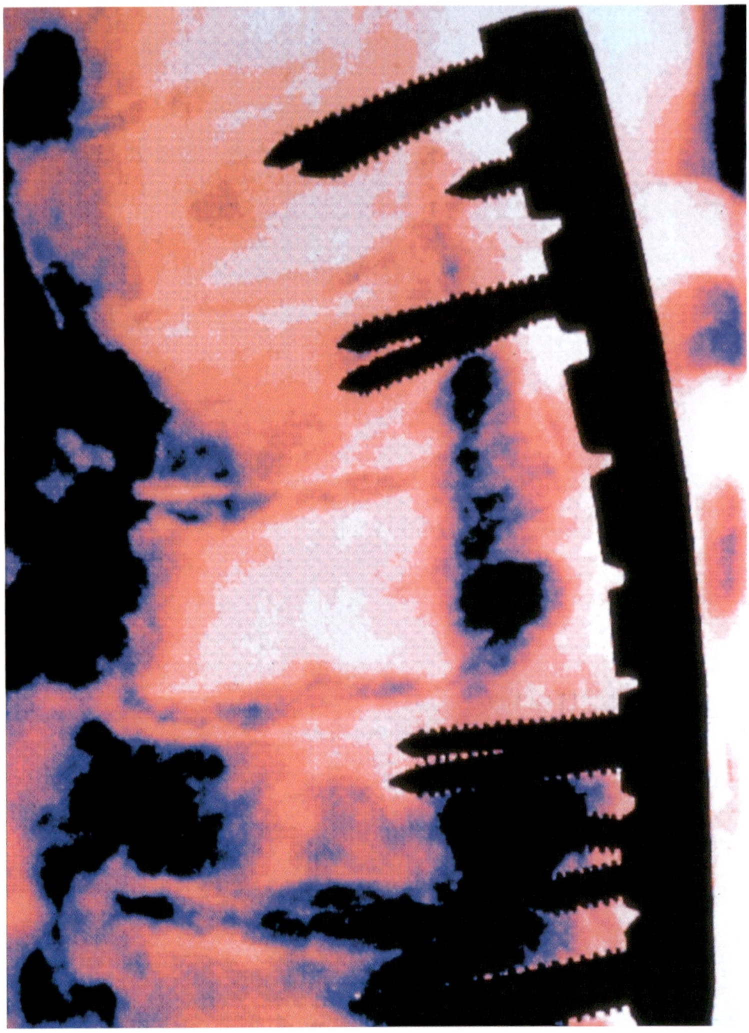

## Beim Hausarzt

Wenn Sie wegen Ihrer Rückenschmerzen zum Hausarzt gehen, wird dieser sich zunächst nach Ihren spezifischen Symptomen und Ihrem allgemeinen Gesundheitszustand erkundigen.

Dannn wird er Sie untersuchen und eine vorläufige Diagnose erstellen. Wenn er eine ernsthafte Krankheit oder Schädigung ausschließen kann, wird er Ihnen vermutlich Bettruhe empfehlen und Ihnen eine Medizin verschreiben, vielleicht ein Schmerzmittel, ein entzündungshemmendes Medikament, ein Muskel-Relaxans oder auch ein Antidepressivum.

Wenn dies nicht genügt und der Rücken weiter schmerzt, werden weitere Untersuchungen bei einem Facharzt oder in einer Klinik notwendig.

## Beim Facharzt

Die Aufgabe des Spezialisten besteht darin herauszufinden, ob Ihre Schmerzen Symptome einer körperlichen Erkrankung oder eines Leidens in Ihrem Rücken oder einem anderen Körperteil sind und die genaue Ursache festzustellen.

Der Facharzt, normalerweise ein Orthopäde, ein Rheumatologe oder ein Neurologe, wird Sie ausführlich über Ihre Symptome und Ihren Gesundheitszustand befragen. Anschließend wird er Sie gründlich untersuchen. Er wird Ihre Haltung analysieren und überprüfen, wie beweglich das Rückgrat ist und wie gut es die Bewegungen ausführen kann. Wahrscheinlich wird er auch Ihre Arme, Beine und den Hals manipulieren, um festzustellen, ob Nervenwurzeln eingeklemmt sind.

Röntgenbilder sind wenig hilfreich bei der Diagnose von Rückenleiden, denn auf ihnen erscheinen die Muskeln, Bänder und Bandscheiben nicht oder nur sehr schwach. Ein Bandscheibenvorfall würde wahrscheinlich übersehen werden. Der einzige Hinweis könnte eine leichte Verengung des Raums zwischen zwei Wirbeln sein, was aber nicht notwendigerweise auf einen Bandscheibenvorfall deuten muß. Deshalb und auch weil Röntgenaufnahmen immer ein gewisses Strahlenrisiko darstellen, zieht man sie in solchen Fällen nur selten heran.

Der Facharzt wird vielleicht auch eine Blutuntersuchung veranlassen, um Knochenerkrankungen oder andere Rückenschmerzen verursachenden Störungen ausschließen zu können. Nach der körperlichen Untersuchung, einer eventuellen Röntgenaufnahme und dem Bluttest kann der Facharzt seine Diagnose erstellen und eine Behandlung empfehlen.

Bleibt die Diagnose jedoch weiter unklar, können zusätzliche Untersuchungen erforderlich werden (siehe unten). Meistens aber sind diese nicht nötig und werden nur gemacht, wenn der Facharzt eine Operation für angebracht hält.

**Siehe auch:**


| | |
|---|---|
| *Skelettprobleme* | 40 |
| *Medikamente* | 156 |
| *Operationen* | 160 |


## SPEZIELLE UNTERSUCHUNGEN BEI RÜCKENSCHMERZEN

***Myelographie*** *Dabei sollen das Rückenmark, die Nerven und andere Gewebe im Wirbelkanal sichtbar gemacht werden. Dazu wird ein Kontrastmittel – eine Substanz, die für Röntgenstrahlen undurchlässig ist – unter lokaler Betäubung in die Flüssigkeit injiziert, die das Rückenmark umgibt. Auf dem Röntgenbild sieht man dann, ob Wucherungen oder Verwachsungen den Wirbelkanal verengen und auf Rückenmark oder Nervenwurzeln drücken.*

***Diskographie*** *Damit soll ein Bandscheibenvorfall auf dem Röntgenbild sichtbar gemacht werden. Man injiziert ein Kontrastmittel in den Kern der Bandscheibe, die vorgefallen sein könnte. Ist sie gesund, bleibt das Kontrastmittel im Kern, ist sie nicht in Ordnung, verteilt sich das Mittel nach außen und zeigt auf dem Bild das Ausmaß des Vorfalls an.*

***Kernspinresonanztomographie (MRT)*** *Dieses moderne Verfahren, bei dem nicht in den Körper eingegriffen werden muß, hat die Myelographie abgelöst. Der Patient liegt in einem zylindrischen Gerät, das einen starken Elektromagneten besitzt. Mittels Radiowellen wird der Körper abgetastet und ein „Schichtbild" der inneren Organe und Strukturen des Körpers erstellt.*

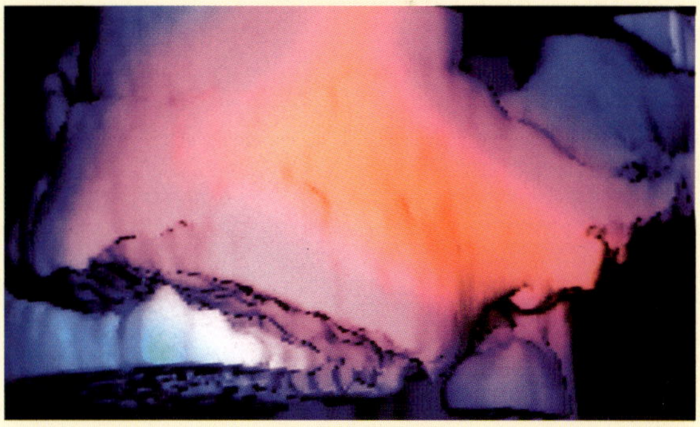

Eine CT-Aufnahme der Wirbelsäule zeigt eine keilförmige Fraktur eines Wirbelkörpers

***Computertomographie (CT)*** *Eine weitere High-tech-Alternative zur Myelographie. Aus verschiedenen Blickwinkeln werden Röntgenaufnahmen gemacht, die der Computer analysiert und zu Querschnittbildern verarbeitet.*

***Ultraschall*** *Ein Schallkopf, der hochfrequente Schallwellen aussendet, wird über den Rücken geführt. Die Wellen werden vom Rückgrat zurückgeworfen und vom Schallkopf wieder aufgenommen, so daß auf einem Leuchtschirm ein zweidimensionales Bild des entsprechenden Körperquerschnitts erscheint.*

# Physiotherapie

*Viele Menschen, die ein eher passives Verhältnis zu ihrem Arzt gewohnt sind, überrascht es, wenn der Physiotherapeut von ihnen verlangt, hart zu arbeiten, um wieder gesund zu werden.*

*Die Physiotherapeutin stellt sicher, daß die Behandlung auf Ihre individuelle Problematik abgestimmt wird*

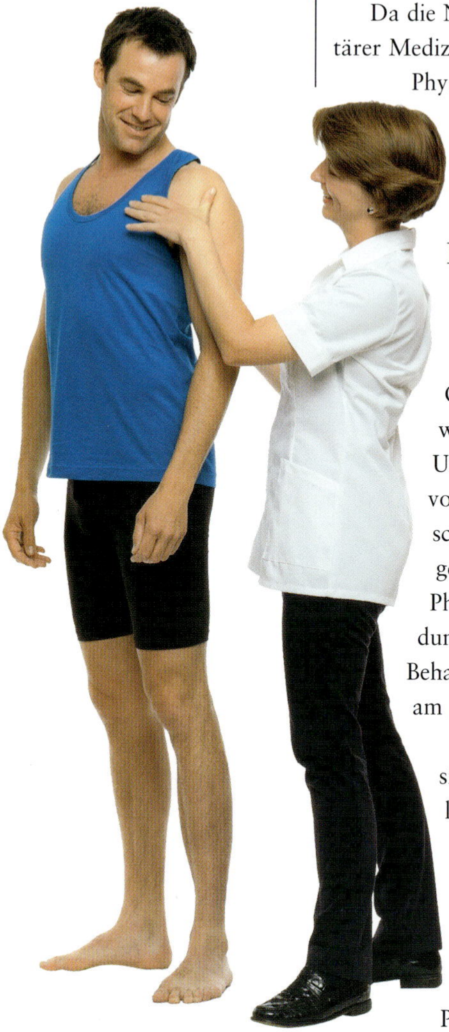

In den meisten Ländern gibt es geregelte Ausbildungsgänge für Physiotherapeuten, die in Kliniken, Betrieben, Sportverbänden und -vereinen oder in privaten Praxen arbeiten. Hausärzte können Patienten direkt zu einem Physiotherapeuten überweisen, vielen Menschen wird aber auch nach einer Krankenhausbehandlung diese Form der Therapie verschrieben.

Da die Nachfrage nach komplementärer Medizin wächst, haben manche Physiotherapeuten ihre Kenntnisse verbreitert und Akupunktur, Aromatherapie und andere Therapien erlernt.

## Konsultation eines Physiotherapeuten

Physiotherapeuten sind Experten auf ihrem Gebiet. Obwohl ihm Ihr Hausarzt wahrscheinlich medizinische Unterlagen und die Ergebnisse von durchgeführten Tests geschickt und die Diagnose mitgeteilt hat, überläßt er dem Physiotherapeuten die Entscheidung darüber, welche Art der Behandlung für Ihre Beschwerden am geeignetsten ist.

Bei Ihrem ersten Besuch wird sich der Physiotherapeut detailliert nach Ihren Symptomen und dem allgemeinen Gesundheitszustand erkundigen und Sie dann gründlich körperlich untersuchen. Die Behandlung wird auf Ihr individuelles Problem zugeschnitten, und man wird Ihnen vielleicht auch bestimmte Übungen zeigen, die Sie zwischen den Behandlungen täglich zu Hause ausführen sollen. Der Physiotherapeut wird Ihnen außerdem ausführliche Ratschläge zur Haltung, zur Bewegung, zum Heben und Tragen und allgemein zur Lebensweise geben.

Physiotherapeuten setzen eine Vielzahl von Techniken ein, die sich in die folgenden Kategorien unterteilen lassen.

## Massage

Die verschiedenen Massageformen werden als eigenständige Therapie eingesetzt, aber auch als Aufwärmübungen zur Entspannung von Geist und Körper und zur Schmerzlinderung, zum Beispiel vor einer Mobilisierungs-Behandlung.

## Mobilisierung

Durch Mobilisierungstechniken versucht man die Beweglichkeit versteifter oder schmerzender Gelenke in der Wirbelsäule und anderswo zu verbessern. Behutsame, rhythmische Bewegungen sollen die Bänder strecken und ein Gelenk oder eine Gruppe von Gelenken bis an die Grenzen ihrer Möglichkeiten bewegen. Während der Mobilisierung haben Sie eine weitgehende Kontrolle, und wenn eine Bewegung zu schmerzhaft werden sollte, können Sie sie in der Regel stoppen, indem Sie einfach die Muskeln anspannen.

Mobilisationstechniken unterteilt man danach, wieviel Druck der Therapeut ausübt. Die kräftigsten bestehen aus einem gezielten Ruck, der ein Gelenk oder mehrere Gelenke über den Punkt hinausreißen soll, wo die Beweglichkeit im Alltag normalerweise endet. Doch auch bei dieser Technik wird ein Gelenk immer nur so weit bewegt, wie es aufgrund der natürlichen Gegebenheiten möglich ist.

## Bewegungstherapie

Diese Form umfaßt mehrere spezielle Übungen, die Sie mit Hilfe des Physiotherapeuten ausführen und die dazu dienen, die Muskeln im Umfeld der Gelenke zu stärken.

Bei manchen Übungen trainieren Sie die Muskeln mit der Hilfe des Therapeuten – er unterstützt Ihre Bewegungen, bei anderen bremst er Ihre Bewegung und drückt gegen Ihren Körper, während Sie üben.

## Extension

Für die Streckung gibt es verschiedene technische Ebenen. Wenn man es selbst probiert, um zum Beispiel Rückenschmerzen zu lindern, hat es sich als hilfreich erwiesen, sich mit den Armen an eine Tür zu hängen. Auf der anderen Seite gibt es zahlreiche Spezialgeräte, mit denen man eine Extension durchführen kann, während man flach auf dem Boden liegt, oder die es ermöglichen, mit dem Kopf nach unten zu hängen. Andere Geräte wurden speziell für die Streckung des Nackens entwickelt.

## Ultraschall

Diese Therapieform wird von Physiotherapeuten häufig verwendet, um Verletzungen von Muskeln, Bändern und Sehnen zu behandeln. Ultraschall kann Schmerzen lindern, indem er Muskelkrämpfe und Schwellungen reduziert. Dabei arbeitet man mit Schallwellen im ultrahohen Frequenzbereich, die für das menschliche Ohr unhörbar sind und die Haut mühelos durchdringen. Die Schallwellen werden von einem Gerät abgegeben, das wie ein Mikrofon aussieht und langsam über den Rücken geführt wird. Die Prozedur ist vollkommen schmerzlos.

**Siehe auch:**


*Extension* 79
*Massage* 116
*Weitere Körpertherapien* 140


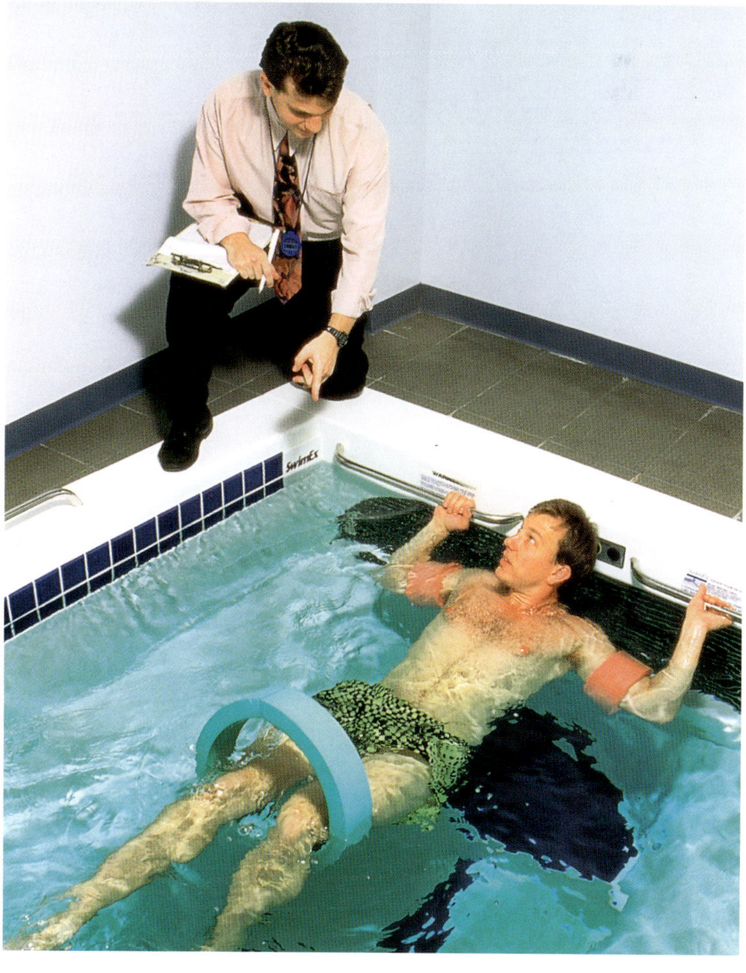

*Übungen im Wasser können außerordentlich hilfreich sein bei Rückenschmerzen. Das warme Wasser lindert die Schmerzen, entlastet die Gelenke und erleichtert daher das Üben*

## Elektrotherapie

Eine Elektro-Behandlung kann Schmerzen lindern, hält jedoch oft nicht lange an. Indem man schwachen elektrischen Strom durch die Gebiete um die schmerzende Stelle leitet, werden die Nervenenden in der Haut stimuliert, und die von ihnen ausgeschickten Signale überlagern die Schmerzbotschaften ans Gehirn.

# Physiotherapie: Übungen

## Nach vorn strecken

1 *Knien Sie sich auf den Boden, das Gesäß auf den Fersen. Legen Sie die Hände auf die Knie, und halten Sie Rücken und Nacken gerade. Atmen Sie ruhig in den Bauch.*

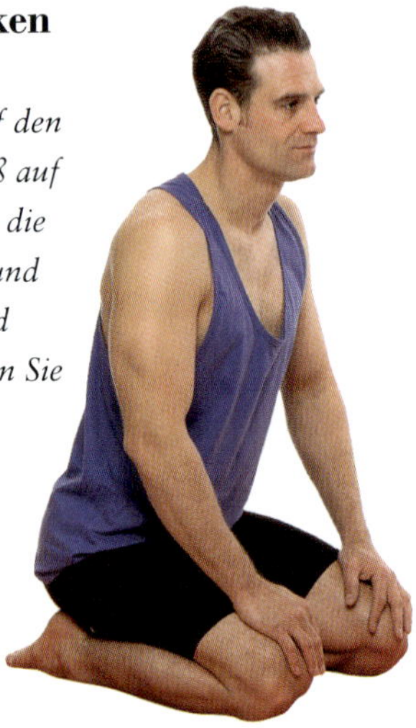

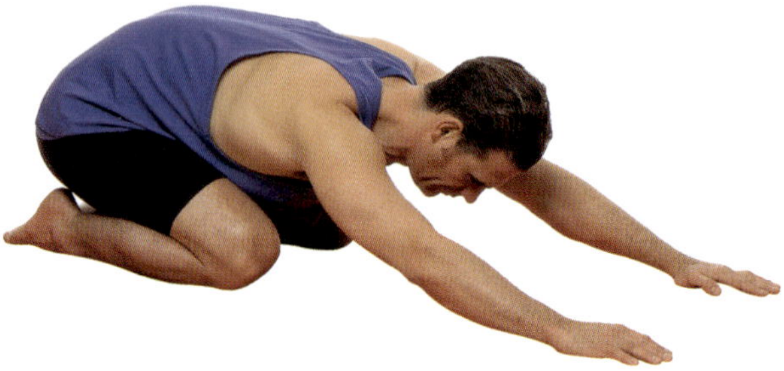

2 *Beugen Sie sich nach vorn, und legen Sie die Hände mit ausgestreckten Armen auf den Boden. Dann machen Sie den Rücken abwechselnd rund und flach. Wiederholen Sie das mehrmals, solange es Sie nicht anstrengt.*

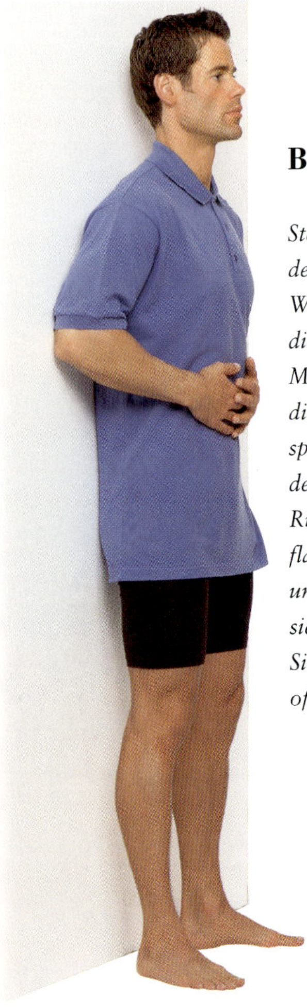

## Beckenübungen

*Stellen Sie sich mit dem Rücken an die Wand. Legen Sie die Hände auf den Magen, damit Sie die Bewegung spüren, drücken Sie den unteren Rückenbereich flach an die Wand, und entspannen Sie sich. Wiederholen Sie die Übung so oft wie möglich.*

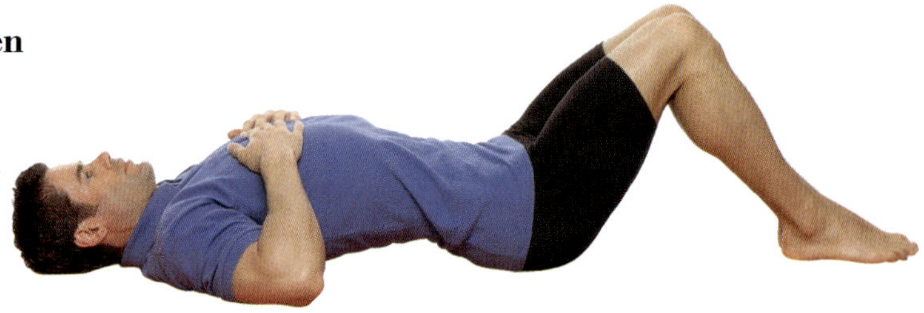

1 *Legen Sie sich auf den Rücken, die Füße flach auf dem Boden. Stützen Sie sich auf das Gesäß, und wölben Sie den unteren Rücken hoch.*

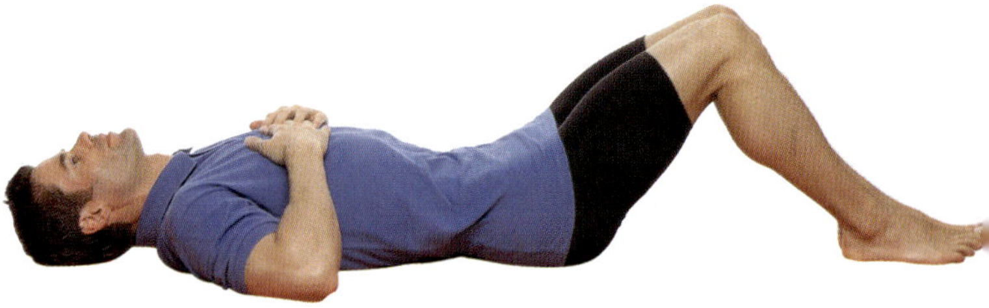

2 *Halten Sie die Position 1–2 Sekunden, dann entspannen Sie sich. Wiederholen Sie die Übung mehrmals. Versuchen Sie, den Rücken soweit wie möglich hochzuwölben. Dann legen Sie sich wieder flach auf den Boden.*

## Die Katze

1 *Gehen Sie hinunter auf alle viere, halten Sie den Rücken gerade, die Hände unter den Schultern, die Knie unter den Hüften.*

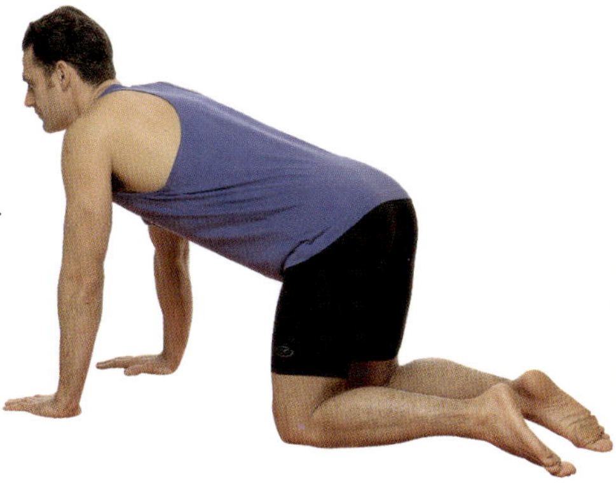

**Siehe auch:**

| | |
|---|---|
| *Tai Chi* | *96* |
| *Qi Gong* | *100* |
| *Meditation* | *102* |


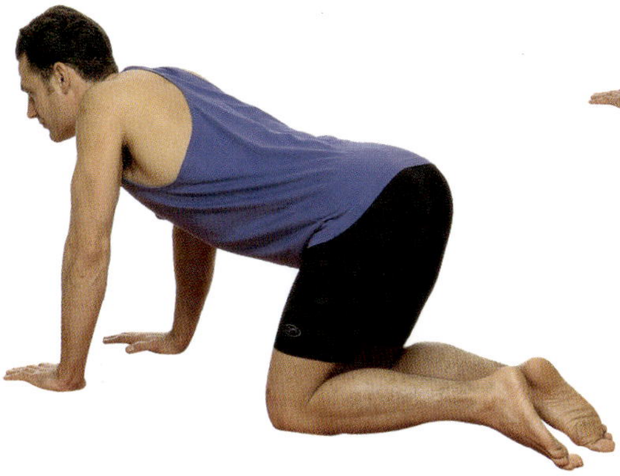

2 *Atmen Sie ein, und lassen Sie den Rücken herabsinken, wobei der Bauch eingezogen wird.*

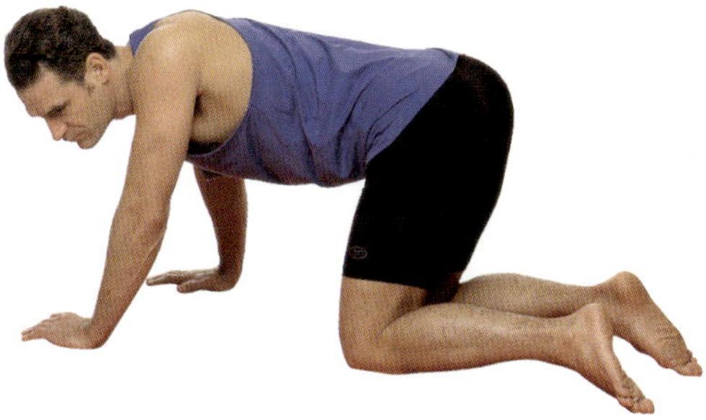

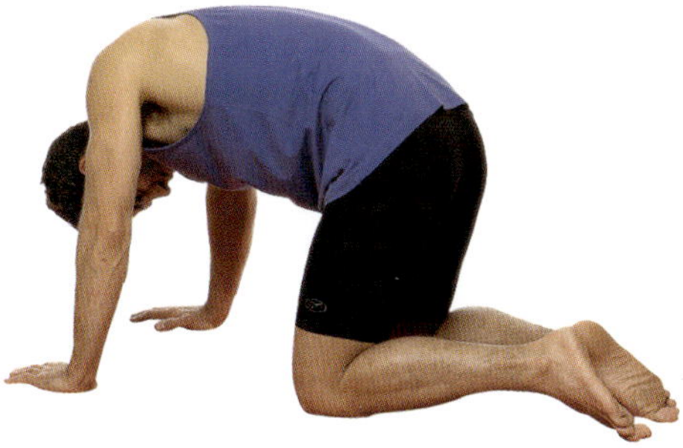

3 *Atmen Sie aus, und drücken Sie den Rücken wieder nach oben. Lassen Sie den Kopf zur Brust herabfallen.*

4 *Straffen Sie Rücken und Nacken. Drehen Sie sich nach links, ohne die Hände oder die Knie zu bewegen.*

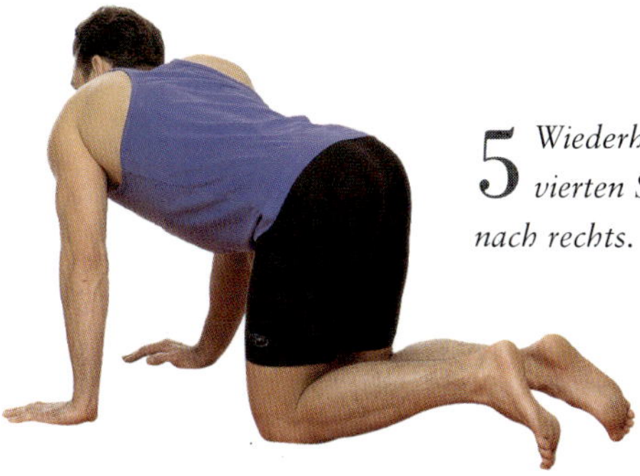

5 *Wiederholen Sie den vierten Schritt, diesmal nach rechts.*

## Hochstemmen

*Legen Sie sich auf den Bauch, die Vorderarme flach, die Beine gerade. Heben Sie Ihre Oberarme, um den Körper abzustoßen, und wölben Sie den Rücken. Beine und Rücken bleiben entspannt. Wiederholen Sie das so oft wie möglich.*

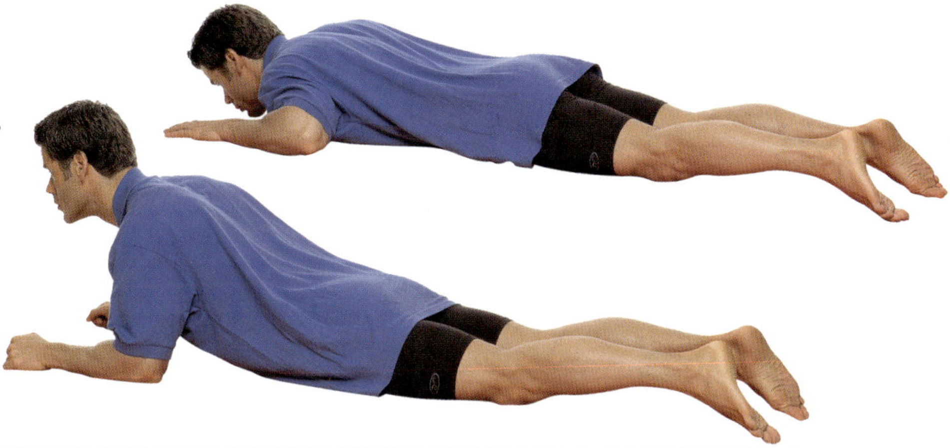

# Medikamente

*Zur Behandlung von Rückenschmerzen werden mehrere Arten von Medikamenten eingesetzt. Manche müssen von einem Arzt verschrieben werden, viele aber kann man ohne Rezept in Apotheken oder sogar in Supermärkten kaufen.*

Es gibt eine Vielzahl von Medikamenten gegen Rückenschmerzen. Die meisten sind schmerzlindernde Medikamente und lassen sich in zwei große Gruppen einteilen: Analgetika wie Paracetamol und nichtsteroidale Antirheumatika (NSAR) wie Ibuprofen. Beide bekämpfen Schmerzen, wirken jedoch unterschiedlich.

Die Verwendung von Medikamenten, insbesondere von Schmerzmitteln, scheint die Menschen in zwei Lager zu spalten. Manche nehmen lieber Schmerzen und Beschwerden in Kauf, statt ihren Körper durch irgendwelche künstlichen Substanzen zu „vergiften", andere greifen schon beim kleinsten Wehwehchen zur Pillenschachtel. Wie auch in vielen anderen Fragen ist der Mittelweg wohl das beste.

Wenn man sie in der richtigen Dosierung und nicht über längere Zeit einnimmt, können Schmerzmittel Muskelverkrampfungen mildern und die akuten Schmerzen während eines Anfalls dämpfen. Die Heilung wird durch eine positive Einstellung gefördert, aber diese können Sie nicht erlangen, wenn Sie ständig unter heftigen Schmerzen leiden. Sind die Schmerzen unter Kontrolle gebracht, können Sie sich um ihre Ursachen kümmern.

Sie dürfen sich jedoch nicht selbst mit Schmerzmitteln behandeln, ohne vorher ärztlichen Rat eingeholt zu haben. Schmerzen treten aus einem bestimmten Grund auf, und es ist wichtig, diesen Grund herauszufinden und etwas dagegen zu unternehmen.

Wiederholte Anfälle von Rückenschmerzen durch schmerzstillende Medikamente zu bekämpfen, kann auf längere Sicht schwerwiegendere Probleme hervorrufen, wenn potentiell ernsthafte Erkrankungen ignoriert werden und unbehandelt bleiben.

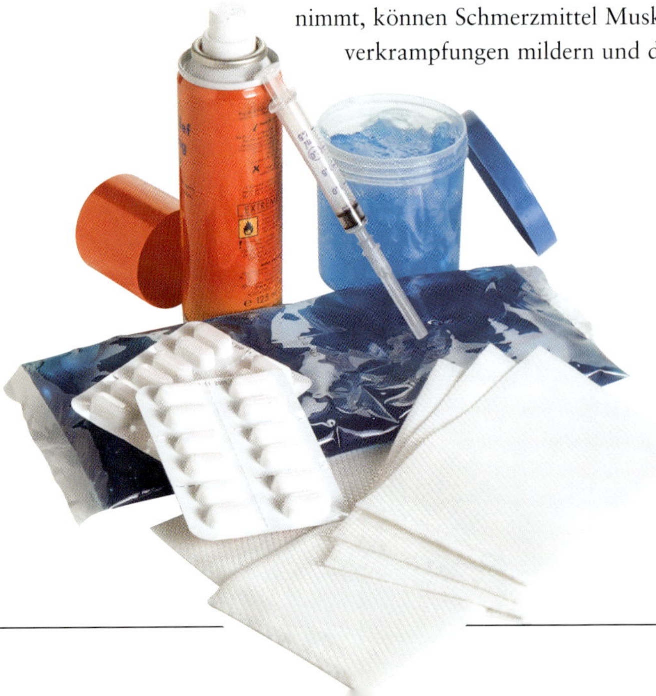

*Neben Pillen und Injektionen kann man auch schmerzlindernde Salben und Kompressen auftragen*

## Nebenwirkungen

Die Wirkung jedes Medikamentes muß gegen seine unerwünschten Nebenwirkungen abgewogen werden. Alle Medikamente haben Nebenwirkungen, die Empfindlichkeit auf Nebenwirkungen ist aber unterschiedlich stark ausgeprägt. Als Grundregel gilt: Je stärker das Medikament ist und je länger man es einnimmt, desto wahrscheinlicher sind unerwünschte Begleiterscheinungen.

Die Nebenwirkungen der Medikamente, die am häufigsten bei Rückenschmerzen eingesetzt werden, sind auf den folgenden Seiten aufgelistet.

## WEITERE MITTEL

Zur Behandlung von Rückenschmerzen werden manchmal zwei weitere Gruppen von Medikamenten eingesetzt: Muskel-Relaxantia und Antidepressiva. Beide müssen vom Arzt verschrieben werden.

### Muskel-Relaxantia

Sie sollen Rückenschmerzen lindern, indem sie Muskelverkrampfungen lösen, die häufig eine Folge von Rückenverletzungen sind. Da sie im Gehirn wirken, können sie Müdigkeit hervorrufen und die Konzentration beeinträchtigen. Sie dürfen also nicht eingenommen werden, wenn Sie Auto fahren oder Geräte bedienen müssen.

Muskel-Relaxantia sollten nur über kurze Zeit genommen werden – höchstens zwei Wochen lang. Wenn sich die Muskelverkrampfungen gelöst haben, sollten Sie sie absetzen, denn es könnte eine Abhängigkeit entstehen.

### Antidepressiva

Zunächst mag es seltsam erscheinen, ein Antidepressivum zu nehmen, wenn man ein physisches Problem wie Rückenschmerzen hat. Doch es besteht eine enge Verbindung zwischen chronischen Schmerzen und Depressionen: Depressionen können sich in Schmerzen manifestieren, und lang anhaltende Schmerzen können zu Depressionen führen.

**Siehe auch:**
*Muskelprobleme* 50
*Plötzliche Schmerzen* 76
*Nützliche Medikamente* 158

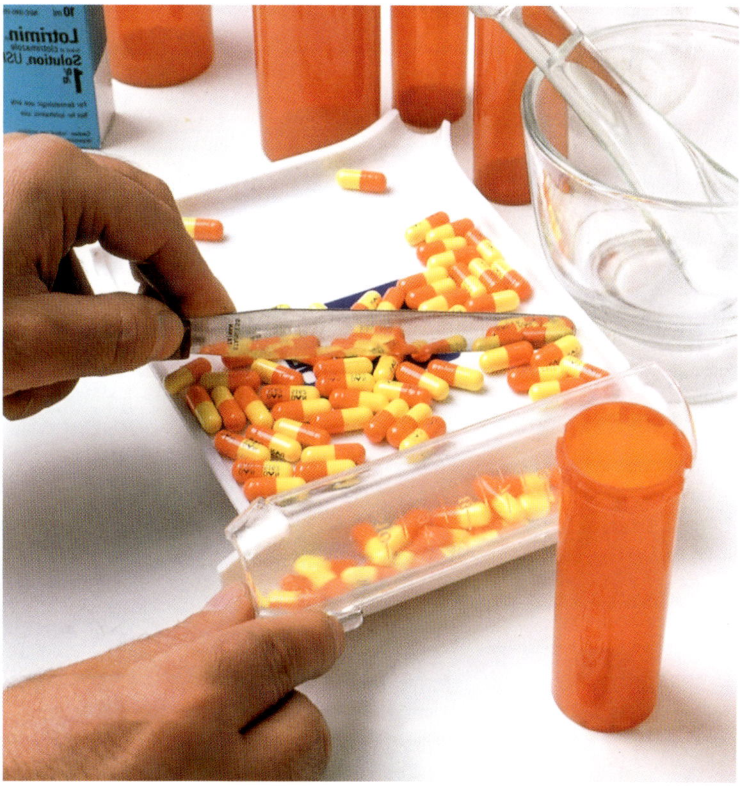

*Am häufigsten werden bei Rückenschmerzen Analgetika, nicht-steroidale Antirheumatika, Muskel-Relaxantia und Antidepressiva eingesetzt*

## CHEMONUKLEOLYSE ODER DISKOLYSE

*Chemonukleolyse ist eine chemische Alternative zur operativen Behandlung eines Bandscheibenvorfalls. Dabei werden Enzyme* (Chymopapain) *eingesetzt, die man aus der Papaya-Frucht gewinnt. In den heißen Ländern, woher sie stammt, gilt die Papaya als ausgezeichnetes Hilfsmittel zur Verdauung.*

*Wird Chymopapain in die vorgefallene Bandscheibe injiziert, löst es diese teilweise auf. Die Bandscheibe schrumpft und drückt dadurch nicht mehr auf Nervenwurzeln oder andere empfindliche Teile. Die Injektion wird unter örtlicher Betäubung und Röntgenkontrolle vorgenommen.*

*Das Verfahren ist zwar nicht risikolos, aber das Risiko bei Operationen ist größer.*

# Medikamente

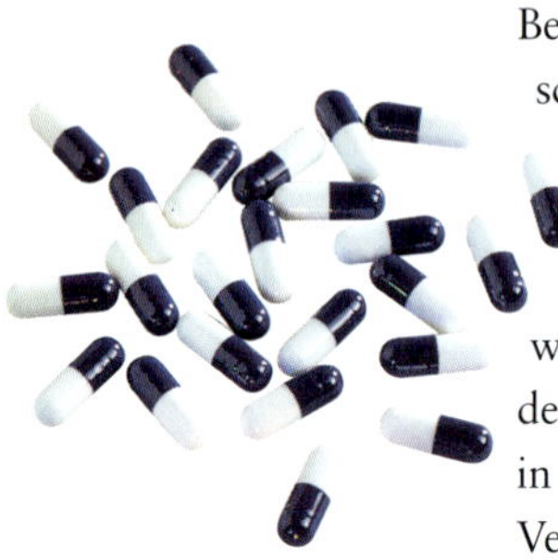

### BEHANDLUNGEN BEI SCHWEREN RÜCKENPROBLEMEN

Bei mehr als 95 Prozent der Rückenbeschwerden handelt es sich um harmlose Rückenschmerzen, die durch Ruhe, einfache Medikamente und Manipulation oder Physiotherapie behoben werden können. Aber auch wenn Sie zu den restlichen 5 Prozent gehören, gibt es in der Schulmedizin noch eine Reihe von Verfahren, die man heranziehen kann.

### Injektionen

Wenn Ihre Schmerzen durch die üblicherweise verschriebenen Mittel nicht verschwinden, kann man schmerzstillende Medikamente direkt in das betreffende Gebiet am Rücken injizieren. In der Regel setzen die Ärzte dabei ein Cortison-Präparat in Verbindung mit einem Lokalanästhetikum ein, wodurch Entzündungen und Schwellungen bekämpft und die Schmerzen gelindert werden.

## MEDIKAMENTE ZUR BEHANDLUNG VON RÜCKENSCHMERZEN

| | |
|---|---|
| EINFACHE SCHMERZMITTEL | Beispiele sind Aspirin (ebenfalls ein nicht-steroidales Antirheumatikum oder NASR) und Paracetamol. Werden bei leichten bis mäßigen Schmerzen eingesetzt. Kaum Nebenwirkungen, aber Aspirin kann zu Irritationen der Magenschleimhaut führen und sollte nicht genommen werden, wenn man schon Magen- oder Zwölffingerdarmgeschwüre gehabt hat. Paracetamol ist in Überdosierung höchst schädlich für die Leber. Rezeptfrei erhältlich. |
| ZUSAMMENGESETZTE ANALGETIKA | Eine Verbindung aus einem einfachen Schmerzmittel und einem Opiat (aus Morphin gewonnen). Beispiele sind Paracetamol und Dextropropoxyphen-Hydrochlorid, Aspirin, Codein und Coffein. Werden bei leichten bis mäßigen Schmerzen eingesetzt. Können Nebenwirkungen wie Benommenheit und Verstopfung hervorrufen. Rezeptfrei erhältlich. |
| NARKOTIKA ODER OPIOIDE ANALGETIKA | Der Begriff „narkotisch" ist aus dem griechischen Wort *narkos* („betäubend") abgeleitet. Das sind starke Schmerzmittel, die Opiate wie Morphin oder Methadon enthalten. Werden eingesetzt bei heftigen Schmerzen, die nicht auf Analgetika und Antirheumatika (siehe unten) ansprechen. Können Nebenwirkungen wie Benommenheit und Verstopfung auslösen. Diese Mittel sind sehr wirksam, es besteht jedoch Suchtgefahr. Deshalb dürfen sie nur für kurze Zeit eingenommen werden. Nur auf Rezept erhältlich. |
| NICHT-STEROIDALE ANTIRHEUMATIKA (NSAR) | Diese Medikamente werden am häufigsten bei Rückenschmerzen eingesetzt und bekämpfen die Schmerzen direkt, indem sie Entzündungen und Schwellungen im Umfeld der Verletzung zum Abklingen bringen. Zu den NSAR gehören Ibuprofen und Mefenaminsäure. Werden bei leichten Schmerzen eingesetzt. Können Verdauungsstörungen, Magenverstimmungen, gelegentlich Magengeschwüre auslösen. Sowohl ohne als auch mit Rezept erhältlich. |

Solche Injektionen sind unangenehm, können aber relativ schnell Erleichterung bringen.

Wenn Sie unter starken Schmerzen leiden, die zum Beispiel durch einen Bandscheibenvorfall verursacht werden und auf keine andere Behandlung ansprechen, kann eine ähnliche Medikamentenmischung direkt in den Wirbelkanal gespritzt werden. Dies bezeichnet man als Epiduralanästesie. Sie blockiert die Schmerzsignale, die vom Ort des Schmerzes zum Gehirn laufen, betäubt die Umgebung der verlagerten Bandscheibe und hemmt die Entzündung.

Das ist ein sicheres, aber sehr anspruchsvolles Verfahren, das nur in der Klinik durchgeführt wird. Nebenwirkungen sind selten, manche Patienten leiden aber nach einer Epidural-Behandlung unter Übelkeit, Benommenheit oder Kopfschmerzen.

**Siehe auch:**

*Bandscheibenvorfall* 43
*Muskelprobleme* 50
*Plötzliche Schmerzen* 76

## MEDIKAMENTE ZUR BEHANDLUNG VON RÜCKENSCHMERZEN

| | |
|---|---|
| MUSKEL-RELAXANTIA | Diese Medikamente machen müde und wirken entspannend, sie mildern daher schmerzhafte Muskelverkrampfungen. Dazu gehören auch Beruhigungsmittel wie Diazepam, Orphenadrin-Citrat und Methocarbamol. Werden bei leichten bis mäßigen Schmerzen eingesetzt. Müdigkeit, Kopfschmerzen, Benommenheit und Sehstörungen sind mögliche Nebenwirkungen. Erhältlich auf Rezept. |
| ANTIDEPRESSIVA | Werden manchmal zur Behandlung von Beschwerden mit langwierigen oder chronischen Schmerzen eingesetzt. Depression kann sich in chronischen Schmerzen manifestieren, und chronische Schmerzen können zur Depression führen. Die üblichen Antidepressiva sind trizyklische Antidepressiva und Monoaminoxidasehemmer (MAOH). Trizyklische Antidepressiva sind sehr wirkungsvoll, können aber viele Nebenwirkungen haben wie etwa Müdigkeit, trockener Mund, Sehstörungen, Benommenheit und Gewichtszunahme. Die neueren MAOH sind ebenso effektiv, haben jedoch weniger Nebenwirkungen. |
| INJIZIERTE MEDIKAMENTE | Diese werden eingesetzt, wenn zum Beispiel ein beschädigtes Wirbelgelenk oder eine vorgefallene Bandscheibe auf eine Nervenwurzel drücken und keines der genannten Medikamente wirkt. In der Regel wird eine Mischung aus Cortison – einem Hormon mit stark entzündungshemmenden Wirkungen – und einem Lokalanästhetikum direkt in das Wirbelgelenk oder – bei einem Bandscheibenvorfall – in den Wirbelkanal injiziert. Nebenwirkungen sind selten. |
| CHEMONUKLEOLYSE ODER DISKOLYSE | Eine chemische Alternative zur Operation eines Bandscheibenvorfalls. Die Substanz Chymopapain wird in die Bandscheibe injiziert und löst deren Kern auf. Dadurch schrumpft die Bandscheibe, und der Druck auf umgebende Teile wird gelindert. Ein wunder Rücken für einige Wochen ist eine mögliche Nebenwirkung. Manche Menschen entwickeln nach der Chymopapain-Gabe eine allergische Reaktion, meist aber werden vorher Medikamente gegeben, um dies zu verhindern. |

# Operative Behandlung von Rückenproblemen

*Ein chirurgischer Eingriff ist das letzte konventionelle Mittel bei Rückenproblemen. Er kommt nur in Frage, wenn alle anderen Möglichkeiten versagt haben. Der Erfolg kann aber nie garantiert werden.*

Operationen sind heute ziemlich sicher. Dennoch ist jeder Eingriff mit einem gewissen Risiko behaftet, zum Beispiel mit der Möglichkeit einer Abstoßungsreaktion auf das Anästhetikum, der Bildung von Blutgerinnseln in den Lungen oder dem Gehirn und dem erhöhten Risiko einer Infektion. Außerdem kann es zu starken Blutungen kommen, die manchmal eine Bluttransfusion nötig machen.

Bei Rückenoperationen besteht zudem immer die Gefahr, daß das Rückenmark verletzt wird, was zu Lähmungen führen kann. Daß irgendeine dieser Komplikationen auftritt, ist jedoch sehr unwahrscheinlich. Das Risiko einer Rückenmarksverletzung infolge einer Wirbelsäulenoperation liegt bei 1:5000. Doch diese Risiken muß man in Betracht ziehen, wenn man sich für einen Eingriff entschlossen hat.

Über Ängste und Befürchtungen sollte man mit dem Hausarzt und dem Chirurgen sprechen. Sie dürfen sich nicht unter Druck gesetzt fühlen und sollten einem Eingriff nur zustimmen, wenn Sie überzeugt sind, daß die möglichen gesundheitlichen Verbesserungen die Risiken deutlich überwiegen.

Kein Chirurg, so erfahren er auch sein mag, kann garantieren, daß eine Operation erfolgreich sein wird; daher ist es wichtig, sich keine unrealistischen Hoffnungen zu machen. Der Rücken ist ein kompliziertes Gebilde, und zum Zeitpunkt der Operation kann das ursprüngliche Problem vielleicht schon andere Bereiche in Mitleidenschaft gezogen haben, die nun ebenfalls zu schmerzen beginnen.

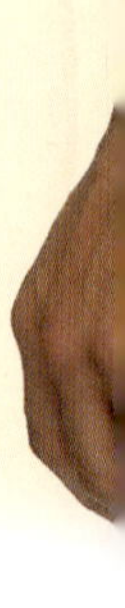

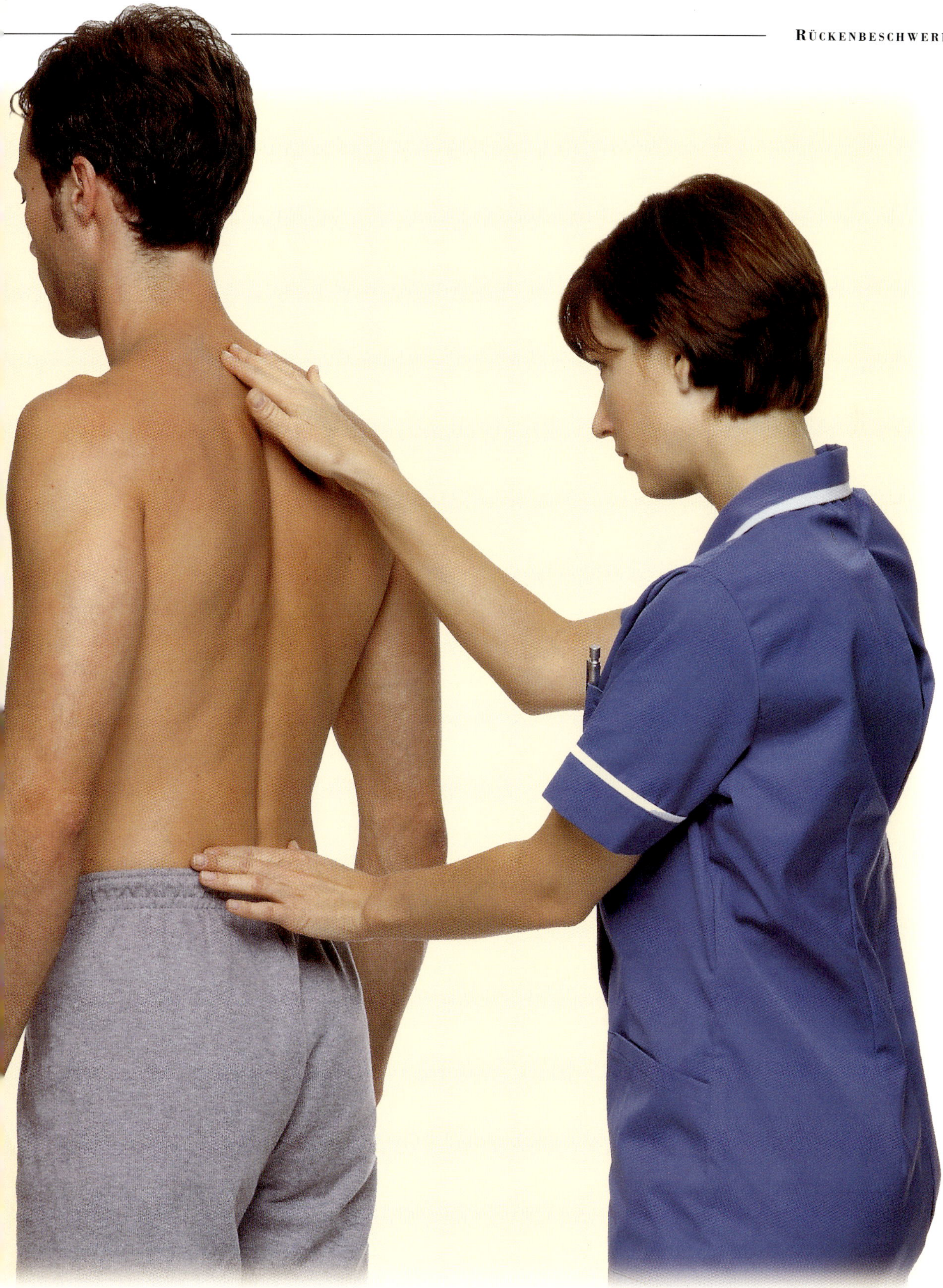

# Die häufigsten Rückenoperationen

*Operationen sind im allgemeinen erfolgreicher bei akuten Verletzungen als bei Beschwerden, die durch jahrelangen Verschleiß entstanden sind. Am häufigsten wird wegen eines Bandscheibenvorfalls operiert.*

**Wer soll sich operieren lassen?**
Eine Operation kann angebracht sein, wenn Sie nach einem Bandscheibenvorfall unter starken, langanhaltenden Schmerzen leiden, oder wenn es Anzeichen auf eine Spinalstenose gibt, eine Verengung des Wirbelkanals, vielleicht durch Osteophyten (knöcherne Wirbelauswüchse), die auf das Rückenmark drücken.

Manchmal ist eine Operation sogar die einzige Möglichkeit und muß möglichst schnell durchgeführt werden. Solche Notfälle können entstehen, wenn zum Beispiel die Cauda equina durch einen schweren Bandscheibenvorfall eingeklemmt wird.

Im Normalfall jedoch müssen Sie als Operationskandidat mehrere Untersuchungen über sich ergehen lassen, damit sich die Chirurgen ein möglichst detailliertes Bild von Ihrem Zustand machen können. Die Lage einer vorgefallenen Bandscheibe läßt sich durch eine körperliche Untersuchung feststellen, aber das exakte Ausmaß des Problems kann man nur durch aufwendige Tests, wie etwa durch eine Myelographie oder eine Computer-Tomographie (siehe S. 151) ermitteln.

Ergeben diese Untersuchungen, daß eine Operation möglich oder nötig ist, bespricht der Chirurg die Situation mit Ihnen, erklärt die Vor- und Nachteile eines Eingriffs, seine Erfolgschancen und mit welchen Verbesserungen Sie rechnen können. Wenn Sie danach weiter unsicher sind, können Sie die Operation immer noch ablehnen. Wenn Sie sich aber operieren lassen und sich keine Besserung einstellt, seien Sie vorsichtig mit einer eventuellen zweiten Operation, denn Studien haben ergeben, daß die Erfolgschancen bei einer Wiederholung wesentlich geringer sind.

Ein wichtiger, nicht-medizinischer Faktor ist die Frage, wie Sie nach der Entlassung aus der Klinik zurechtkommen werden. Sie werden wahrscheinlich einige Wochen lang alltäglichen Aufgaben wie Kochen, Putzen und Einkaufen nicht bewältigen können, und wenn Sie keine Hilfe haben, müssen Sie jemanden engagieren oder sich in ein Rekonvaleszenzzentrum begeben.

Auf den folgenden Seiten zeigen wir Ihnen die häufigsten Operationen bei Rückenproblemen.

## WIRBELSÄULENOPERATION: NEUES VERFAHREN

*Eine der radikalsten Wirbelsäulenoperationen unternahmen englische Chirurgen Ende der 90er Jahre in Bristol. Der Patient war eine 36jährige Frau, die unter der Bechterew-Krankheit litt, die zu einer Versteifung der Halswirbel geführt hatte. Sie war gestürzt und hatte sich den Hals gebrochen. Nachdem die Verletzung verheilt war, war ihr Kopf in einer nach unten und nach rechts gerichteten Position fixiert. In einer 17stündigen Operation legten die Chirurgen von hinten her die Halswirbelsäule frei. Dann lösten sie den Kopf von der Wirbelsäule, so daß er nur noch an Rückenmark, Blutgefäßen und Gewebe hing. Darauf schnitten sie einen Keil in die Schädelbasis und den obersten Wirbel. Anschließend wurde der Schädel in die normale Position gebracht und mittels einer Metallplatte und Schrauben wieder an der Wirbelsäule befestigt. Die Operation war ein Erfolg, die Frau hat sich wieder völlig erholt.*

## Diskektomie

Manchmal drückt eine vorgefallene Bandscheibe weiter auf den Nerv und löst eine Ischialgie aus, wenn das Problem im unteren, beziehungsweise eine Brachialgie, wenn das Problem im oberen Rücken auftritt. In diesen Fällen kann man durch eine Diskektomie jenen Teil der Bandscheibe entfernen, der hervorgequollen ist und den Nerv einklemmt.

Durch einen Einschnitt legt der Chirurg die Bänder frei, die das Rückgrat bedecken. Dann durchschneidet er diese Bänder vorsichtig, um die Nerven und Wirbel freizulegen. Er lokalisiert den Bandscheibenvorfall und entfernt den vorspringenden Teil, läßt aber den Hauptkörper der Bandscheibe unangetastet. Dann überprüft er, ob sich der befreite Nerv wieder leicht bewegen läßt (siehe auch unten Dekompression). Wird er noch immer behindert, entfernt der Chirurg weitere winzige Knochenteilchen. Dann werden die Bänder, die Muskeln und die Haut wieder zusammengenäht.

Heute werden diese Operationen immer häufiger mithilfe der neuen Mikrochirurgie-Technik durchgeführt. Dabei ist nur ein winziger, oft nur 2,5 cm breiter Einschnitt nötig, durch den eine Teleskopröhre, die mit speziellen Operationsinstrumenten versehen ist, in den Körper geschoben wird. Der Vorteil besteht darin, daß Muskeln, Bänder und Gewebe nur minimal beeinträchtigt werden und die Heilung schneller vonstatten geht.

Eine Diskektomie kann zu einer beträchtlichen Verbesserung führen. Oft kann der Patient schon nach wenigen Tagen aufstehen, er muß aber noch für einige Wochen ein Stützkorsett tragen. Die meisten Patienten erholen sich gut und können nach einigen Monaten wieder arbeiten.

**Siehe auch:**
*Skelettprobleme* 40
*Bechterew-Krankheit* 46
*Nervenprobleme* 54

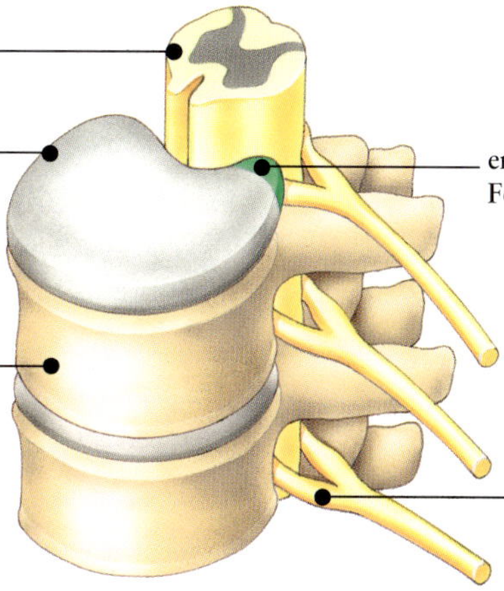


## Dekompression

Wie die Diskektomie dient auch dieser Eingriff dazu, den Druck zu lindern, der auf einen Nerv oder das Rückenmark selbst ausgeübt wird. Hier entsteht er jedoch nicht durch eine vorgefallene Bandscheibe, sondern durch Probleme mit den Knochen der Wirbelsäule.

Diese Operation kann bei einer Spondylolisthesis notwendig werden, wenn ein Wirbelbogen durchbricht, der Wirbel verrutscht und auf eine Nervenwurzel oder das Rückenmark drückt. ▶

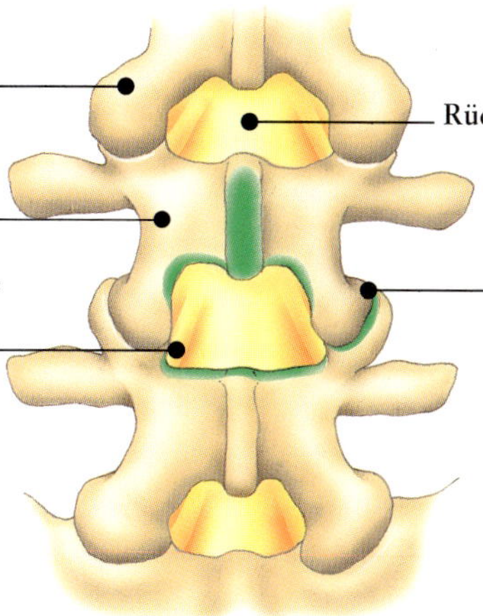

# Die häufigsten Rückenoperationen

▶ Nerven und Rückenmark können auch durch Osteophyten eingeklemmt werden, die in die Zwischenräume zwischen den Wirbeln oder in den Wirbelkanal hineinwachsen. Der Chirurg entfernt kleine Teilchen des Knochens, um den Druck auf die Nervenwurzeln oder das Rückenmark zu beseitigen. Von einer Dekompression erholt man sich in der Regel ziemlich schnell und kann nach wenigen Monaten die normalen Aktivitäten und die Arbeit wieder aufnehmen.

## Wirbelsäulenversteifung

Durch diesen Eingriff versucht man die Wirbelsäule zu stabilisieren. Er kann nötig werden, wenn Wirbelgelenke beschädigt sind und häufig verrutschen oder wenn man verhindern will, daß sich Probleme verschlimmern, die zum Beispiel durch eine Spondylolisthesis verursacht werden. Man kann damit auch den unteren Bereich der Wirbelsäule stabilisieren, wenn sich Teile davon zu stark bewegen, während man sich nach vorn beugt, was zu Rückenschmerzen und Ischiasanfällen führt. Eine Wirbelsäulenversteifung wird nur durchgeführt, wenn es keine andere Möglichkeit gibt.

Bei der Operation werden Knochenteile aus einem anderen Teil des Körpers, etwa der Hüfte, entnommen und in Streifen über zwei oder drei Wirbel eingepflanzt. Man kann auch eine oder mehrere Bandscheiben entfernen und den freien Raum mit winzigen Knochenstückchen füllen, die schließlich mit den Wirbelkörpern darüber und darunter verwachsen. Die Entnahme von Knochenteilen aus der Hüfte hat dort keine negativen Folgen, sie kann jedoch eine Weile weh tun.

Eine Wirbelsäulenversteifung ist ein wesentlich schwererer Eingriff als eine Diskektomie oder Dekompression, früher mußte man danach einen Monat lang eingegipst liegen und dann weitere zwei oder drei Monate das Bett hüten. Heute darf man schon nach ein paar Wochen aufstehen, aber man muß ungefähr einen Monat lang ein Stützkorsett tragen. Es kann bis zu einem Jahr dauern, bis der Rücken sich wieder vollständig erholt. Es ist wichtig, mit Physiotherapie zu beginnen, sobald Sie wieder einigermaßen fit sind.

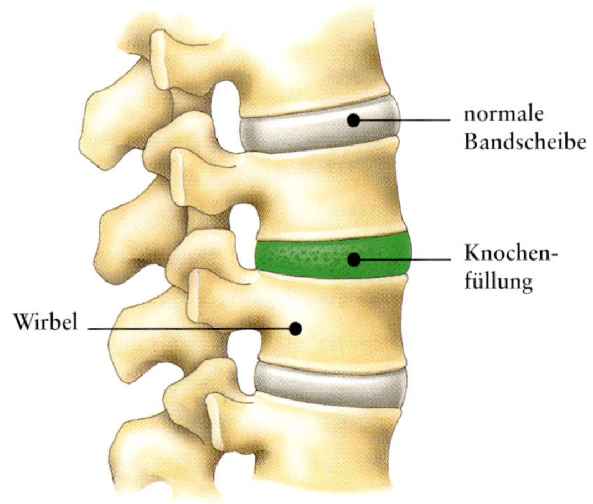


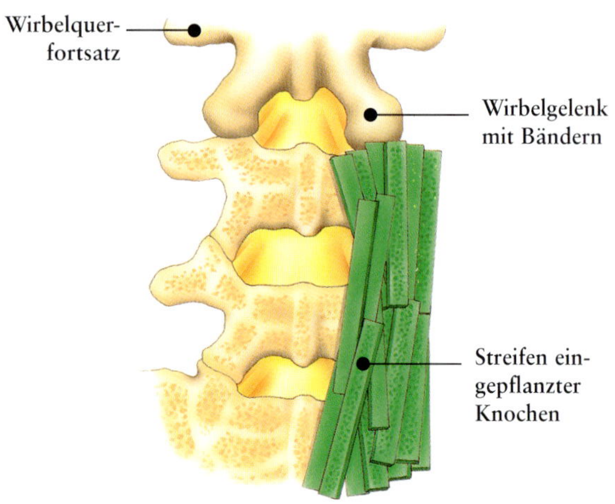

## Nackenoperationen

Vor Eingriffen an der Halswirbelsäule scheuen die Chrirurgen am meisten zurück, denn wenn hier etwas schiefgeht, kann es zur Lähmung aller Gliedmaßen kommen. Wenn eine vorgefallene Bandscheibe auf das Rückenmark drückt oder wenn die Halswirbel durch beschädigte Wirbelgelenke instabil geworden sind, kann eine Operation nötig werden. Am häufigsten ist eine Versteifungsoperation.

Der Chirurg operiert durch einen Einschnitt vorne am Hals und entfernt eine Bandscheibe vollständig. Die Bandscheiben in der Halswirbelsäule sind kleiner als im übrigen Rückgrat, und weil deshalb der entstehende Leerraum schmaler ist, verwachsen die Wirbel auch ohne Knochenfüllung miteinander. Bei einem solchen Eingriff müssen Sie nur ein paar Tage im Krankenhaus bleiben, aber einige Monate eine Halskrause tragen.

**Siehe auch:**

*Wirbelgelenkprobleme* 40
*Skoliose* 44
*Nervenprobleme* 54

## Begradigung der Wirbelsäule

Diese Operationen sind manchmal bei einer Skoliose nötig. Meist ist die Verkrümmung nur gering, so daß keine Behandlung erforderlich wird, aber in schweren Fällen, etwa wenn die Fehlbildung schon in der Kindheit beginnt, kann ein Eingriff notwendig werden.

Es gibt mehrere chirurgische Methoden. Am häufigsten arbeitet man mit einem Teleskop-Metallstab, dem sogenannten Harrington-Stab. Der Chirurg legt durch die Haut, die Muskeln und die Bänder die Wirbelsäule über die gesamte Länge der Verkrümmung frei. Dann wird der Harrington-Stab eingelegt, an der nach innen gewölbten, hohlen Seite des Rückgrats befestigt und auseinandergeschoben, um die Verkrümmung zu begradigen. Danach werden Knochenstücke aus einem anderen Körperteil auf die Wirbel des verkrümmten Abschnitts gepflanzt, um sie zu versteifen.

Bei einem anderen Verfahren werden Bandscheiben im verkrümmten Teil des Rückgrats entfernt. Dann bohrt man Löcher durch die Wirbel. Durch die Öffnungen werden Schrauben geschoben, die man mit einem Stahlkabel verbindet, das entlang der konvexen, also nach außen gewölbten Seite der verkrümmten Wirbelsäule verläuft. Dann wird das Kabel straff gezogen und die Wirbelsäule dadurch begradigt. Die Operation führt zu einem sehr steifen Rücken, hilft aber schwerere Deformierungen zu verhindern.

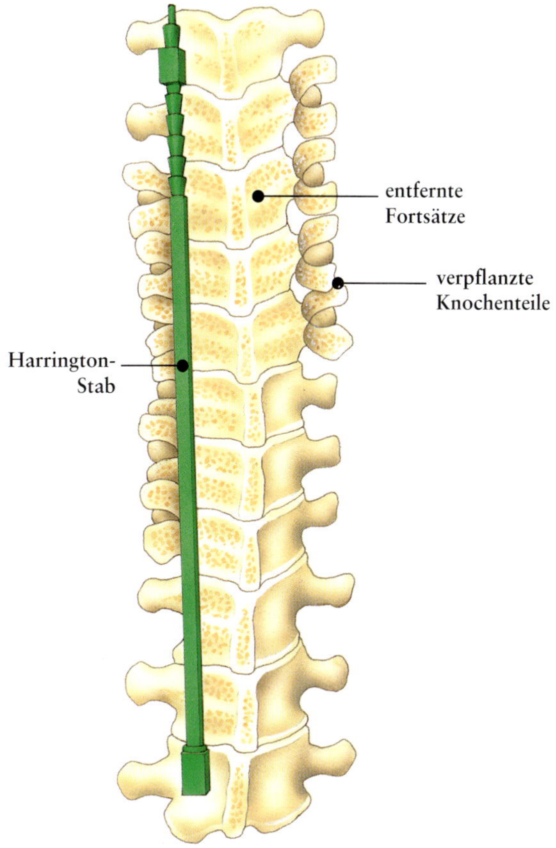

# Nach einer Rückenoperation

*Nach einer Operation gibt es vieles, was Sie tun können, um wieder fit zu werden für ein normales Leben. Die postoperative Behandlung durch einen Bewegungs- oder Physiotherapeuten kann genauso wichtig sein wie die Operation selbst.*

## Rekonvaleszenz

Nach dem Eingriff bringt man Sie auf eine besondere Pflegestation, bis sich Ihr Zustand stabilisiert hat. Dann können Sie in das normale Krankenzimmer zurückkehren. Man wird Ihnen Schmerzmittel verabreichen, um die Schmerzen nach der Operation zu lindern. Die Ärzte und Pfleger werden bemüht sein, daß Sie sobald wie möglich wieder mit dem Gehen beginnen, denn heute weiß man, daß leichte Übungen die Heilung beschleunigen.

Auch nach einer erfolgreichen Rückenoperation wird Ihr Rücken nicht wieder wie neu werden. Ihre Rückenmuskeln sind infolge des Eingriffs und der Rekonvaleszenz geschwächt und müssen trainiert werden. Außerdem sind die sekundären Probleme weiterhin vorhanden und müssen angegangen werden, vielleicht durch andere Therapien.

Zu einem gewissen Teil sind Sie selbst für Ihre Rekonvaleszenz verantwortlich. Eine Operation kann nur erfolgreich sein, wenn Sie den festen Willen haben, Ihren Teil dazu beizutragen, und wenn Sie bereit sind, sich aktiv um Ihre Gesundung zu bemühen. Das kann langwierige physiotherapeutische Behandlungen bedeuten oder die Teilnahme an einer „Rückenschule“.

*Eine Halskrause kann nach einer Operation dem Hals eine Stütze geben. Ihr Physiotherapeut wird entscheiden, ob sie in Ihrem Fall angebracht ist*

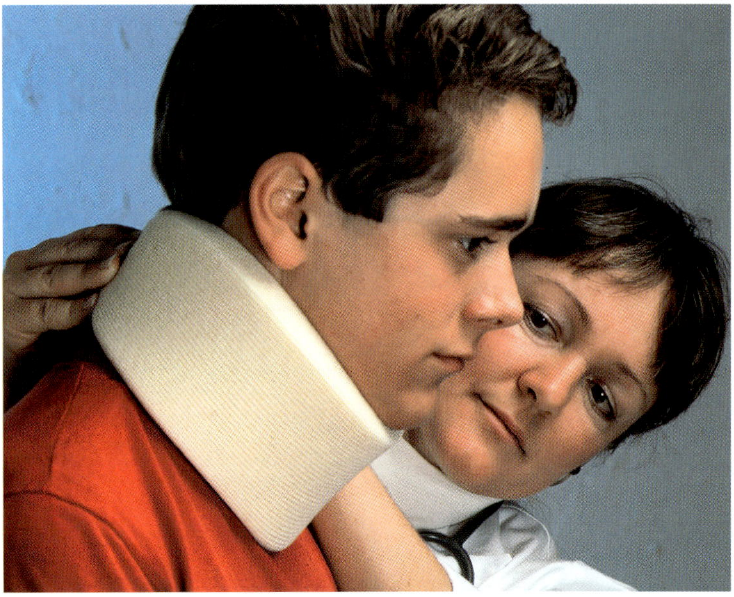

## Rehabilitationszentren

Rehabilitationszentren helfen Ihnen, nach einer Operation Ihre Fitneß wiederzuerlangen. Hier lernen Sie, wie Sie mit Hilfsmitteln umgehen, die Sie vielleicht bekommen haben, zum Beispiel ein Korsett oder eine Halskrause, und wie Sie Ihre Muskeln wieder stärken können. In diesen Zentren arbeiten Physio-, Bewegungs- oder Sporttherapeuten unter der Anleitung von Ärzten.

## Unterstützung für Ihren Rücken

Stützkorsette und Halskrausen sind nicht unumstritten. Ihre Befürworter weisen darauf hin, daß ein schmerzhafter Rücken oder Nacken manchmal eine zusätzliche Stütze benötigt. Wer sich von einer Rückenoperation erholt und später wieder arbeiten muß, könne sich mit Hilfe eines Korsetts, das ungefähr eine Woche lang getragen wird, besser gegen das Risiko eines Rückfalls schützen. Nach einem Schleudertrauma kann eine Halskrause den Kopf stützen, bis die Entzündung um

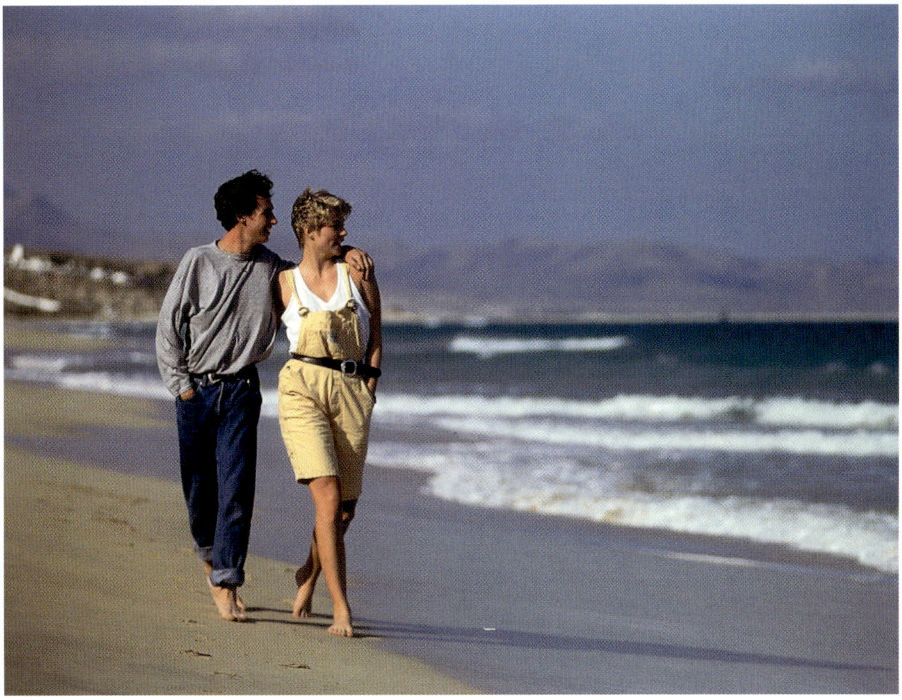

*Durch eine Operation können Sie zu einem normalen, aktiven Leben zurückkehren. Sich Zeit zu nehmen, um auszuspannen, ist ein wichtiger Bestandteil des Genesungsprozesses*

die Wirbelgelenke und Bänder abgeklungen ist.

Auch die Mediziner sind geteilter Meinung. Die Untersuchungen sind widersprüchlich; manche zeigen, daß diese Hilfsmittel nützen können, andere zeigen keine Vorteile.

Die meisten Experten sind sich jedoch einig darin, daß man eine Halskrause oder ein Stützkorsett in jedem Fall nur über kurze Zeit tragen sollte, weil man zu schnell davon abhängig wird. Sie länger als ein paar Wochen zu tragen, kann mehr schaden als nützen, denn unbenutzte Muskeln werden schwach, und Wirbelgelenke versteifen.

Stützkorsetts gibt es in allen Größen und Formen. Manche bedecken nur die Lendenwirbelgegend, andere reichen von den unteren Rippen bis zum Gesäß. Sie verstärken zum einen den Druck auf den Bauch und vermindern die Belastung des unteren Rückenbereichs. Zum anderen schränken sie Ihren Bewegungsspielraum ein. Das lindert Schmerzen und zwingt Sie, den Rücken gerade zu halten und die Knie zu beugen, wenn Sie etwas heben oder tragen.

Eine Halskrause soll den Kopf abstützen und Druck von den Halswirbeln nehmen. Korsetts und Halskrausen halten außerdem Rücken und Nacken warm, was – zusammen mit ihrer Stützfunktion – verspannte Muskeln lockert und zu Schmerzlinderung führt.

Korsetts und Halskrausen sind in orthopädischen Fachgeschäften und in physiotherapeutischen Kliniken erhältlich. Wenn Sie eine Halskrause oder ein Stützkorsett benutzen wollen, ist es wichtig, daß es genau sitzt – am besten, Sie lassen sich von Ihrem Hausarzt oder Physiotherapeuten vor dem Kauf beraten.

# Glossar

**Abrißfraktur** – eine Fraktur, bei der die Spitze eines Wirbelquerfortsatzes, eines der knöchernen Auswüchse im hinteren Teil eines Wirbels, bricht und abreißt

**Akupunkturpunkte** – bestimmte Punkte auf den Meridianen, an denen das Fließen von Chi, der Lebensenergie, stimuliert werden kann

**akut** – plötzlich oder schmerzhaft auftretend; von kurzer Dauer (siehe auch „chronisch")

**Analgetikum** – schmerzlinderndes Mittel

**Ankylosierende Spondylitis** – eine Form der Arthritis, bei der die Gelenke der Wirbelsäule allmählich versteifen

**ätherisches Öl** – eine aromatische Flüssigkeit, die aus einer Pflanze extrahiert wird und von Aromatherapeuten als „Lebenskraft" der Pflanze betrachtet wird

**Aufguß** – Herstellen eines pflanzlichen Heilmittels, ähnlich wie das Brühen von Tee. Die Pflanzen werden in heißem Wasser 10 Minuten erhitzt, danach wird die Flüssigkeit abgeseiht und heiß oder kalt getrunken

**Bandscheibe** – ein aus Faserknorpel bestehendes stoßdämpfendes Kissen zwischen den Wirbeln

**Bandscheibenvorfall** – Reißen des äußeren Faserrings einer Bandscheibe und Hervorquellen eines Teils ihres Kerns

**Brachialgie** – Schmerzen in Arm oder Hand, die durch einen eingeklemmten Armnerv hervorgerufen werden. Kann von Taubheitsgefühl, Kribbeln und Muskelschwäche begleitet sein

**Brustwirbelsäule** – Teil der Wirbelsäule zwischen Hals und Hüften

**Cauda equina** – das Nervenfaserbündel, das aus dem Ende des Rückenmarks austritt

**Chi** – andere Schreibweise von Qi, der universellen Lebensenergie in der Traditionellen Chinesischen Medizin

**chronisch** – lang andauernd

**Durascheide** – die Umhüllung, die die Spinalnervenwurzeln schützt, wo sie aus dem Rückenmark austreten

**Epidural-Anästhesie** – Injektion eines schmerzlindernden Mittels in den Wirbelkanal im unteren Rückenbereich

**Halswirbelsäule** – jener Teil der Wirbelsäule, der den Hals durchzieht

**Iliosakralfuge** – die beiden Gelenke, die das Ende der Wirbelsäule mit dem Becken verbinden

**Ischiassyndrom** – Schmerzen in einer Gesäßhälfte und entlang eines Beins. Kann von Taubheitsgefühl und Kribbeln begleitet sein. Wird hervorgerufen durch die Einklemmung eines Ischiasnervs, möglicherweise durch einen Bandscheibenvorfall

**Knorpel** – die elastische und glatte Umhüllung der Knochenenden, wo sie sich zu Gelenken verbinden

**Kompression** – Druck auf einen Nerv oder das Rückenmark, möglicherweise durch einen Bandscheibenvorfall

**Ligament** – ein zugfestes bandförmiges Gebilde aus Fasergewebe, das die Knochen im Gelenk stützt und ihre Bewegungen kontrolliert

**Lumbago** – Schmerzen im unteren Rückenbereich

**Meridian** – ein Kanal, der durch den Körper verläuft und die Lebenskraft Chi oder Qi transportiert. Es gibt 14 Haupt-Meridiane

**Mikrofraktur** – eine winzige Fraktur in der flachen Oberfläche eines Wirbels, wo er mit der Bandscheibe verbunden ist, oder in einem Processus articularis, einem Gelenkfortsatz des Wirbelbogens

**Neuralrohr** – die Schutzhülle des Rückenmarks, die aus drei Hautschichten, den Meningen, besteht

**Osteophyten** – knöcherne Auswüchse an oder um die Wirbel. Osteophyten sind ein Merkmal der Osteoarthritis

**Osteoporose** – eine Erkrankung, bei der die Knochen dünn und brüchig werden; oft eine Alterserscheinung

**Potenzierung** – Vorgang, durch den ein homöopathisches Heilmittel verstärkt, „potenziert“ wird. Nach jeder Verdünnung wird das Mittel geschüttelt, um die Energie der Ursubstanz den Molekülen der Flüssigkeit einzuprägen

**Prana** – die grundlegende Lebensenergie im Ayurveda, der traditionellen indischen Heilkunst. In der alten chinesischen Medizin Chi oder Qi genannt

**Qi** – in der Traditionellen Chinesischen Medizin die Lebensenergie des Universums, auch als Chi bezeichnet; entspricht dem Prana im Ayurveda

**Schiefer Hals oder Schiefhals** – Schmerzen und Bewegungseinschränkung im Hals, z. B. bei Bandscheibenproblemen

**Schleudertrauma oder Peitschenhieb-Syndrom** – Zerrung oder Reißen der Bänder, die die Halswirbel stützen. Wird verursacht, wenn der Kopf gewaltsam vor und zurück geschleudert wird, z. B. bei einem Auffahrunfall

**Sehne** – ein elastisches Gewebeband, das Muskeln und Knochen verbindet

**Skoliose** – seitliche Verkrümmung der Wirbelsäule

**Spinalstenose** – eine Verengung des Wirbelkanals, in dem das Rückenmark liegt; möglicherweise eine Folge eines Bandscheibenvorfalls oder durch das Wachstum von Osteophyten

**Spondylolisthesis** – Wirbelgleiten; nach einem Bruch des Wirbelbogens gleitet ein Wirbel nach vorn über den darunterliegenden Wirbel. Häufig eine Folge von Spondylolyse

**Spondylolyse** – Spaltbildung im Wirbelbogen im unteren Lendenwirbelbereich

**Synovia** – eine Flüssigkeit, die das Gelenk schmiert

**Tinktur** – ein pflanzliches Heilmittel, das durch Zerstoßen oder Zermahlen einer Pflanze und anschließendes Einlegen in Alkohol hergestellt wird. Nach mehreren Wochen wird die Flüssigkeit abgegossen und oral eingenommen.

**Wirbel** – einer der Knochen der Wirbelsäule

**Wirbelbogen** – der Bogen im hinteren Teil des Wirbels. Die Bögen aller Wirbel bilden zusammen den Wirbelkanal, in dem das Rückenmark liegt

**Wirbelgelenk** – ein Glied in der Kette kleiner Gelenke, die die Wirbel an der Rückseite miteinander verbinden

**Wirbelkanal** – der knöcherne Kanal, der von den Wirbelbögen gebildet wird und in dem das Rückenmark liegt

**Wirbelkollaps** – Zusammenbruch eines Wirbels

# Wichtige Adressen

## Akupunktur

Arbeitsgemeinschaft für Klassische Akupunktur und Traditionelle Chinesische Medizin e.V.
Starnberger Str. 3
82131 Gauting

Deutsche Akademie für Akupunktur und Aurikulomedizin e.V.
Connollystr. 26
80809 München

Internationale medizinische Gesellschaft für Elektroakupunktur n. Voll
Weinstr. Süd 45
67098 Bad Dürkheim

Arbeitsgemeinschaft für Klassische Akupunktur & Traditionelle Chinesische Medizin e.V.
Badallee 2
25832 Tönning

Internationale Medizinische Gesellschaft für Elektroakupunktur n. Voll e.V.
Am Sender 3
47533 Kleve

ÖSTERREICH

Österreichische Gesellschaft für Akupunktur und Aurikulotherapie
Huglgasse 1–3
1150 Wien

SCHWEIZ

Schweizerische Ärztegesellschaft für Akupunktur und Chinesische Medizin (SAGA)
Hus am Sportplatz
8134 Adliswil

## Alexander-Technik

Ausbildungszentrum für F.M. Alexander-Technik
Kottbusser Damm 74
10967 Berlin

## Autogenes Training

UGB Verband für Unabhängige Gesundheitsberatung Deutschland e.V.
Keplerstr. 1
35390 Gießen

ÖSTERREICH

Ärzteforschung für Naturheilverfahren
Eschenbachgasse 3
5020 Salzburg

SCHWEIZ

Gesellschaft Schweizerischer Naturärzte (GSN)
Bruggereggstr. 16
9100 Herisau

## Ayurveda

Transzendentale Meditation & Ayurveda Hauptzentrum Berlin
Tempelhofer Ufer 23/24
10963 Berlin

Maharishi Ayur-Veda Center
Gymnasiumstr. 7-9
88400 Biberach

Deutsche Gesellschaft für Ayurveda
Am Berg 5a
49143 Bissendorf

Deutsche Gesellschaft für Ayurveda e. V.
Wildbachstr. 201
56841 Traben-Trabach

ÖSTERREICH

Österreichische Gesellschaft für Ayurvedische Medizin
Biberstr. 22/2
1010 Wien

SCHWEIZ

Ayurveda-Clinic
Dorf 1283
9428 Walzenhausen

## Chiropraktik

Bund deutscher Chiropraktiker e.V.
Fuggerstr. 33
10777 Berlin

Arbeitsgemeinschaft für Chiropraktik/Osteopathie und Neuraltherapie Deutscher Heilpraktiker e.V.
c/o. Bernhard Riemer
Fehlerstr. 5
12161 Berlin

Deutsche Gesellschaft für manuelle Medizin
Heerstr. 162
56154 Boppard

Deutsche Gesellschaft für manuelle Medizin
Markgrafenstr. 14
12623 Berlin

SCHWEIZ

Schweizerische Chiropraktoren-Gesellschaft (SCG)
Sulgenauweg 38
3007 Bern

## Craniale Osteopathie

GROSSBRITANNIEN

Cranosacral Association
Monomark House
27 Old Gloucester Street
London WC1N 3XX
Great Britain

## Feldenkrais

Feldenkrais-Gilde
Theresienstr. 102V
80333 München

## Fernöstliche Medizin

Zentrum für traditionelle chinesische und integrative Medizin
Große Hamburger Straße 5–11
10115 Berlin

ÖSTERREICH

Österreichische Gesellschaft für Akupunktur und Aurikulotherapie
Huglgasse 1-3
1150 Wien

SCHWEIZ

Schweizerische Ärztegesellschaft für Akupunktur und Chinesische Medizin (SAGA)
Hus am Sportplatz
8134 Adliswil

## Ganzheitsmedizin

Gesellschaft zur Förderung der Ganzheitsmedizin e.V.
Zeißstr. 63
30519 Hannover

Gesellschaft zur Förderung der Ganzheitsmedizin e.V.
Volkartstr. 70b
80636 München

DURA MATER
Gesellschaft für alternative Medizin
Sonnenstr. 8
86307 München

Freier Verband Deutscher Heilpraktiker e.V.
Sonnenstr. 19
80331 München

Union Deutscher Heilpraktiker e.V.
Ipfweg 5
73614 Schorndorf-Oberbeken

Fachverband Deutscher Heilpraktiker e.V.
Maarweg 10
53123 Bonn

ÖSTERREICH

Österreichische Gesellschaft für ganzheitliche Medizin
Gablenzgasse 7
1150 Wien

SCHWEIZ

Birvani AG Studio für Naturheilkunde
Hauptsr. 66
7078 Lenzerheide

## Geistheilung

Dachverband Geistiges Heilen (DGH)
Im Weißen Falsch 26
49419 Wagenfeld-Ströhen

SCHWEIZ

PSI-Zentrum Basel
c/o Matthias Güldenstein
Güterstr. 144
4053 Basel

## Hellerwork

GROSSBRITANNIEN

Hellerwork Inc. (Rose-Marie Amoroso)
29 Cramfort Street
London NW1
Great Britain

## Homöopathie

Centrum für Klassische Homöopathie
Postfach 1109
63881 Miltenberg

Clemes v. Bönninghausen-Gesellschaft für Homöopathie e.V.
Am Knill 7e
22147 Hamburg

Deutsche Gesellschaft für Klassische Homöopathie e.V.
Grundvigtstr. 39
33330 Gütersloh

Homöopathie-Forum e.V.
Grubmühlerfeldstr. 14a
82119 Gauting

Bremer Gesellschaft für Homöopathische Medizin e.V.
Osterdeich 107 a
28205 Bremen

Bundesverband Patienten für Homöopathie e.V.
Patientenberatung
Lange Str. 47
37181 Hardegsen

Lehr- und Forschungsinstitut für Homöopathie
Hörnleweg 36
82418 Murnau

ÖSTERREICH

Österreichische Gesellschaft für homöopathische Medizin
Mariahilferstr. 110
1070 Wien

SCHWEIZ

Homöopathischer Ärzte-Verband (HAV)
Sennweidstr. 45
6312 Steinhausen

## Hydrotherapie

Kneipp-Bund e.V.
Adolf-Scholz-Allee 6
86825 Bad Wörishofen

ÖSTERREICH

Österreichischer Kneippbund
Kunigundenweg 10
8700 Leoben

SCHWEIZ

Schweizer Kneipp-Verband
Weissensteinstr. 35
3007 Bern

## Hypnose und Hypnotherapie

Milton-Erickson-Gesellschaft für klinische Hypnose
Konradstr. 16
80801 München

Deutsche Gesellschaft für Hypnose e.V.
Druffels Weg 3
48653 Coesfeld

Deutsche Gesellschaft für Hypnose und Hypnoseforschung e.V.
Kaiserstr. 2a
66955 Pirmasens

Arbeitsgemeinschaft für Hypnose- und Psychotherapie AHPSY e.V.
Sitz Köln
Johannes-Müller-Str. 50
50735 Köln-Riehl

ÖSTERREICH

Ärzteforschung für Naturheilverfahren
Eschenbachgasse 3
5020 Salzburg

SCHWEIZ

Gesellschaft Schweizerischer Naturärzte (GSN)
Bruggereggstr. 16
9100 Herisau

## Kräuterheilkunde

Gesellschaft der Ärzte für Erfahrungsheilkunde e.V.
Heinrich-Lampert-Akademie für Erfahrungsheilkunde
Fritz-Frey-Str. 21
69121 Heidelberg

## Kristall- und Edelstein-Therapie

Gesellschaft der Ärzte für Erfahrungsheilkunde e.V.
Heinrich-Lampert-Akademie für Erfahrungsheilkunde
Fritz-Frey-Str. 21
69121 Heidelberg

## Massage

Deutsche Gesellschaft für Gesundheitsvorsorge e.V.
25980 Westerland

Deutsche Gesellschaft für Gesundheitsvorsorge e.V.
Driescher Hecke 19
51375 Leverkusen

Deutsche Gesellschaft für manuelle Medizin
Heerstr. 162
56154 Boppard

Deutsche Gesellschaft für manuelle Medizin
Markgrafenstr. 14
12623 Berlin

ÖSTERREICH

Österreichische Ärztegesellschaft für Manuelle Medizin
Speisinger Str. 109
1134 Wien

SCHWEIZ

Gesellschaft Schweizerischer Naturärzte (GSN)
Bruggereggstr. 16
9100 Herisau

## Natur und Medizin e.V.

Fördergemeinschaft für Erfahrungsheilkunde
Am Michaelshof 6
53177 Bonn

ÖSTERREICH

Gesellschaft für alternative Medizin
Schubertgasse 22
1090 Wien

SCHWEIZ

Bio-Medica Fachschule
Landenbergstr. 18
8037 Zürich

## Osteopathie

Deutsche Gesellschaft für Gesundheitsvorsorge e.V.
25980 Westerland

Deutsche Gesellschaft für Gesundheitsvorsorge e.V.
Driescher Hecke 19
51375 Leverkusen

Deutsche Gesellschaft für manuelle Medizin
Heerstr. 162
56154 Boppard

Deutsche Gesellschaft für manuelle Medizin
Markgrafenstr. 14
12623 Berlin

SCHWEIZ

Schweizerische Chiropraktoren-Gesellschaft (SCG)
Sulgenauweg 38
3007 Bern

## Psychotherapie

Psychotherapeutisches Institut
Tagungshaus Vogelsberg
Mittel-Seemer-Str. 4-6
63688 Gedern

Deutsche Gesellschaft für Analytische Psychologie
Wedellstr. 16
12247 Berlin

Deutsche Gesellschaft für Psychoanalyse, Psychotherapie, Psychosomatik und Tiefen
Johannisbollwerk 20
20459 Hamburg

ÖSTERREICH

European Association for Psychotherapy (EAP)
Rosenbursenstr. 8/3/7
1010 Wien

## Reflexzonentherapie

Deutsche Gesellschaft für Gesundheitsvorsorge e.V.
25980 Westerland

Deutsche Gesellschaft für Gesundheitsvorsorge e.V.
Driescher Hecke 19
51375 Leverkusen

Deutsche Gesellschaft für manuelle Medizin
Heerstr. 162
56154 Boppard

Deutsche Gesellschaft für manuelle Medizin
Markgrafenstr. 14
12623 Berlin

Institut für Reflexzonentherapie
Insterburgerstr. 4
65779 Kelkheim

## Rolfing

Rolfing Association e.V.
Heinrich-Zeller-Str. 6
72119 Ammerbuch

## Transzendentale Meditation

Das Lebensrad
Institut für kreative, ganzheitliche & systemische Therapie
Segeberger Str. 21
23827 Krems

Hauptzentrum für Transzendentale Meditation und Ayurveda
Tempelhofer Ufer 23
10963 Berlin

ÖSTERREICH

Österreichische Gesellschaft für Ayurvedische Medizin
Biberstr. 22/2
1010 Wien

SCHWEIZ

Ayurveda-Clinic
Dorf 1283
9428 Walzenhausen

## Yoga

Förderverein für Yoga und Ayurveda e.V.
Weidener Str. 3
81737 München

Berufsverband Deutscher Yogalehrer e.V. Geschäftsstelle
Heinrich-Grob-Str. 48
97250 Erlabrunn

SCHWEIZ

Madras Yoga University
Seilerstr. 24
3011 Bern

# Stichwortverzeichnis

# Danksagungen/Bildnachweis


Für seine wertvolle Mitarbeit möchten die Herausgeber Andrew Sydenham danken, von dem auch alle Fotos stammen – bis auf folgende:
Umschlag und Seite 3 Tony Latham; 4 Science Photo Library; 10 Tony Latham; 15 Science Photo Library; 18 Science Photo Library; 20 Tony Stone Images; 37 (oben) Rex Features; 38 Tony Latham; 42 Laura Wickenden; 43 Science Photo Library; 45 (links) Science Photo Library; (rechts) The Stock Market; 52 Allsport/Chris Cole; 53 Laura Wickenden; 55 Science Photo Library; 59 (rechts) Science Photo Library; 62 The Stock Market; 64 The Stock Market; 65 (oben) Camera Press; 66 Camera Press; 67 The Stock Market; 74 Tony Stone Images; 81 Science Photo Library; 84 Laura Wickenden; 92 Science Photo Library; 94 The Stock Market; 97 E.T. Archive; 102 Camera Press; 103 Science Photo Library; 105 Images Colour Library; 108 Science Photo Library; 109 Science Photo Library; 110 (oben) Science Photo Library; (unten) Laura Wickenden; 111 Science Photo Library; 112 Rex Features; 113 Laura Wickenden; 114 Science Photo Library; 118 Laura Wickenden; 119 The Stock Market; 120 Science Photo Library; 121 Science Photo Library; 125 Science Photo Library; 127 Science Photo Library; 130 The Hutchison Library; 132 E.T. Archive; 138 The Freud Museum; 140 John Walmsley; 142 (oben) Jo Foord; (unten) Laura Wickenden; 143 Panos Pictures; 144 Science Photo Library; 146 The Stock Market; 149 Henry Arden; 150 Science Photo Library; 151 Science Photo Library; 153 Science Photo Library; 161 Henry Arden; 166 The Stock Market; 167 Image Bank